Taschenbücher Allgemeinmedizin

Dermatologie und Venerologie

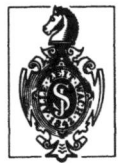

Dermatologie
und Venerologie

Von S. Marghescu

Mit 36 Farbabbildungen

Springer-Verlag
Berlin Heidelberg GmbH 1981

Prof. Dr. Sandor Marghescu
Direktor der Hautklinik Linden
der Med. Hochschule
und der Landeshauptstadt Hannover
Ricklingerstraße 5
D-3000 Hannover 91

ISBN 978-3-540-10493-3   ISBN 978-3-642-81568-3 (eBook)
DOI 10.1007/978-3-642-81568-3

CIP-Kurztitelaufnahme der Deutschen Bibliothek.
Marghescu, Sándor:
Dermatologie / von S. Marghescu. – Berlin ; Heidelberg ; New York :
Springer, 1981
(Taschenbücher Allgemeinmedizin)

NE: GT

Das Werk ist urheberrechtlich geschützt. Die dadurch begründeten Rechte, insbesondere die der Übersetzung, des Nachdruckes, der Entnahme von Abbildungen, der Funksendung, der Wiedergabe auf photomechanischem oder ähnlichem Wege und der Speicherung in Datenverarbeitungsanlagen bleiben, auch bei nur auszugsweiser Verwertung, vorbehalten.
Die Vergütungsansprüche des § 54, Abs. 2 UrhG werden durch die „Verwertungsgesellschaft Wort", München, wahrgenommen.
© Springer-Verlag Berlin Heidelberg 1981

Die Wiedergabe von Gebrauchsnamen, Handelsnamen, Warenbezeichnungen usw. in diesem Werk berechtigt auch ohne besondere Kennzeichnung nicht zu der Annahme, daß solche Namen im Sinne der Warenzeichen- und Markenschutz-Gesetzgebung als frei zu betrachten wären und daher von jedermann benutzt werden dürften.

2121/3321-543210

Inhalt

Vorwort ... XIII

1 Suchkatalog nach Effloreszenzen ... 1

1.1 Der Fleck (Macula) ... 2
1.1.1 Der rote Fleck ... 3
1.1.2 Der blaue Fleck ... 6
1.1.3 Der braune Fleck ... 7
1.1.4 Der weiße Fleck ... 7
1.1.5 Andersfarbene Flecke ... 8
1.1.6 Der bunte Fleck ... 9

1.2 **Die Quaddel** ... 10
1.3 **Das Bläschen und die Blase** ... 10
1.4 **Das Knötchen, der Knoten und der Tumor** ... 13
1.5 **Die Zyste** ... 18
1.6 **Die Erosion** ... 19
1.7 **Die Kruste** ... 20
1.8 **Die Schuppe** ... 21
1.9 **Die Keratose** ... 23
1.10 **Die Lichenifikation** ... 24
1.11 **Das Geschwür** ... 25
1.12 **Die Rhagade** ... 27
1.13 **Die Atrophie** ... 27
1.14 **Die Nekrose** ... 29

2 Erregerbedingte Dermatosen

2.1 **Bakterielle Dermatosen** ... 30

2.1.1 Folliculitis simplex ... 30
2.1.2 Furunkel ... 30
2.1.3 Hidradenitis suppurativa (Schweißdrüsenabszeß) ... 31
2.1.4 Impetigo contagiosa ... 32
2.1.5 Pyodermia vulgaris ... 32
2.1.6 Staphylogenes Lyell-Syndrom ... 33

2.1.7	Erysipel	33
2.1.8	Lupus vulgaris	34
2.1.9	Aktinomykose, zervikofaziale Form	35
2.1.10	Erythrasma	36

2.2	**Virusdermatosen**	**36**
2.2.1	Verrucae (Warzen)	36
2.2.2	Mollusca contagiosa	38
2.2.3	Herpes simplex	38
2.2.4	Eczema herpeticatum	39
2.2.5	Varizellen (Windpocken)	40
2.2.6	Herpes zoster (Gürtelrose)	40
2.2.7	Variola vera (Pocken)	41
2.2.8	Eczema vaccinatum	42

2.3	**Dermatomykosen**	**43**
2.3.1	Tinea	43
2.3.2	Candidamykose	45

2.4	**Geschlechtskrankheiten**	**47**
2.4.1	Gonorrhö (Tripper)	48
2.4.2	Lues (Syphilis)	49
2.4.3	Ulcus molle (weicher Schanker)	53
2.4.4	Lymphogranuloma inguinale (Lymphopathia venerea)	54

2.5	**Parasitäre Dermatosen**	**54**
2.5.1	Skabies (Krätze)	55
2.5.2	Trombikulose (Beiß)	56
2.5.3	Pediculosis capitis	56
2.5.4	Pediculosis pubis	56
2.5.5	Pediculosis vestimentorum	57
2.5.6	Ictus insectorum	57
2.5.7	Durch Zecken übertragene infektiöse Dermatosen	58
2.5.8	Leishmaniasis cutanea (Orientbeule)	59

3 Allergisch bedingte Dermatosen

3.1	**Heteroallergische Dermatosen**	**61**
3.1.1	Urtikaria	61
3.1.2	Quincke-Ödem	63
3.1.3	Allergisch-thrombozytopenische Purpura	64

3.1.4	Vasculitis allergica	64
3.1.5	Serumkrankheit	66
3.1.6	Morbilli-, skarlatini- und rubeoliforme Arzneiexantheme	67
3.1.7	Purpura chronica progressiva	68
3.1.8	Fixes Arzneiexanthem	69
3.1.9	Erythema exsudativum multiforme	70
3.1.10	Allergisches Lyell-Syndrom	71
3.1.11	Erythema nodosum	73
3.1.12	Allergisches Kontaktekzem	74
3.1.13	Neurodermitis diffusa	76
3.1.14	Photoallergische Dermatosen	78
3.2	**Autoallergische Dermatosen**	79
3.2.1	Lupus erythematodes	80
3.2.2	Dermatomyositis	81
3.2.3	Pemphigus vulgaris	82
3.2.4	Bullöses Pemphigoid	82
3.2.5	Dermatitis herpetiformis Duhring	83

4 Physikalisch-chemisch bedingte Dermatosen

4.1	**Mechanisch bedingte Dermatosen**	84
4.1.1	Lichen simplex chronicus Vidal (Neurodermitis circumscripta)	84
4.1.2	Prurigoerkrankungen	85
4.1.3	Epizoophobie	87
4.1.4	Trichotillomanie	87
4.1.5	Purpura senilis	88
4.1.6	Dekubitus	88
4.2	**Thermisch bedingte Dermatosen**	89
4.2.1	Erfrierung	89
4.2.2	Perniose	90
4.2.3	Verbrennung und Verbrühung	91
4.2.4	Hitzemelanose Buschke	93
4.3	**Aktinisch bedingte Dermatosen**	93
4.3.1	Akute phototoxische Dermatitis	94
4.3.2	Erythrosis interfollicularis colli	94
4.3.3	Aktinische Elastose	95

4.3.4	Berloque-Dermatitis	95
4.3.5	Wiesengräserdermatitis	95
4.3.6	Porphyria cutanea tarda	96
4.3.7	Polymorphe Lichtdermatose	96
4.3.8	Röntgenschäden	97
4.4	**Chemisch bedingte Dermatosen**	**99**
4.4.1	Verätzungen	99
4.4.2	Artefakte	99

5 Erkrankungen der Hautdrüsen

5.1	**Erkrankungen der Epidermis**	**101**
5.1.1	Pityriasis simplex corporis	102
5.1.2	Psoriasis	102
5.1.3	Ichthyosis vulgaris	105
5.1.4	Epidermale Zyste (Milium)	106
5.1.5	Seborrhoische Warze	106
5.1.6	Basaliom	107
5.1.7	Keratoakanthom	108
5.1.8	Aktinische Keratose	109
5.1.9	Leukoplakie	110
5.1.10	Morbus Bowen	111
5.1.11	Spinozelluläres Karzinom	112
5.1.12	Lentigo senilis	112
5.1.13	Melanosis praecancerosa Dubreuilh	113
5.2	**Erkrankungen der Talgdrüsen**	**114**
5.2.1	Seborrhoea oleosa capitis	114
5.2.2	Seborrhoisches Ekzematid	115
5.2.3	Exsikkationsekzematid	116
5.2.4	Talgzysten	117
5.2.5	Akne (Acne vulgaris, conglobata, apocrinica, venenata)	118
5.2.6	Rosazea	120
5.2.7	Rosazeaartige Dermatitis	121
5.2.8	Papulöse Talgdrüsenhyperplasie	122
5.3	**Erkrankungen der Schweißdrüsen**	**122**
5.3.1	Hyperhidrose	123
5.3.2	Genuine Dyshidrose	123

5.3.3	Miliaria cristallina et rubra	125
5.3.4	Hidradenome (Syringome)	125

5.4 Erkrankungen anderer Drüsen ... 125

5.4.1	Schleimzyste und Schleimgranulom	125
5.4.2	Morbus Paget	126

5.5 Erkrankungen der Haarfollikel und Haarausfall .. 127

5.5.1	Keratosis follicularis	127
5.5.2	Dyskeratosis follicularis (Morbus Darier)	127
5.5.3	Haarausfall (Alopezie)	128

5.6 Erkrankungen der Nägel ... 131

5.6.1	Beau-Reil-Querfurche	131
5.6.2	Uhrglasnägel	132
5.6.3	Koilonychie (Löffelnägel)	132
5.6.4	Onychogrypose (Krallennägel)	132
5.6.5	Onychorrhexis und Onychoschisis	133
5.6.6	Farbveränderungen der Nägel	133
5.6.7	Onycholysis semilunaris	134
5.6.8	Unguis incarnatus	134

6 Erkrankungen des Binde- und Fettgewebes

6.1 Erkrankungen des Bindegewebes ... 135

6.1.1	Sklerodermie	135
6.1.2	Lichen sclerosus et atrophicus	138
6.1.3	Granuloma anulare	139
6.1.4	Necrobiosis lipoidica	139
6.1.5	Dermatofibrom	140
6.1.6	Kutane Mastozytose	141
6.1.7	Xanthomatosen	141
6.1.8	Fremdkörpergranulom	142

6.2 Erkrankungen des Fettgewebes ... 143

6.2.1	Lipom	143
6.2.2	Lipogranulom (Panniculitis nodularis)	143
6.2.3	Lipatrophie	144
6.2.4	Pannikulose („Zellulitis")	145

7 Regionäre Dermatosen

7.1 **Palmoplantarreaktionen** 146
7.1.1 Palmoplantare dyshidrosiforme Eruptionen 146
7.1.2 Palmoplantare Pustulosen 147
7.1.3 Palmoplantare erythematokeratotische Reaktionen 148

7.2 **Intertriginöse Dermatosen** 149
7.2.1 Unkomplizierte Intertrigo 150
7.2.2 Perigenitale Intertrigo 151
7.2.3 Perianale Intertrigo 152

7.3 **Variköser Symptomenkomplex** 152

8 Nävi

8.1 **Organoide Nävi** 156
8.1.1 Naevus verrucosus 156
8.1.2 Naevus spilus 156
8.1.3 Naevus sebaceus 157
8.1.4 Adenoma sebaceum (Pringle) 157
8.1.5 Naevus flammeus 157
8.1.6 Naevus araneus 158
8.1.7 Hämangiome 158
8.1.8 Lymphangiome 159

8.2 **Zellnävi und malignes Melanom** 160
8.2.1 Nävuszellnävi 160
8.2.2 Spindelzellnävus (juveniles, benignes Melanom Spitz) 161
8.2.3 Mongolenfleck 161
8.2.4 Blauer Nävus 161
8.2.5 Malignes Melanom 162

9 Andere Dermatosen

9.1 Pityriasis rosea 165
9.2 Morbus Brocq („Parapsoriasis en plaques") 166
9.3 Pityriasis lichenoides chronica (Parapsoriasis guttata) 166

9.4 Lichen ruber planus 167
9.5 Sarkoidose der Haut 169
9.6 Lymphome der Haut 170

10 Grundlagen der externen Dermatotherapie

10.1 Kriterien der Vehikelauswahl 173
10.2 Kriterien zur Auswahl differenter Substanzen ... 175

Sachverzeichnis 179

Vorwort

Die Grundlage für die Diagnostik der meisten dermatologischen Affektionen bleibt die Analyse der Krankheitsmorphen. Die scheinbar unerschöpfliche Fähigkeit der Haut, Varianten der krankhaften Veränderungen hervorzubringen, überfordert dabei den Nicht-Facharzt. Die Gefahr der Resignation ist groß und die Versuchung, auf die Diagnose zu verzichten und empirisch nur die Symptome zu behandeln, ist verlockend. Dadurch bleiben nicht nur viele „Signale" der Haut, z. B. über Erkrankungen anderer Organe oder über Arzneinebenwirkungen, unverstanden, sondern auch das unbefriedigende Gefühl der Oberflächlichkeit.

Im vorliegenden Beitrag wird versucht, dem Nicht-Dermatologen mit Hilfe eines Suchkatalogs – ohne Anspruch auf Vollständigkeit und mit der gebotenen Schematisierung – die Diagnose von häufigen oder zwar seltenen, aber in ihrer Aussage wichtigen Dermatosen zu erleichtern. In einer eigenwilligen, der funktionellen und praktischen Betrachtungsweise entstammenden Gruppierung werden diese Dermatosen auch einzeln dargestellt. Ein besonderes Anliegen war es, die diagnostischen und therapeutischen Grenzen des Nicht-Facharztes zu berücksichtigen und durch Hinweise auf eine sehr wünschenswerte interdisziplinäre Kooperation die Möglichkeiten der Vertiefung aufzuzeigen.[1]

Danken möchte ich in erster Linie meiner Frau und meinen Kindern, den „Hauptleidtragenden" dieses Beitrags, für das unterstützende Verständnis. Den Klinikfotografen, Herrn Fuge und Herrn Rüdiger, sei für die Anfertigung der farbigen Abbildungen gedankt. Für die sorgfältige Schreibarbeit danke ich Frau Behrmann.

---

[1] Es werden Hinweise auf die Möglichkeit zur Zusammenarbeit mit folgenden Fachärzten gegeben: Augenarzt (**A**), Angiologe (**An**), Chirurg (**Ch**), Dermatologe (**D**), Gynäkologe (**G**), Hals-Nasen-Ohren-Arzt (**HNO**), Internist (**I**), Kinderarzt (**K**), Neurologe (**N**), Psychiater (**Ps**), Röntgenologe (**R**), Urologe (**U**) und Zahnarzt (**Z**)

Mein besonderer Dank gebührt den Herausgebern für die ehrenvolle Aufforderung, in dieser Taschenbuchreihe die Dermatologie und Venerologie „praxisnah" darzustellen. Dem Verlag danke ich für Geduld und Entgegenkommen in der Verwirklichung des Vorhabens.

Hannover, Februar 1981   Sandor Marghescu

1 Suchkatalog nach Effloreszenzen

Suchkatalog nach Effloreszenzen

Definition	Bezeichnung	Seite
Umschriebene Farbveränderung im Hautniveau	Fleck	2
Flüchtige, juckende beetartige Erhabenheit	Quaddel	10
Mit Flüssigkeit gefüllter, über dem Hautniveau erhabener Hohlraum	Bläschen Blase	10
Feste Erhabenheit durch Zellvermehrung oder Zellansammlung	Knötchen Knoten Tumor	13
Hohlraum durch Retention von Drüsenprodukten oder durch ektatisch erweiterte Gefäße	Zyste	18
Verlust des Oberflächenepithels	Erosion	19
Eingetrocknetes Serum, Eiter oder Blut	Kruste	20
Umschriebene Ansammlung locker zusammenhängender Hornlamellen	Schuppe	21
Festhaftende kompakte Hornvermehrung	Keratose	23
Verdickung der Haut mit Vergröberung der Hautfelderung	Lichenifikation	24
In die Dermis oder tiefer reichender Hautdefekt in einer vorgeschädigten Haut	Geschwür	25
Hautriß durch Dehnung krankhaft veränderter Haut	Rhagade	27
Hautverdünnung durch Gewebsschwund	Atrophie	27
Schwarzverfärbung der Haut durch Gewebsuntergang	Nekrose	29

1.1 Der Fleck (Macula)

Die Flecke der Haut lassen sich zunächst *nach Farben* einteilen in rote, blaue, braune, weiße, andersfarbene und bunte.

Abb. 1. Photoallergisches Arzneiexanthem

Abb. 2. Hitzemelanose Buschke (durch selbstgebasteltes Heizkissen)

Abb. 3. Lichen sclerosus et atrophicus

Abb. 4. Vitiligo

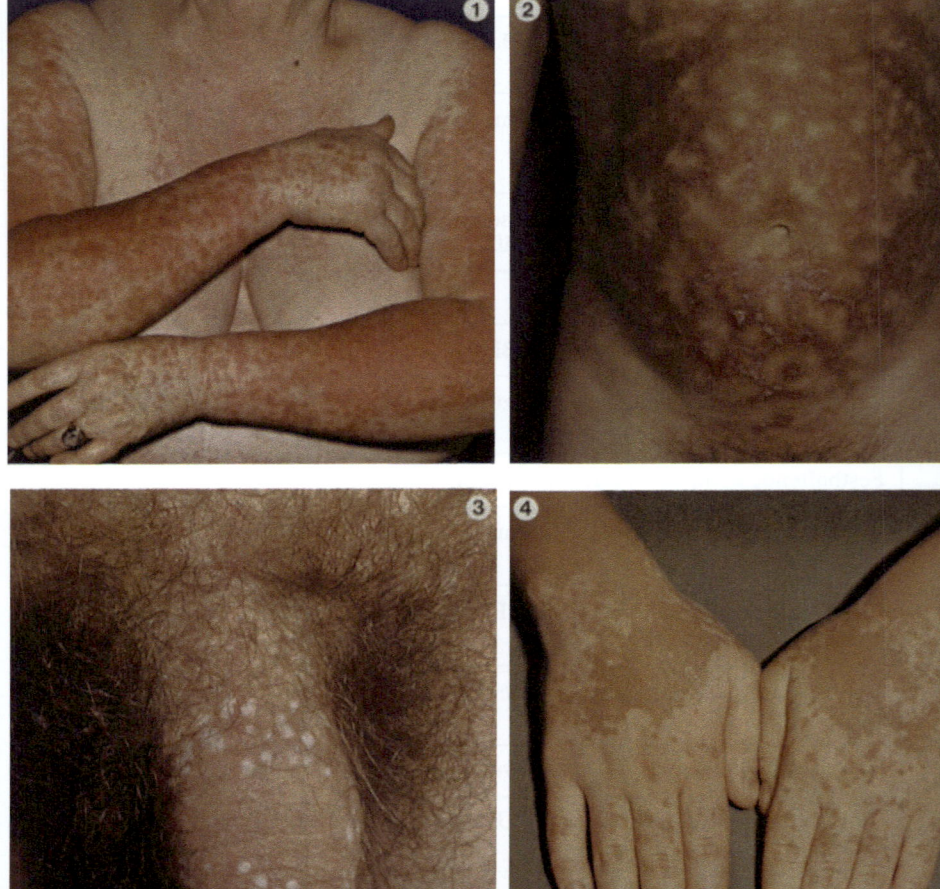

1.1.1 Der rote Fleck

Erythem

Funktionelle (vorübergehende) Erweiterung der arteriellen Gefäßnetze der Haut
—
Mit Glasspatel wegdrückbar

Abb. 5. Lupus erythematodes acutus

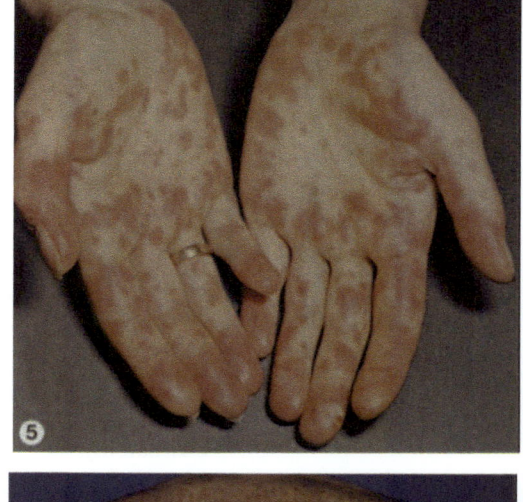

Purpura

Austritt von Erythrozyten in das perivaskuläre Hautgewebe
—
Mit Glasspatel *nicht* wegdrückbar

Abb. 6. Thrombopenische Purpura

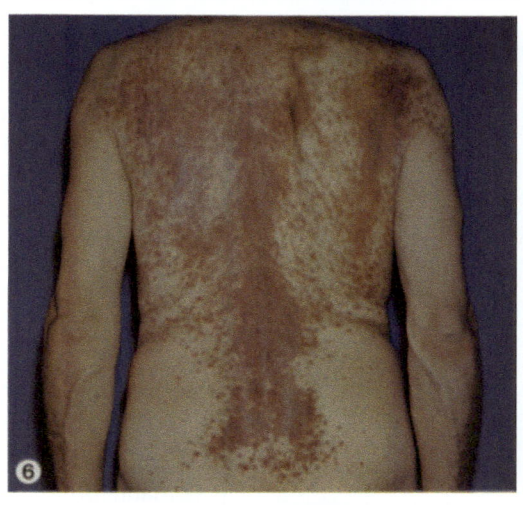

Teleangiektatische Rötung

Enges Beieinanderliegen dauererweiterter Kapillaren
—
Durch leichten Glasspateldruck sind Einzelkapillaren besser erkennbar

---

Abb. 7. Teleangiektatisches Erythem durch langjährige örtliche Anwendung von potenten Kortikoiden

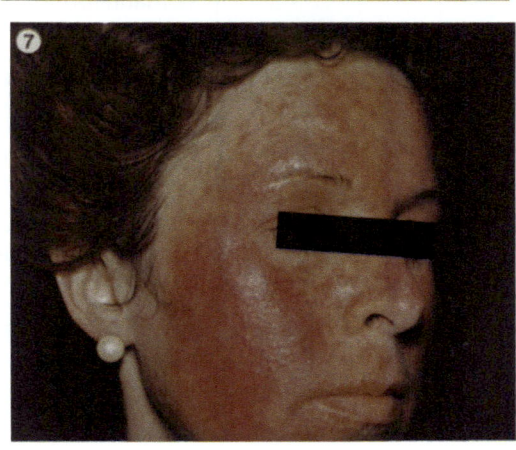

Das Erythem

Das Erythem kann sich *diffus, disseminiert* und *anulär* verteilen. Eine kurzzeitige funktionelle Gefäßerweiterung (z. B. Erythema e pudore) verursacht *Rötung im Hautniveau*. Die meisten Erytheme entzündlicher Genese erheben sich durch Ödem und Infiltrat im Hautgewebe über das Hautniveau = *eleviertes Erythem*.
Eine *generalisierte Rötung* und Schuppung wird als *Erythrodermie* bezeichnet.

Diffuses Erythem = größere Hautfläche einheitlich rot

Lokalisation	Verdacht auf	Seite
Vor allem Gesicht	Photoallergisches Arzneiexanthem Lupus erythematodes acutus et subacutus Dermatomyositis	78 80 81
Intertriginös	Erythematöse Intertrigo Psoriasis intertriginosa	150 102
Ubiquitär	Akutes Kontaktekzem Toxische Kontaktdermatitis 1. Grades Erysipel	74 75 33

Disseminiertes Erythem = Exanthem aus roten Flecken

Erscheinungsbild	Verdacht auf	Seite	Fachgebiet[1]
Morbilliform	Masern Morbilliformes Arzneiexanthem Roseola syphilitica	– 67 50	K
Skarlatiniform	Scharlach Skarlatiniformes Arzneiexanthem	– 67	K
Rubeoliform	Röteln Rubeoliformes Arzneiexanthem	– 67	K

Anuläres Erythem = ringförmige Rötung

Anzahl der Herde	Verdacht auf	Seite
Ein Herd Mehrere Herde	Erythema chronicum migrans Erythema anulare centrifugum	58 165

---

[1] Für die Krankheiten, die im vorliegenden Buch nicht besprochen werden, zuständige Fachgebiete. Die Abkürzungen entsprechen denjenigen für die Kooperationshinweise.

Die Purpura

Eine Purpura liegt vor, wenn durch Glasspatel nicht wegdrückbare rote Flecke *im Hautniveau* liegen. Abzutrennen sind hämorrhagische Knötchen und Knoten über dem Hautniveau, die auf Vasculitis allergica (S. 64), hämorrhagisches Arzneiexanthem oder Periarteriitis nodosa (S. 65) hindeuten.

Das rote Hämoglobin kann im Gewebe in das eisenhaltige braune Pigment Hämosiderin umgewandelt werden.

Das Neben- oder Nacheinander roter und brauner Flecke erlaubt die Trennung von braunen Flecken durch Hämosiderin von solchen durch Melanin. Die sicherste Unterscheidung erfolgt histologisch: Melanin ist eisennegativ, Hämosiderin eisenpositiv.

Die Purpura kann punktförmig (Petechien), fleckförmig (Ekchymosen) und flächenhaft (Suffusionen) in Erscheinung treten. Die Verteilung kann exanthematisch oder lokalisiert sein.

Exanthematische Purpura

Morphe	Farbe	Verdacht auf	Seite	Fachgebiet
Petechial konfluierend	Rot	Skorbut M. Möller-Barlow	– –	*I* *K*
Petechial konfluierend	Rot bis braun	Purpura chronica progressiva	68	
Ekchymotisch	Rot	M. maculosus Werlhof Agranulozytose Leukämie Thrombasthenie Allergische Thrombopenie	– – – – 64	*I* *I* *I* *I* *I*

Lokalisierte Purpura

Erscheinungsbild	Farbe	Verdacht auf	Seite	Fachgebiet
Sugillationen	Rot	Hämophilie M. hämorrhagicus neonatorum	– –	*I* *K*
Ekchymotisch	Rot	Purpura senilis	88	
Ekchymotisch konfluierend	Rot bis braun	„Ockergelbe Purpura" bei chronischer venöser Insuffizienz	153	

Die teleangiektatische Rötung

Eine gleichmäßige Dauererweiterung von Kapillaren erscheint auf der Hautoberfläche als feine rote Linie und wird als *Teleangiektasie* bezeichnet. Ein enges Beieinanderliegen der Teleangiektasien kann optisch den Eindruck einer einheitlichen roten Fläche ergeben = *teleangiektatische Rötung*. Die Teleangiektasien und die teleangiektatische Rötung bleiben Farbveränderungen im Hautniveau. Davon zu unterscheiden sind kavernöse Erweiterungen von Gefäßen, die die Hautoberfläche nach oben drücken = *Angiome*. Am häufigsten handelt es sich um kavernöse Erweiterungen von venösen Gefäßen (Hämangiome) und von Lymphgefäßen (Lymphangiome).

Teleangiektasien

Verteilung	Verdacht auf	Seite
Fleckförmig umschrieben	Naevus araneus	158
	Naevus flammeus	157
Disseminiert, vor allem im Gesicht	Initiale Rosazea	120
	Rosazeaartige Dermatitis	121

Angiome

Farbe	Verdacht auf	Seite
hellrot	Kutanes kavernöses Hämangiom	158
bläulich	Subkutanes kavernöses Hämangiom	158
Hautfarben bis hellgelb	Lymphangiom	159

1.1.2 Der blaue Fleck

Ein blauer Fleck entsteht entweder durch funktionelle Erweiterung venöser Hautgefäße (Zyanose) oder durch tief in der Dermis verteilte pigmentbeladene Melanozyten („Mongolenfleck", S. 161). Die Zyanose ist temperaturabhängig und wird durch Kälte verstärkt. Sie kann flächenhaft, retikulär und follikulär in Erscheinung treten.

Zyanose

Verteilung	Verdacht auf	Seite
Flächenhaft	Akrozyanose	90
	Acrocyanosis crurum	90
	Perniose	90
	M. Raynaud	136
	Acrodermatitis chronica atrophicans	58
Retikulär	Livedo reticularis (Cutis marmorata)	90
Follikulär	Pernio follicularis	90

1.1.3 Der braune Fleck

Ein brauner Fleck entsteht durch umschriebene Vermehrung von Melanin in der Basalzellschicht der Epidermis oder durch Umbau von Hämoglobin zu Hämosiderin (S. 5) im Gewebe. Abzutrennen sind pigmentierte Knötchen, Knoten oder Tumoren (S. 13), die über dem Hautniveau liegen. Ein brauner Fleck durch Melaninvermehrung kann großflächig oder kleinfleckig diffus, disseminiert oder retikulär in Erscheinung treten.

Brauner Fleck durch Melanin

Verteilung	Verdacht auf	Seite	Fachgebiet
Großflächig diffus	M. Addison	–	*I*
	Chloasma	102	
Kleinfleckig diffus	Naevus spilus	156	
	Melanosis praecancerosa (Dubreuilh)	113	
Disseminiert	Epheliden	102	
	Postinflammatorisch nach Lichen ruber	167	
Retikulär	Hitzemelanose Buschke	93	

1.1.4 Der weiße Fleck

Die Hautfarbe wird vom Pigmentgehalt in der Epidermis und vom Füllungszustand dermaler Gefäße bestimmt. Eine fleckige Weißverfärbung der Haut wird beobachtet, wenn:

- *Gefäße* anlagebedingt *fehlen* (Naevus anaemicus). Auf Reiben der Haut bleibt der Fleck weiß.
- *Gefäße sich kontrahieren* (Pseudoleucoderma angiospasticum). Die Verfärbung der Haut ist hierbei unbeständig und temperaturabhängig.
- *Melanin* in der Epidermis *geringer* wird *oder fehlt* (Leukoderma und Pseudoleukoderma). Die Flecke röten sich auf Reiben, sind jedoch beständig.

Die weißen Flecke durch Melaninmangel können mit sonst unauffälliger oder schuppender Hautoberfläche einhergehen. Die Hautbeschaffenheit kann im Fleckbereich normal, sklerotisch oder atrophisch sein.

Weißer Fleck durch Melaninmangel

Hautoberfläche	Hautbeschaffenheit	Verdacht auf	Seite
Normal	Normal	Vitiligo Albinismus	101 102
Schuppend	Normal	Pityriasis simplex alba Pityriasis versicolor alba	102 44
Normal	Sklerotisch	Lichen sclerosus et atrophicus Zirkumskripte Sklerodermie	138 135
Normal	Atrophisch	Capillaritis alba	153

1.1.5 Andersfarbene Flecke

Außer den roten, blauen, braunen und weißen gibt es auch andersfarbene Flecke, die die Hautfarbe umschrieben oder generalisiert verändern. Als Ursache kommen exogene und endogene Pigmente in Frage. Klar erkennbar ist die Ursache bei Tätowierungen durch figurative Prägung des Flecks. Mit Tusche und Ruß entstehen so bläulich-schwarze, mit Chromoxyd grüne und mit Zinnober rote Flecke. Da das Pigment in der Dermis abgelagert ist, kann die Tätowierung nur unter Hinterlassung einer Narbe durch Operation oder tiefes Schleifen entfernt werden. Einige diffuse Verfärbungen und ihre Ursachen zeigt die Tabelle auf S. 9.

Andersfarbene Flecke

Farbe	Pigment	Herkunft
Schiefergrau	Quecksilber	Sommersprossencremes
Grau-schwärzlich	Silber	Pinselungen mit Silbersalzlösungen Rollkuren mit Silbersalz enthaltenden Medikamenten Exposition in der silberverarbeitenden Industrie
Graubraun „bronzeartig"	Hämosiderin	Hämochromatose („Bronzediabetes")
Gelb	Karotin	Überangebot an Karotinhaltigen Nahrungsmitteln (Karotten, Orangen, Mandarinen) oder verzögerte Ausscheidung des Pigments durch Nierenfunktionsstörung
	Gallenfarbstoffe	Verschiedene Formen des Ikterus
	Lipide	Hyperlipoproteinämien

1.1.6 Der bunte Fleck

Bunt ist ein Fleck, wenn mindestens zwei von der Hautfarbe abweichende Farbveränderungen einen Hautherd gestalten. Die Kombination von braunen und weißen Flecken wird als *Leukomelanodermie* bezeichnet. Eine *Poikilodermie* liegt vor, wenn eine atrophische Haut durch Hyper- und Depigmentierungen (braun und weiß) sowie durch Teleangiektasien (rot) buntgescheckt erscheint.

Bunte Flecke

Farbkombination	Verdacht auf	Seite
Braun und weiß (Leukomelanodermie)	Arsenmelanose	102
Braun, weiß und rot (Poikilodermie)	Röntgenoderm Steroidhaut Dermatomyositis	98 176 81

1.2 Die Quaddel

Quaddeln entstehen durch plötzlichen Serumaustritt aus den erweiterten Gefäßen der Dermis in den perivaskulären Raum. Eine Eruption aus Quaddeln wird als *Urtikaria* (S. 61) bezeichnet. Die Gefäßerweiterung mit Permeabilitätssteigerung der Gefäßwände ist die Folge einer örtlichen Histaminwirkung auf die Gefäße. Werden in erster Linie größerkalibrige subkutane Gefäße durch Histamin erweitert, so kommt es zu einem tieferliegenden massiven Serumaustritt. Die so entstandene umschriebene teigig-ödematöse Schwellung der Haut wird *Quincke-Ödem* (S. 63) genannt.

1.3 Das Bläschen und die Blase

Mit Flüssigkeit gefüllte Hohlräume in der Haut werden je nach Größe als Bläschen (bis erbsengroß) oder Blase (über erbsengroß) bezeichnet. Der Inhalt der Hohlräume kann Blutserum (hellgelb), Blut (dunkelrot bis schwarz) oder Eiter (gelblich-grünlich) sein. Bei Blut als Inhalt der Hohlräume wird von hämorrhagischen Bläschen bzw. Blasen gesprochen. Bläschen und Blasen mit eitrigem Inhalt werden auch Pusteln genannt.

Das Bläschen

Bläschen sind bis erbsengroße, mit Flüssigkeit gefüllte Hohlräume. Ihr Inhalt ist gewöhnlich Blutserum (*seröses* Bläschen). Bei Blut als Inhalt wird von *hämorrhagischen,* bei Eiter von *eitrigen* Bläschen gesprochen.

Abb. 8. Varizellen
(Bläschen)

Abb. 9. Fixes Arzneiexanthem
(Blase)

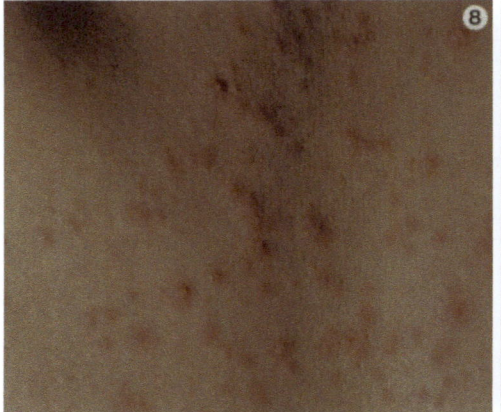
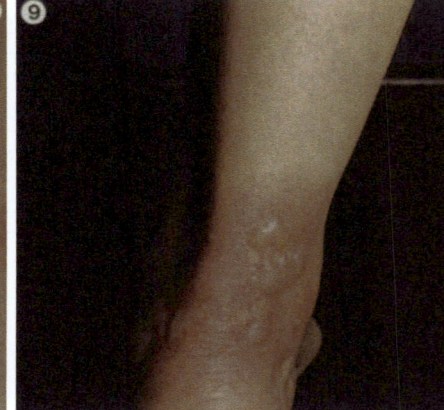

Das wichtigste Unterscheidungsmerkmal der mit Bläschen einhergehenden Dermatosen ist die *Verteilung* der Effloreszenzen auf die Haut. Diese kann disseminiert, diffus oder gruppiert sein. Die Verteilung ist diffus, wenn größere Hautgebiete zusammenhängend – ohne gesunde Hautinseln dazwischen – mit Bläschen bedeckt sind. Bei disseminierter Verteilung liegen die Bläschen einzeln, inselartig in gesunder Haut. Gruppierte Bläschen werden als Herpes bezeichnet.

Hämorrhagische Bläschen kommen nur bei Herpes zoster vor. *Eitrige* Bläschen (meist einfach nur Pusteln genannt) werden nach ihrem Sitz in follikuläre (zentrales Haar!) und nichtfollikuläre Pusteln unterteilt.

Dermatosen mit *Bläschen an den Handflächen und Fußsohlen* sind multifaktoriell bedingt. Bei serösen Bläschen wird von einer *dyshidrosiformen Eruption* (S. 146), bei eitrigen Bläschen von einer *Pustulosis palmoplantaris* (S. 147) gesprochen.

Seröse Bläschen		
Verteilung	Verdacht auf	Seite
Diffus	Akutes allergisches Kontaktekzem	74
Disseminiert	Varizellen	40
Gruppiert	Herpes simplex Herpes zoster Dermatitis herpetiformis Duhring	38 40 83

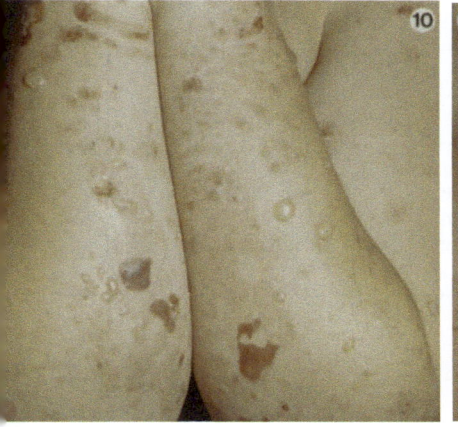

Abb. 10. Bullöses Pemphigoid
(Hämorrhagische Blase)

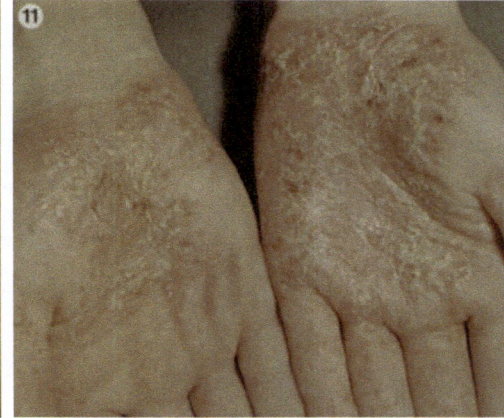

Abb. 11. Psoriasis pustulosa palmaris
(Eitrige Blase)

Eitrige Bläschen

Sitz	Verdacht auf	Seite
Follikulär	Folliculitis simplex Steroidakne	30 119
Nichtfollikulär	Intertriginöse Candidamykose Sekundär infizierte seröse Bläschen	45 11

Die Blase

Blasen sind über erbsengroße, mit Flüssigkeit gefüllte Hohlräume. Ihr Inhalt ist gewöhnlich Blutserum (*seröse* Blase). Bei Blut als Inhalt wird von *hämorrhagischen*, bei Eiter von *eitrigen* Blasen gesprochen. Die Blase kann intraepidermal oder subepidermal sitzen. Intraepidermale Blasen werden nie hämorrhagisch, während bei subepidermalem Sitz einer Blase Kapillaren eröffnet werden können. So beweist eine hämorrhagische Blase die subepidermale Abhebung. Eine fehlende Hämorrhagie spricht jedoch nicht gegen eine subepidermale Lokalisation der Blase.

Blasenbildende Dermatosen

Inhalt	Zusätzlicher Hinweis	Verdacht auf	Seite
Serum, nie hämorrhagisch	Meist ältere Patienten Fast immer Kinder Oft ein einziger Herd	Pemphigus vulgaris Staphylogenes Lyell-Syndrom Fixes Arzneiexanthem	82 33 69
Meist Serum, selten hämorrhagisch	Kokarden (rundes Erythem mit zentraler Blase) Großflächige Hautablösung Bevorzugt lichtexponierte Stellen Schwangere	Erythema exsudativum multiforme Allergisches Lyell-Syndrom Porphyria cutanea tarda Herpes gestationis	70 71 96 83
Selten Serum, meist hämorrhagisch	Meist ältere Patienten Auch hämorrhagische Knoten und Nekrosen Hohes Fieber, Schüttelfrost	Bullöses Pemphigoid Vasculitis allergica Hämorrhagisches Erysipel	82 64 33

Eiter	Meist Kinder	Großblasige Impetigo contagiosa	32
	Zuerst klare Blasen, dann eitrig	Impetiginisierte Blasen	12
	Zentral gedellte eitrige Blasen	Variola vera	41
		Eczema vaccinatum	42
		Eczema herpeticatum	39

1.4 Das Knötchen, der Knoten und der Tumor

Feste Erhabenheiten über dem Hautniveau werden je nach Größe als Knötchen (bis linsengroß), als Knoten (bis erbsengroß) oder als Tumor (über erbsengroß) bezeichnet. Das wichtigste Unterscheidungsmerkmal bei Knötchen ist ihr follikulärer oder nichtfollikulärer Sitz, während bei Knoten und Tumoren ihre Anzahl eine erste Differenzierung erlaubt. Die weitere Unterscheidung der mit Knötchen, Knoten oder Tumoren einhergehenden Dermatosen erfolgt durch Beurteilung der Farbe (rot, braun, schwarz), des Umrisses (rund, polygonal), der Form (kalottenförmig, spitzkegelig, blumenkohlartig, gedellt), der Verteilung (gruppiert, disseminiert, anulär) und der Oberflächenstruktur (glatt, schuppend, verrukös).

Manche Dermatosen zeigen typischerweise mit Knötchen kombinierte Morphen. So geht das akute allergische Kontaktekzem mit Papulovesikeln einher, während die Acne vulgaris, die Rosazea, die rosazeaartige Dermatitis und die Tinea durch Papulopusteln gekennzeichnet sind.

Zusätzliche Untersuchungen können die Knötchendiagnostik erleichtern. Hierzu zählen vor allem die Diaskopie zum Nachweis eines lupoiden Infiltrats

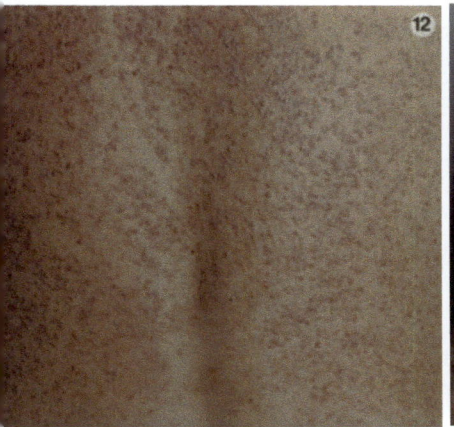

Abb. 12. Morbus Darier

Follikuläres Knötchen (S. 14)

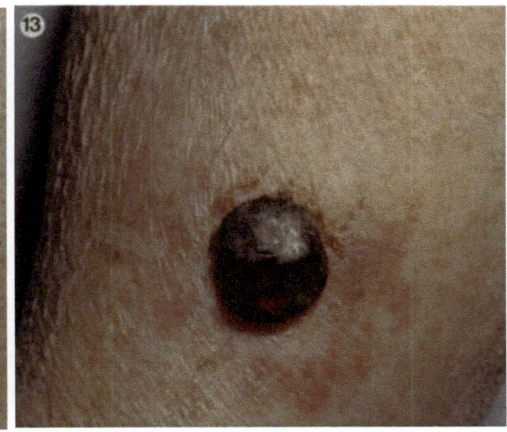

Abb. 13. Primär knotiges malignes Melanom

Knoten und Tumoren (S. 16)

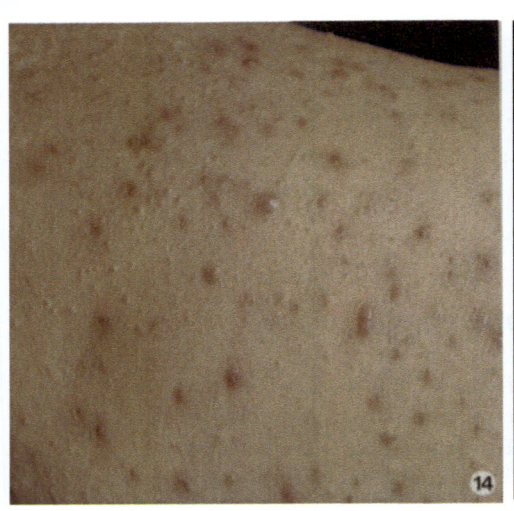
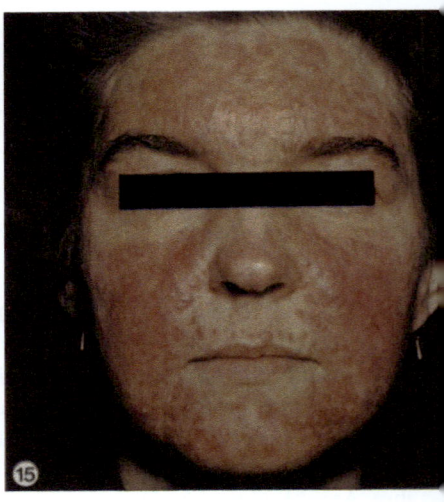

bei Lupus vulgaris (S. 34) und bei Sarkoidose (S. 169) und die Auslösung des Sondenphänomens zur Prüfung der Druckschmerzhaftigkeit von Syphiliden (S. 50).

Follikuläre Knötchen

Lokalisation	Zusätzlicher Hinweis	Verdacht auf	Seite
Gesicht, Brust und Rücken	Mit Komedonen und Papulopusteln	Acne vulgaris	118
Zentrofazial	Ohne Komedonen, mit Papulopusteln und Teleangiektasien	Rosazea	120
Peribukkal und periorbital	Ohne Komedonen, mit winzigen Papulopusteln	Rosazeaartige Dermatitis	121
Augenbrauen	Spitzkegelig, atrophisierend	Ulerythema ophryogenes	127
Wangen	Rot, spitzkegelig	Keratosis follicularis rubra faciei	127
Streckseite der Oberarme	Spitzkegelig	Keratosis follicularis	127
Seitlicher Hals, Brustmitte, Leisten	Schmutzig-grau, rauhe Oberfläche	Dyskeratosis follicularis (Darier)	127
Vellus- und Terminalhaarbereich	Papulopusteln in randbetontem Herd	Tinea	43

Abb. 14. Acne vulgaris papulopustulosa

Abb. 15. Rosazeaartige Dermatitis durch langjährige örtliche Anwendung von potenten Kortikoiden

Abb. 16. Adenoma sebaceum Pringle

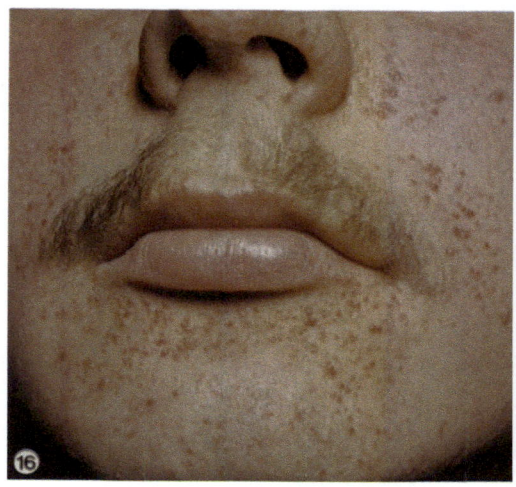

Nichtfollikuläre Knötchen			
Verteilung	Zusätzlicher Hinweis	Verdacht auf	Seite
Diffus	Meist auch Papulovesikel	Akutes allergisches Kontaktekzem	74
Gruppiert	Rot, flach, polygonal Rauh, meist im Gesicht	Lichen ruber planus Verrucae planae juveniles	167 37
	Mit verruköser Oberfläche Blumenkohlartig	Verruca vulgaris Condylomata acuminata	36 37
Disseminiert	Rot, spitzkegelig Rot, schuppend	Miliaria rubra Psoriasis exanthematica	125 103
	Braunrot, druckdolent Braun, erektil Gedellt	Papulöses Syphilid Urticaria pigmentosa Mollusca contagiosa	50 141 38
Anulär	Haut- bis rosafarben Rot, meist auch Einzelknötchen in Gruppen Braunrot, mit zentraler Atrophie	Granuloma anulare Lichen ruber anularis Zirzinäre Sarkoidose Lupus vulgaris Tuberoserpiginöses Syphilid	139 167 169 34 50

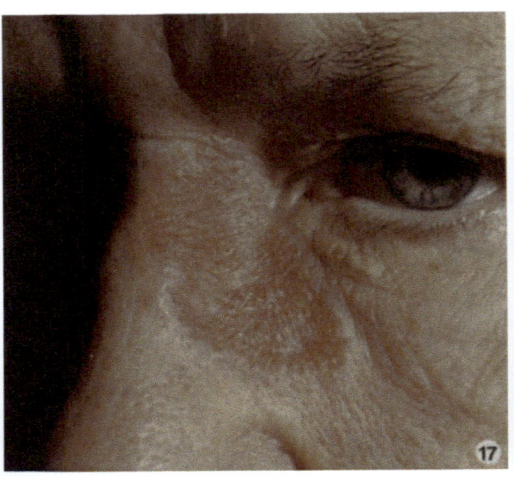
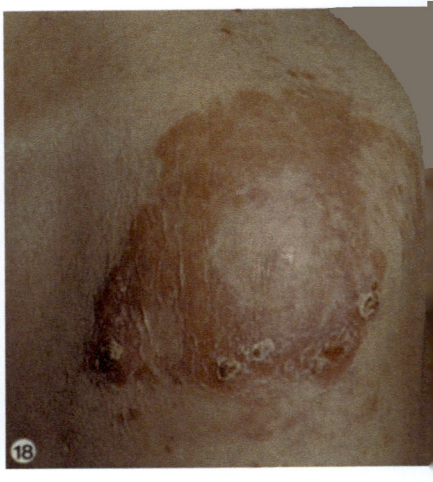

Abb. 17. Zirzinäre Sarkoidose   Abb. 18. Lupus vulgaris

Knoten und Tumoren			
Anzahl	Zusätzlicher Hinweis	Verdacht auf	Seite
Meist einzeln	Perlartig durchschimmernd, von Teleangiektasien durchzogen	Basaliom	107
	Keratotische Oberfläche	Keratoakanthom Spinozelluläres Karzinom	108 112
	Orangefarben, erektil	Mastozytom	141
	Hautfarben, mit pigmentiertem Hof, hart	Dermatofibrom	140
	Braun bis schwarz	Nävuszellnävus Malignes Melanom	160 162
	Rot-entzündlich	Pseudolymphom	58
	Braunrot, meist bei Jugendlichen	Spindelzellnävus	161
	Braunrot, mit lupoidem Infiltrat	Sarkoidose	169
Meist in Mehrzahl	Hautfarben, weich, pseudofluktuierend	Lipome	143

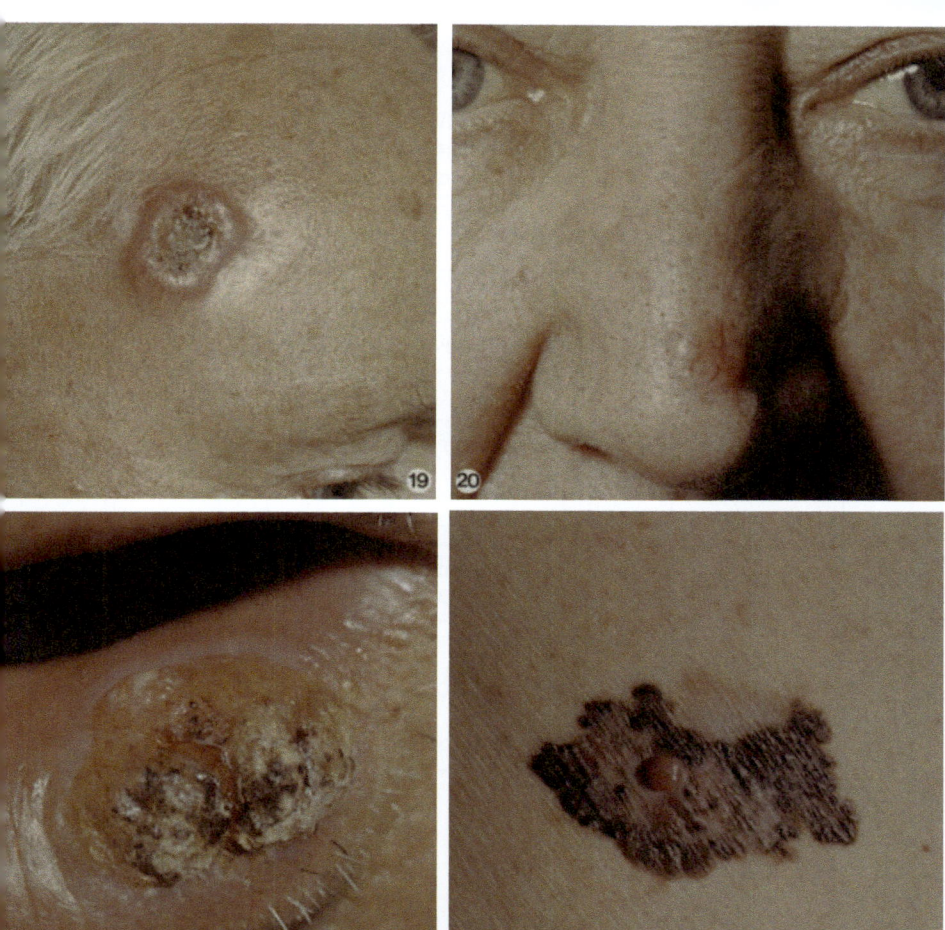

Abb. 19. Keratoakanthom
Abb. 21. Spinozelluläres Karzinom
Abb. 20. Basaliom
Abb. 22. Oberflächlich spreitendes, sekundär knotiges malignes Melanom

Meist in Mehrzahl	Oft in Gelenknähe, gelb	Xanthome	141
	Dunkelrot, oft hämorrhagisch	Lymphome	170
	Hell- bis dunkelbraun, manchmal schwarz, mit gepunzter Oberfläche, in höherem Alter	Seborrhoische Warzen	106

1.5 Die Zyste

Zysten durch ektatische Erweiterung von Gefäßen (Gefäßzysten) sind teilweise oder gänzlich ausdrückbar. Dagegen zeigen Zysten durch Retention von Drüsenprodukten (Drüsenzysten) höchstens eine Fluktuation, der Inhalt läßt sich aber nicht ausdrücken.

Zysten			
Zystenart	Zusätzlicher Hinweis	Verdacht auf	Seite
Gefäßzysten	Angeboren, hellrot	Kutanes Hämangiom	158
	Angeboren, bläulich durchschimmernd	Subkutanes Hämangiom	158
	Angeboren, hautfarben	Lymphangiom	159
	Erworben, hellrot, meist glasstecknadelkopfgroß	Eruptives Angiom	159
	Erworben, pilzartig, rot, leicht blutend, eitrig	Granuloma pyogenicum	159
	Erworben, blau bis schwarz, an der Lippe	Eruptives Angiom	159

Abb. 23. Kutanes kavernöses Hämangiom in Rückbildung

Abb. 24. Thrombosiertes eruptives Angiom

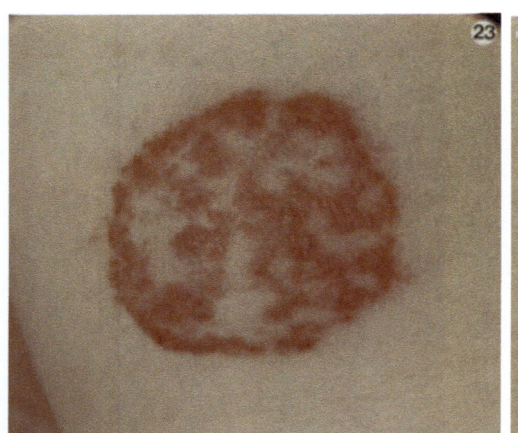
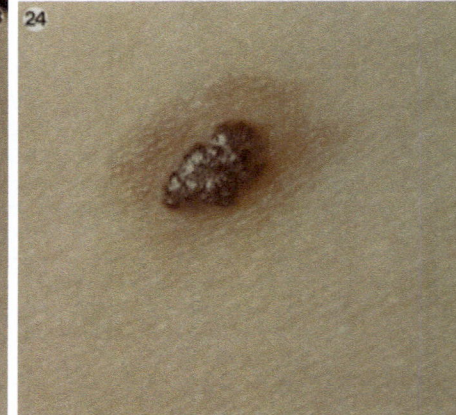

Drüsenzysten	Gelb, weich	Talgzyste	117
	Weißlich-bläulich, an der Wangenschleimhaut oder Lippe	Schleimzyste	125
	Hautfarben, hart, meist bis glasstecknadelkopfgroß	Epidermale Zyste (Milium)	106

1.6 Die Erosion

Das Oberflächenepithel kann durch Platzen von Bläschen und Blasen fehlen. Durch Platzen von Bläschen entstehen kleine, durch Platzen von Blasen größere *rundliche* Erosionen. Das Platzen gruppierter Bläschen wird an der *polyzyklischen* Konfiguration der erosiven Flächen erkannt. *Längliche* Erosionen werden nach Kratzen und Schürfverletzungen beobachtet. *Unregelmäßige* Erosionen durch Reiben mazerierter Hautoberflächen aufeinander in den intertriginösen Räumen lassen am Rand noch Teile der weißlich aufgequollenen Epidermis erkennen. Auch durch Artefakte sowie durch physikalische, chemische und aktinische Schädigungen 2. Grades entstehen meist unregelmäßige oder bizarr geformte Erosionen. Schließlich führen auch epidermotrope maligne Infiltrate zu unregelmäßig geformten erosiven Flächen (M. Paget, M. Bowen). Erosionen allein kommen praktisch nur an den Schleimhäuten und in den intertriginösen Räumen vor. An anderen Hautstellen ist die erosive Fläche meist krustenbedeckt. Farbe und Form der Kruste geben über die Art der Verletzung und über den Inhalt geplatzter Bläschen und Blasen Auskunft (S. 20)

Erosionen			
Form der Erosion	Zusätzlicher Hinweis	Verdacht auf	Seite
Rund	Bis linsengroß	Dermatosen mit diffusen und disseminierten Bläschen	11
	Über linsengroß	Dermatosen mit Blasen	12
Polyzyklisch	–	Dermatosen mit gruppierten Bläschen	11

19

Form der Erosion	Zusätzlicher Hinweis	Verdacht auf	Seite
Länglich	Meist mit hämorrhagischer Kruste bedeckt	Kratzeffekte, Schürfwunden	19
Unregelmäßig	Mit mazeriertem Rand, in den intertriginösen Räumen	Intertrigo Tinea Candidamykose	150 43 45
	Mit entzündlichem Rand	Verbrühung 2. Grades, Verbrennung 2. Grades, Verätzung 2. Grades, Photo- und Röntgendermatitis 2. Grades	91 91 99 97
	Flächenhaft, meist perimamillär	M. Paget	126
	Flächenhaft, ubiquitär	M. Bowen	111
	Oft in gesunder Haut	Artefakte	99

1.7 Die Kruste

Eine Kruste entsteht nur auf erosiven Hautflächen (S. 19). Die *Farbe* der Kruste erlaubt Rückschlüsse auf die eingetrocknete Flüssigkeit und kann *hellgelb* (Serum), *dunkel- bis grüngelb* (Eiter) oder *rötlich-schwärzlich* (Blut) sein. Die *Form* der Kruste gibt über die Art der Verletzung des Oberflächenepithels Auskunft und ist *rund* nach Platzen von Bläschen und Blasen, *polyzyklisch* nach Platzen gruppierter Bläschen, *länglich* nach Kratz- und Schürfverletzungen und *unregelmäßig* nach Artefakten sowie nach physikalischen, chemischen und aktinischen Schädigungen 2. Grades.

Eine *schwarze Kruste* (eingetrocknetes Blut) ist von der ebenfalls schwarz verfärbten Hautnekrose (Schorf) zu unterscheiden: Eine hämorrhagische Kruste liegt über dem Hautniveau, während sich der nekrotische Schorf in oder unter dem Hautniveau befindet (Schrumpfung des nekrotischen Hautanteils).

Krusten			
Form	Farbe	Verdacht auf	Seite
Rund	Hellgelb	Dermatosen mit serösen Bläschen und Blasen	11, 12
	Dunkel- bis grüngelb	Dermatosen mit eitrigen Bläschen und Blasen	12, 13

Rund	Dunkelrot bis schwarz	Dermatosen mit hämorrhagischen Bläschen und Blasen	11, 12
Polyzyklisch	Hellgelb, dunkelgelb oder schwarz	Dermatosen mit gruppierten serösen, eitrigen oder hämorrhagischen Bläschen	11
Länglich	Meist schwarz	Kratzeffekte, Schürfwunden	19
Unregelmäßig	Hellgelb oder dunkelgelb (bei Impetiginisation) Meist schwarz	Verbrühung 2. Grades, Verbrennung 2. Grades, Verätzung 2. Grades, Photo- und Röntgendermatitis 2. Grades, M. Paget M. Bowen Artefakte	91 91 99 97 126 111 99

1.8 Die Schuppe

Schuppen werden nach Form und Verteilung auf der Hautoberfläche eingeteilt. Der *Form* nach sind sie *dünn und klein* = kleieförmig (pityriasiform), *größer und dicker* (psoriasiform) oder *fischschuppenartig* (ichthyosiform). Ihre Verteilung kann *diffus* (größere Hautfläche schuppt einheitlich) oder *halskrausenartig* sein (Schuppung nur am Herdrand, wobei die Schuppen an ihrem äußeren Ende auf der Hautoberfläche haften, zur Mitte des Herds hin sich jedoch abheben).

Nur ausnahmsweise wird eine Schuppung der Hautoberfläche ohne sonstige sichtbare Veränderungen der Haut beobachtet. Meist ist die schuppende Haut gleichzeitig *entzündlich gerötet* (erythematosquamöser Herd) oder *infiltriert* (papulosquamöser Herd oder schuppende infiltrierte Platte).

Die oberen Schichten einer Schuppung lassen sich leicht und ohne blutende Verletzung der Haut mit einer Kürette entfernen, da es sich um locker aufeinanderliegende Hornlamellen handelt (eine Ausnahme bilden hier ichthyosiforme Schuppen). Von den Schuppen zu unterscheiden sind festhaftende kompakte Hornvermehrungen (Keratosen, S. 23).

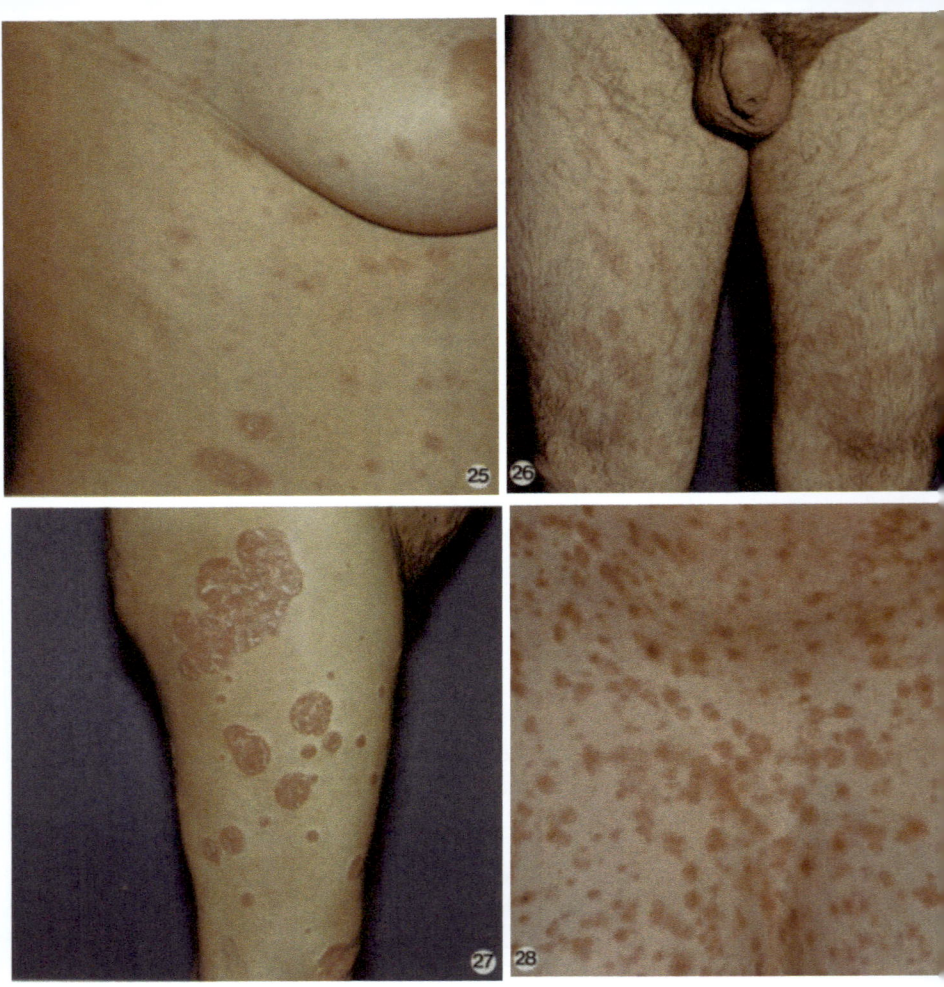

Abb. 25. Pityriasis rosea
Abb. 27. Psoriasis vulgaris nummularis
Abb. 26. Morbus Brocq
Abb. 28. Psoriasiformes papulöses Syphilid

Schuppende Herde			
Art des schuppenden Herds	Form der Schuppen	Verdacht auf	Seite
nur schuppend	Pityriasiform Ichthyosiform	Pityriasis simplex capitis Ichthyosis vulgaris	102 105

Erythemato-squamös	Pityriasiform	Pityriasis simplex corporis M. Brocq	102 166
		Pityriasis versicolor	44
		Erythrasma	36
	Psoriasiform	Psoriasis vulgaris nummularis	103
		Seborrhoisches Ekzem	115
	Ichthyosiform	Erythrodermia ichthyosiformis	106
	Halskrausenartig	Pityriasis rosea	165
Papulosquamös	Psoriasiform	Psoriasis vulgaris exanthematica	103
		Psoriasiformes Syphilid	50
		Pityriasis lichenoides chronica	166
Squamöse infiltrierte Platte	Psoriasiform	Lymphom	170
		Lupus vulgaris	34

1.9 Die Keratose

Keratosen können diffus, disseminiert, gruppiert, herdförmig und systematisiert in Erscheinung treten. Die Oberfläche der vermehrten kompakten Hornmasse ist selten glatt (Schwiele, Klavus), häufiger rauh und unregelmäßig (verrukös). Die Keratosen können der Hautoberfläche im Hautniveau aufliegen oder Knötchen, Knoten, Tumoren und infiltrierte Platten bedecken.

Keratosen

Verteilung	Zusätzlicher Hinweis	Verdacht auf	Seite
Diffus	Vor allem an lichtexponierten Stellen	Lupus erythematodes chronicus discoides	80
	An Handflächen und Fußsohlen	Erythematokeratotische Palmoplantarreaktion	148
Disseminiert	Follikuläre Knötchen	Keratosis follicularis Dyskeratosis follicularis	127 127
Gruppiert	Nichtfollikuläre Knötchen	Verrucae planae juveniles	37
		Verruca vulgaris	36

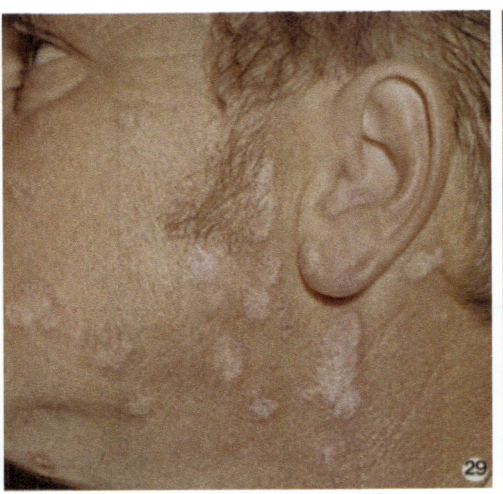
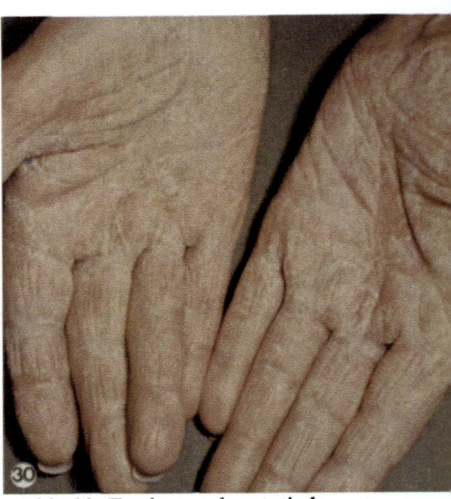

Abb. 29. Lupus erythematodes chronicus discoides

Abb. 30. Erythematokeratotische Palmarreaktion

Verteilung	Zusätzlicher Hinweis	Verdacht auf	Seite
Herdförmig •	Keratose im Hautniveau an lichtexponierten Stellen der Haut bei älteren Patienten	Aktinische Keratose („Verruca senilis")	109
	Keratose auf infiltrierter Platte	Keratotischer M. Bowen	111
	Keratose auf Knoten oder Tumor vor allem bei älteren Patienten	Spinozelluläres Karzinom	112
		Keratoakanthom	108
Systematisiert	Seit Geburt oder früher Kindheit	Naevus verrucosus	156

1.10 Die Lichenifikation

Eine Lichenifikation entsteht am Ort längerdauernder mechanischer (Scheuern, Kratzen) und entzündlicher (ekzematöser) Irritation. So kann aus der Lokalisation der lichenifizierten Haut auf die mögliche Ursache geschlossen werden.

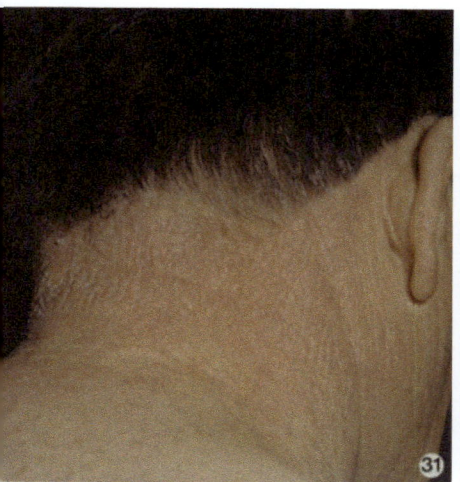
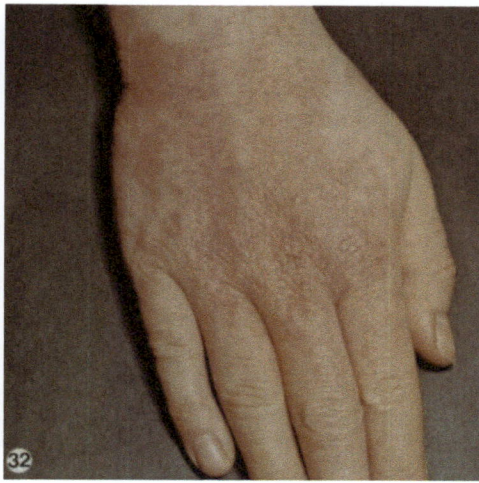

Abb. 31. Chronisches photoallergisches Ekzem

Abb. 32. Chronisch lichenifiziertes allergisches Kontaktekzem

Lichenifikation		
Lokalisation	Verdacht auf	Seite
Allergenkontaktstellen, besonders Handrücken und Beugeseite der Handgelenke	Chronisch-allergisches Kontaktekzem	74
Große Gelenkbeugen	Neurodermitis diffusa	76
Ubiquitär ein einziger lichenifizierter Herd	Neurodermitis circumscripta (Lichen simplex chronicus)	84

1.11 Das Geschwür

Die diagnostische Einordnung eines Geschwürs erfolgt am besten durch Beurteilung des Geschwürrands und durch Beachtung der Lokalisation des Geschwürs. In der Beurteilung des Geschwürrands sollen seine *Lage* im Verhältnis zum Hautniveau (im oder über dem Hautniveau), seine *Farbe* (rot-entzündlich, schwarz, andersfarben) und seine *Konsistenz* (hart, weich) beachtet werden. Auch die Lokalisation des Geschwürs kann ätiopathogenetische Hinweise liefern.

Geschwüre

Lokalisation	Rand	Verdacht auf	Seite	Fachgebiet
Lichtexponierte Stellen bei älteren Personen	Über dem Hautniveau, hart, perlartig durchschimmernd	Basaliom	107	
	Über dem Hautniveau, hart, rot-entzündlich	Spinozelluläres Karzinom	112	
Druckstellen	Im Hautniveau, weich, rot-entzündlich	Dekubitus	88	
Geschlechtliche Kontaktstellen	Im Hautniveau, hart, rot-entzündlich	Luetischer Primäreffekt	50	
Unterschenkel	Im Hautniveau, häufig hart, rot-entzündlich	Ulcus cruris varicosum	154	
Knöchelbereich	Im Hautniveau, häufig hart, oft weißlich	Ulzerierte Capillaritis alba	153	
Akren	Im Hautniveau, weich, düsterrot bis schwärzlich	Nekrose durch arterielle Insuffizienz, Erfrierung 3. Grades	– 89	*An*
Ubiquitär	Über dem Hautniveau, prall-elastisch, rotbraun	Syphilitisches Gumma	51	
	Über dem Hautniveau, meist derb, rot-entzündlich	Lymphome	170	
	Im Hautniveau, weich, düsterrot bis schwärzlich	Verbrühung 3. Grades, Verbrennung 3. Grades, Verätzung 3. Grades Akute Röntgendermatitis 3. Grades Gangränöses Erysipel Vasculitis allergica	91 91 99 97 33 64	
	Im Hautniveau, hart, poikilodermatisch	Ulzeriertes Röntgenoderm	98	

1.12 Die Rhagade

Die *entzündlich* infiltrierte und die *trockene* Haut reißen bei Dehnung ein. Tiefe Rhagaden finden sich meist intertriginös (vor allem im Mundwinkel, perianal, in den Finger- und Zehenzwischenräumen), am Ohrläppchen und palmoplantar. Seichte Rhagaden können überall auf der Haut in Erscheinung treten. Die Lokalisation der Rhagade orientiert oft über die mögliche Ursache (Entzündung oder Exsikkation).

Rhagaden		
Lokalisation	Verdacht auf	Seite
Ohrläppchen	Neurodermitis diffusa	76
Mundwinkel	Neurodermitis diffusa Pyodermie Candidamykose Papulöses Syphilid	76 32 45 50
Intertriginös	Intertrigo Kontaktekzem Pyodermie Tinea Candidamykose	150 74 32 43 45
Palmoplantar	Erythematokeratotische Reaktion	148
Sonstige Hautstellen	Exsikkationsekzematid	116

1.13 Die Atrophie

Werden oberflächliche Hautschichten (Epidermis und Dermis) von der Atrophie betroffen, so entsteht kein Niveauunterschied zur normalen Haut; die Hautoberfläche zeigt eine feine Fältelung. Eine Atrophie in der Subkutis (Lipatrophie) macht sich dagegen durch eine Dellenbildung auf der Hautoberfläche bemerkbar.

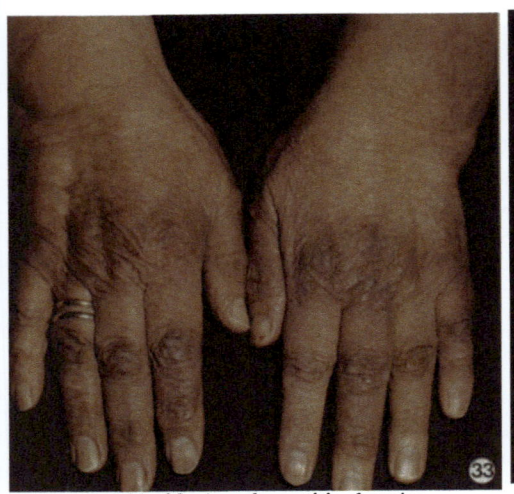

Abb. 33. Acrodermatitis chronica atrophicans

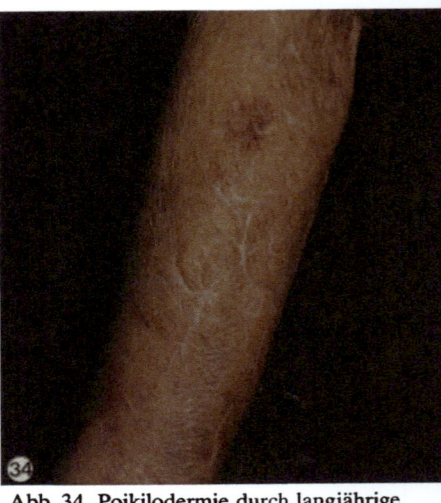

Abb. 34. Poikilodermie durch langjährige örtliche Anwendung von potenten Kortikoiden

Atrophie der Haut

Betroffene Hautschicht	Zusätzlicher Hinweis	Verdacht auf	Seite
Epidermis und Dermis	Diffuse blau-violette Verfärbung Poikilodermie	Acrodermatitis chronica atrophicans Röntgenoderm Steroidhaut	58 98 176
	Fleckförmige Rötung mit pityriasiformer Schuppung	M. Brocq	166
Subkutis	Nach entzündlichem Lipogranulom Nach traumatischem Lipogranulom Nach subkutaner Injektion von Glukokortikosteroiden als Kristallsuspension	M. Pfeiffer-Weber-Christian Traumatische Lipatrophie Steroidlipatrophie	143 144 144

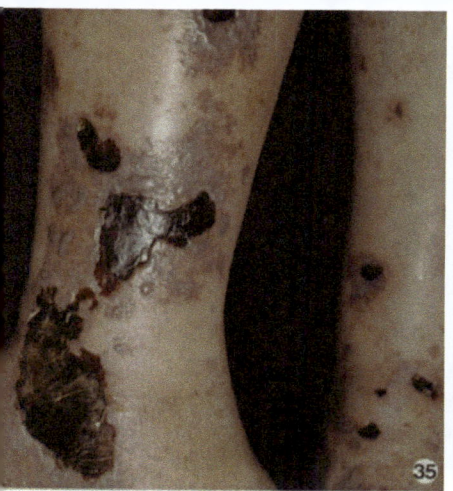
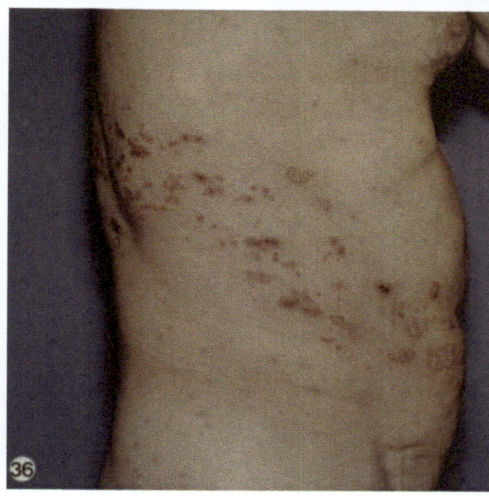

Abb. 35. Vasculitis allergica

Abb. 36. Herpes zoster partim gangraenosus

1.14 Die Nekrose

Eine postinflammatorische Nekrose wird frühzeitig abgestoßen; es entsteht ein Geschwür, meist mit noch nekrotischen Rändern (S. 26). Diese „feuchten" Nekrosen werden als Gangrän bezeichnet. Nur selten bleibt eine nekrotische Haut längere Zeit „trocken" (Mumifikation). In der Ursachenforschung kann die Beachtung der Lokalisation behilflich sein.

Nekrosen

Lokalisation	Verdacht auf	Seite	Fach-gebiet
Akren	Arterielle Insuffizienz Erfrierung 3. Grades	– 89	*An*
Druckstellen	Dekubitus	88	
Segmentär	Herpes zoster gangraenosus	40	
Ubiquitär	Verbrühung 3. Grades, Verbrennung 3. Grades Verätzung 3. Grades Akute Röntgendermatitis 3. Grades Gangränöses Erysipel Vasculitis allergica	91 99 97 33 64	

2 Erregerbedingte Dermatosen

2.1 Bakterielle Dermatosen

Fast jede Dermatose kann sekundär durch pyogene Keime infiziert werden (Impetiginisation). Diese Gefahr ist besonders bei juckenden Dermatosen (Kratzen!) und bei solchen gegeben, die mit einer Verletzung der Epidermis einhergehen (blasige Abhebung, Mazeration. Rhagade). Darüber hinaus sind klar umrissene Krankheitsbilder durch Bakterieninfektion bekannt und werden nachfolgend beschrieben.

2.1.1 Folliculitis simplex

Erreger. Meist Staphylokokken.

Klinik. Follikuläre Pusteln entweder oberflächlich (Ostiofolliculitis) oder tiefergreifend (Folliculitis profunda). Letztere werden meist von einer zellulären Entzündungsreaktion im perifollikulären Gewebe begleitet (Papulopustel) und verursachen einen intensiven Juckreiz.

Therapie. Örtlich nach Pustelöffnung 1%iger Achromycin-Spiritus, bei Befall größerer Flächen 1%ige Achromycin-Lotio.

Kooperation. D: Zur mykologischen Diagnostik bei Follikulitiden am Rande erythematosquamöser oder pigmentierter Herde (Tineaverdacht!).

2.1.2 Furunkel

Erreger. Meist Staphylokokken.

Klinik. Zunächst harter, schmerzhafter entzündlicher Tumor (infiltrative Phase). Später Einschmelzung (Fluktuation) mit zentraler Nekrosebildung (kolliquative Phase). Nach Demarkation und Abstoßung der Nekrose sowie Eiterentleerung Abheilen mit Narbe. Furunkel treten meist solitär auf, gelegentlich jedoch in Mehrzahl mit Rezidivneigung (Furunkulose).

Labor. Blutzuckerbestimmung. In der kolliquativen Phase bakterieller Abstrich zur Keimidentifizierung und Resistenzbestimmung.

Therapie. In der infiltrativen Phase Tetrazykline per os, täglich 1 g und örtlich 1%iger Achromycin-Spiritus. In der kolliquativen Phase zusätzlich Stichinzision zur Eiterentleerung und offene Wundbehandlung mit Leukase-Kegeln. Empfehlenswert ist auch das Abdecken der Umgebung mit einer 1%igen Achromycin-Lotio. Eine örtliche Rotlichtbestrahlung kann eine initiale Einschmelzung fördern.

Kooperation. *D:* Zur mykologischen Diagnostik bei furunkuloiden Knoten im Terminalhaarbereich (Tineaverdacht!).
I: Zur Abklärung einer prädiabetischen Stoffwechsellage bei rezidivierender Furunkulose.

Besonders zu beachten. Furunkel oberhalb der Mundlinie verlangen Bettruhe und eine intensive Antibiotikabehandlung mit Tetrazyklinen, bzw. entsprechend der Resistenzbestimmung (Gefahr der Sinusthrombose!).

2.1.3 Hidradenitis suppurativa (Schweißdrüsenabszeß)

Erreger. Meist Staphylokokken.

Klinik. Zunächst harter, schmerzhafter, tiefliegender entzündlicher Tumor (infiltrative Phase) in Bereichen apokriner Schweißdrüsen, meist in den Achseln. Später Einschmelzung (Fluktuation) mit Durchbruch nach außen und Eiterentleerung (kolliquative Phase). Abheilung mit Narbe. Besondere Rezidivgefahr.

Labor. Blutzuckerbestimmung. In der kolliquativen Phase bakterieller Abstrich zur Keimidentifizierung und Resistenzbestimmung.

Therapie. In der infiltrativen Phase Tetrazykline per os, täglich 1 g, und örtlich 1%iger Achromycin-Spiritus. In der infiltrativen Phase zusätzlich Röntgenweichstrahlbestrahlung, 3×50 R im Abstand von 1–2 Tagen. In der kolliquativen Phase zusätzlich Stichinzision zur Eiterentleerung und offene Wundbehandlung mit Leukase-Kegeln. Eine örtliche Rotlichtbestrahlung kann eine initiale Einschmelzung fördern.

Kooperation. *D:* Bei rezidivierenden Schweißdrüsenabszessen zum Ausschluß einer Acne apocrinica (S. 119) und zur Röntgenentzündungsbestrahlung in der infiltrativen Phase.

Besonders zu beachten. Achselhaare *nicht abrasieren,* da der spitze Haarrest die Haut bei Anlegen des Armes verletzen und die Ausbreitung der Infektion so fördern kann. Zur Einschmelzung *keine Teerpräparate* („Zugsalben") verwenden, da durch Verstopfung der Follikelöffnung die Prädisposition zur Bildung neuer Knoten erhöht wird.

2.1.4 Impetigo contagiosa

Erreger. Staphylo- und Streptokokken.

Klinik. Man unterscheidet eine kleinblasige von einer großblasigen Impetigo. Die *kleinblasige Impetigo* wird von Staphylo- und Streptokokken verursacht. Die pustulöse Blase liegt subkorneal, so daß die sehr dünne Blasendecke leicht platzt. Zur Beobachtung kommen praktisch nur rundliche, erosiv-krustöse Herde, die zu großbogigen Flächen konfluieren. Die *großblasige Impetigo* ist eine Staphylokokkeninfektion. Die pustulöse Blase sitzt etwas tiefer, so daß neben rundlichen Erosionen mit Resten der Blasendecke am Rand auch noch intakte pustulöse Blasen zu sehen sind. Die Neigung zur Verkrustung ist bei dieser Form geringer.

Labor. Bei ausgedehnter Impetigo während und nach der Behandlung *Urinkontrolle* zum Ausschluß einer (seltenen) Impetigonephritis.

Therapie. Eine interne antibiotische Therapie ist nur bei ausgedehnten Formen erforderlich. Meist genügt eine örtliche antibiotische Salbentherapie (z. B. Aureomycin-Salbe) *nach* Ablösung der Krusten. Die Ablösung der Krusten kann mit einer 3–5%igen Salizyladepssalbe am Kopf (gut emulgierbar, deshalb leicht auswaschbar) und mit 3–5%iger Salizylvaseline an der übrigen Haut erfolgen.

Kooperation. *D:* Heilt eine „Impetigo" innerhalb von 10 Tagen nicht ab oder breitet sie sich aus, so müssen seltene pustulöse Dermatosen (z. B. eine Pustulosis subcornealis Sneddon-Wilkinson) ausgeschlossen werden. Bei plötzlicher Verschlimmerung einer großblasigen Impetigo besteht der Verdacht auf ein staphylogenes Lyell-Syndrom, was eine sofortige Klinikeinweisung erfordert (S. 33).

Besonders zu beachten. Bei Anwendung von Salizylsäure in Salben resorptive Toxizität beachten: niemals höher konzentriert (mehr als 5%) oder gleichzeitig auf größeren Hautflächen anwenden, insbesondere nicht bei Kleinkindern.

2.1.5 Pyodermia vulgaris

Erreger. Pyogene Keime.

Klinik. Eine vorher bestehende Dermatose anderer Genese oder eine oberflächliche (Abschürfung, Kratzeffekt) bzw. tiefe Hautverletzung (Wunde) wird durch pyogene Keime infiziert. Es entstehen schmierig belegte, evtl. auch krustenbedeckte Ulzera.

Labor. Bakterieller Abstrich zur Keimidentifizierung und Resistenzbestimmung.

Therapie. Eine interne antibiotische Therapie ist nur bei ausgedehnten Formen erforderlich. Meist genügt eine örtliche antibiotische Therapie, zu Beginn mit Tetrazyklinen (z. B. Aureomycin-Salbe), dann entsprechend der Resistenzbestimmung.

Kooperation. *D:* Bei vulgärer Pyodermie an den Geschlechtsteilen („schankriforme Pyodermie") zum Ausschluß eines luetischen Primäraffekts und bei Therapieresistenz zum Ausschluß seltener Dermatosen, besonders einer Myiase und einer Leishmaniose (S. 59).

2.1.6 Staphylogenes Lyell-Syndrom

Ursache. Staphylokokkenexotoxine („Exfoliatin", „Epidermolysin") aus infektiösen Herden unterschiedlicher Lokalisation und Prägung wie Abszeß, Osteomyelitis, eitrige Rhinitis, Otitis und Konjunktivitis, impetiginisierte Dermatosen (Skabies, Varizellen) oder umschriebene staphylogene Impetigoherde.

Klinik. Generalisiertes skarlatiniformes Exanthem („Staphylokokkenscharlach"), besonders bei Kleinkindern mit großflächiger oberflächlicher Hautablösung durch subkorneale Spaltbildung („scalded skin syndrome").

Therapie. Sofortige *Klinikeinweisung.* Dort zunächst Ausschluß eines allergischen Lyell-Syndroms (S. 71) durch histologische Schnellschnittuntersuchung der Blasendecke (staphylogen: Stratum corneum mit einigen wenigen subkornealen Zellen; allergisch: die gesamte Epidermis). Nach gesicherter Diagnose interne und örtliche antibiotische Therapie.

2.1.7 Erysipel

Erreger. Meist β-hämolysierende Streptokokken, ausnahmsweise auch Staphylokokken oder Pneumokokken. Voraussetzung ist eine (auch geringfügige) Hautverletzung (mazerativ-erosive Intertrigo, Rhagaden, Ulcus cruris, Nabelschnurrest bei Neugeborenen). Ausbreitung örtlich lymphogen, aber auch hämatogen.

Klinik. Plötzlicher Beginn mit hohem Fieber und Schüttelfrost. Flächenhafte Rötung und Schwellung, scharf begrenzt, mit zungenförmigen Ausläufern. Bei Abwehrschwäche hämorrhagische Note des Erythems (Glasspateldruck!), Blasenbildung mit serösem oder hämorrhagischem Inhalt und sogar zentrale Nekrose (gangränöses Erysipel). Regionale Lymphangitis und Lymphadenitis.

Labor. Blutkörperchensenkung (BKS) stark beschleunigt, Blutleukozytose mit Linksverschiebung.

Differentialdiagnose. Eine allergische oder toxische *Kontaktdermatitis* zeigt keine Allgemeinsymptomatik und keine pathologischen Laborwerte. Andere *gangränöse Dermatosen* (Vasculitis allergica, Herpes zoster) beginnen nicht mit hohem Fieber und Schüttelfrost. Das *Erysipelas carcinomatosum* steht fast immer mit einem noch nicht behandelten oder bereits operierten Brustkrebs in Zusammenhang, ist an Brust und Rücken lokalisiert und entspricht einer Lymphangitis carcinomatosa ohne infektiöse Allgemeinsymptomatik.

Therapie. Strenge Bettruhe. Mindestens 10 Tage lang täglich 1 Million I. E. Penicillin; bei Penicillinallergie Tetrazykline. Örtlich 1%ige Achromycin-Lotio. Bei hämorrhagisch-nekrotischen Verläufen zusätzlich γ-Globuline (z. B. 2 Tage` hintereinander je 1 Ampulle Beriglobin 5 ml i. m.).

Kooperation. *D:* Bei Verdacht auf Erysipelas carcinomatosum zur histologischen Sicherung und nach Abklingen des Erysipels zur Sanierung der potentiellen Eintrittspforte (oft eine bakterielle oder mykotische Intertrigo in den Zehenzwischenräumen oder in den Mundwinkeln), da Rezidivgefahr mit Elephantiasis als Spätfolge.

Besonders zu beachten. Schwere Verlaufsformen und Erysipele im Gesichtsbereich (Gefahr der Sinusthrombose!) in die Klinik einweisen.

2.1.8 Lupus vulgaris

Erreger. Mycobacterium tuberculosis, meist Typus humanus, seltener Typus bovinus. Es handelt sich um eine exogene, selten auch hämatogene Superinfektion bei bestehender spezifischer Immunität (z. B. nach einem tuberkulösen Primärkomplex).

Klinik. Bevorzugte Lokalisationen sind die Akren (Nase, Wangen, Ohren, Handrücken). Auch die Nasen- und Mundschleimhaut können befallen werden. Die initiale Effloreszenz ist ein braunrotes Knötchen durch ein kutanes tuberkuloides Granulom aus Epitheloidzellen, Riesenzellen vom Langhans-Typ und Lymphozyten. Durch Wachstum und Apposition entstehen dann braunrote infiltrierte Platten (Abb. 18) mit peripherer Ausbreitungstendenz und zentraler Vernarbung (Mutilationen möglich).
Bei Glaspateldruck ist ein apfelgeleefarbenes hellbraunes („lupoides") Infiltrat nachweisbar. Legt man einen stumpfen Mandrin (aus einer Injektionskanüle) auf ein Lupusknötchen und übt einen leichten Druck aus, so bricht sein Ende leicht in das Gewebe ein (zentrale Nekrose des lupoiden Infiltrats!); beim Herausziehen entleert sich ein Tropfen Blut (positives Mandrinphänomen).

Labor. Bestimmung der Tuberkulinreizschwelle zum Nachweis der erwarteten normergischen Reaktion.

Differentialdiagnose. Eine kutane *Sarkoidose* (S. 169) zeigt auf Glasspateldruck auch ein lupoides Infiltrat; das Mandrinphänomen bleibt jedoch negativ. Eine negative Tuberkulinreaktion spricht für Sarkoidose. Röntgen des Thorax kann bei Sarkoidose eine Hiluslymphknotenvergrößerung, Röntgen der Fingerknochen zystische Aufhellungen zeigen (Ostitis cystoides multiplex Jüngling).
Das *tuberoserpiginöse Syphilid* (S. 50) kann einem großflächigen, zentral vernarbten Lupus vulgaris klinisch sehr ähnlich sein: Neben der andersartigen Histologie (Probeexzision = PE) sind positive spezifische Luesreaktionen beweiskräftig.

Therapie. Nach Möglichkeit Exzision im Gesunden. Danach 6–8 Monate lang Monotherapie mit INH, 6 mg/kg Körpergewicht. Falls keine Exzision möglich, Langzeittherapie mit INH bis zur narbigen Abheilung, ebenfalls 6 mg/kg Körpergewicht.

Kooperation. *D:* Zur Sicherung der Verdachtsdiagnose (PE, Tuberkulinreizschwelle), zum Ausschluß einer Lues und zur therapeutischen Exzision.
I: Zum Ausschluß eines aktiven Herds an inneren Organen (besonders Lunge und Niere) und zum Ausschluß einer Sarkoidose.

Besonders zu beachten. Wegen der großen Rezidivneigung ist eine regelmäßige Überwachung von Lupuspatienten unbedingt erforderlich.

2.1.9 Aktinomykose, zervikofaziale Form

Erreger. Actinomyces israeli und bakterielle Begleitflora. Diese Erreger kommen auch in der gesunden Mundhöhle vor und werden erst nach Schleimhautverletzungen (Zahnextraktionswunde, periapikaler Abszeß u. a.) pathogen wirksam.

Klinik. Meist im unteren Wangenbereich, submandibulär und submental flächenhaftes, bretthartes Infiltrat mit düsterroter Hautverfärbung. Häufig umschriebene Einschmelzung (Fluktuation) und Fistelbildung.

Labor. Bakteriologische Kultur des Actinomyces und der Begleitflora aus Fisteleiter und Nachweis von Drusen (makroskopisch eben sichtbare gelbliche Körnchen im Fisteleiter; mikroskopisch nach Gram- oder Giemsa-Färbung Filamentengeflecht mit keulenförmiger Auftreibung der strahlenartig angeordneten Randfilamente).

Differentialdiagnose. Die *Tuberculosis cutis colliquativa* kann durch Nachweis von Mycobacterium tuberculosis in Hautexzidaten mikroskopisch, kulturell und im Tierversuch bestätigt werden. *Odontogene Fisteln* bei periapikalem Abszeß sind meist akut entzündlich und bakteriologisch von der Aktinomykose abzutrennen. *Maligne Tumoren* (autochthon oder als Metastase) werden durch PE ausgeschlossen.

Therapie. Klinikeinweisung. Dort vor allem hochdosierte Infusionstherapie mit Penicillin G, täglich 10–15 Mill. I. E. Unterstützend Röntgentherapie (täglich 50–100 R, 3–4 Tage hintereinander); evtl. chirurgische Maßnahmen (Eröffnung der Abszesse, Entfernung nekrotischen Gewebes).

2.1.10 Erythrasma

Erreger. Nocardia minutissima. Synonyma: Microsporon minutissimum, Corynebacterium minutissimum.

Klinik. Fast immer bei Männern an der Innenseite des Oberschenkels, gegenüber dem Skrotum. Nur selten axillär oder submammär. Man sieht scharf begrenzte, bogig konfigurierte, rötliche bis bräunliche Flächen mit pityriasiformer Schuppung.

Labor. Direkter Bakteriennachweis (kettenartig angeordnete gramnegative Stäbchen) in einem nach Gram gefärbten Tesafilm-Abrißpräparat. In Wood-Licht ziegelrote Fluoreszenz.

Differentialdiagnose. Eine Tinea inguinalis (S. 43) ist randbetont und zeigt häufig follikuläre Papulopusteln.

Therapie. Örtlich desinfizierend mit Merfen-Tinktur farblos oder antibiotische Therapie, z. B. mit Aureomycin-Salbe oder Refobacin-Creme.

Kooperation. *D:* Zur Diagnosebestätigung im Zweifel mittels Tesafilm-Abrißpräparat und/oder Wood-Licht und zum Ausschluß einer Tinea bei randbetonten Herden.

2.2 Virusdermatosen

Epidermotrope Viren verursachen entweder eine verstärkte Mitoserate der Keratinozyten und dadurch eine Epithelhyperplasie (Warzenviren), oder eine ballonisierende Degeneration der Keratinozyten durch intrazelluläre Vermehrung und dadurch eine Zerstörung der Zellen mit Lösung der Zwischenzellverbindungen, die letztlich zu einer intraepidermalen Hohlraumbildung Anlaß geben (Herpes-simplex-Virus, Varizellen-Zoster-Virus, Variolavirus).

2.2.1 Verrucae (Warzen)

Erreger. Warzenvirus.

Klinik. Morphologisch werden 5 Typen unterschieden.

Verruca vulgaris. Meist bei Kindern, am häufigsten an den Händen, breitbasig aufsitzende hautfarbene Knötchen mit verruköser Oberfläche, besonders paronychial mit Neigung zum Konfluieren.

Verruca filiformis. Eine fadenförmige Variante der Verruca vulgaris, meist im Gesichtsbereich.
Verruca plantaris. Im Unterschied zu der nach außen wachsenden Verruca vulgaris, die auch an den Fußsohlen lokalisiert sein kann, erscheint die Verruca plantaris als eine umschriebene, druckschmerzhafte rundliche Hyperkeratose im Hautniveau.
Verrucae planae juveniles. Meist im Gesicht von Kindern und Jugendlichen eine Vielzahl flach erhabener, hautfarbener bis bräunlicher Knötchen mit fein verruköser Oberfläche. Deutliche Gruppierungsneigung, manchmal strichförmig in Kratzspuren.
Condylomata acuminata. Meist genital, perigenital und perianal schmalbasig aufsitzende blumenkohlartige Epithelhyperplasien.

Therapie. Warzen sind gutartige Neubildungen mit spontaner Rückbildungstendenz. Daraus ergibt sich die Forderung, nur solche therapeutische Maßnahmen anzuwenden, die keine Dauerschäden verursachen. In diesem Sinne verbieten sich vor allem röntgentherapeutische, im allgemeinen aber auch radikal-chirurgische Maßnahmen. Von den zahlreichen Behandlungsmöglichkeiten seien einige häufiger praktizierte Methoden erwähnt, die allerdings nicht alle in einer Allgemeinpraxis üblich sind.
Verruca vulgaris.
– Versuch einer psychischen Beeinflussung, z. B. durch Bestreichen mit Farbstofflösungen, wie Solutio Castellani DRF u. a.
– Konsequentes Abkleben mit Leukoplast (nicht Hansaplast!).
– Pinselung mit salizylsäure- und fluoruracilhaltigen Lösungen (z. B. Verrumal).
– Vereisung mit flüssigem Stickstoff. Die entstandene subepidermale Blase hebt die Warze ab. Der Blaseninhalt kann mit einer sterilen Kanüle abgezogen oder die Blasendecke mit der Warze abgetragen werden. Bei richtiger Technik heilt die postbullöse Erosion ohne Narbe ab.
– Abkleben der Warze mit Salicyl-Guttaplast und nach 48 h Einwirkungszeit Abtragen der Warze in Lokalanästhesie mit einem scharfen Löffel.
Verruca filiformis. Abtragen im Hautniveau mit der Diathermieschlinge.
Verruca plantaris. Wie Verruca vulgaris. Eine Vereisung mit flüssigem Stickstoff hat hier allerdings wenig Erfolgschancen. Besonders bei Erwachsenen bleibt als Ultima ratio eine chirurgische Entfernung der Warze im Gesunden übrig.
Verrucae planae juveniles. Milde Schälbehandlung mit CO_2-Schnee-Aceton-Gemisch, 2%igem Salizyl-Resorcin-Spiritus oder mit 5%iger Schwefelzinkpaste.
Condylomata acuminata. Betupfen mit 25%iger Podophyllinlösung in absolutem Alkohol (96°) ein- bis zweimal in der Woche. 4 h nach dem Betupfen gründlich mit Wasser und Seife waschen. Wenn kein Erfolg, dann Abtragen

mit der Diathermieschlinge in Lokalanästhesie, bei größerer Ausdehnung evtl. in Vollnarkose.

Kooperation. *D:* Bei Therapieresistenz, bei Rezidivneigung zum Ausschluß begünstigender Dermatosen (Neurodermitis diffusa), bei generalisierter Verrukose zum Ausschluß seltener, auch als präkanzerös erkannter Dermatosen (Epidermodysplasia verruciformis), bei perigenitalen Condylomata acuminata zum Ausschluß einer Fluor genitalis und bei perianalen Condylomata acuminata zur proktologischen Untersuchung.

2.2.2 Mollusca contagiosa

Erreger. Quaderviren.

Klinik. Meist bei Kindern, häufig in Zusammenhang mit einer Neurodermitis diffusa, meist in Mehrzahl hautfarbene, zentral gedellte Knötchen. Größere Mollusca können einen entzündlichen Hof aufweisen.

Therapie. Mit steriler Kanüle anritzen und mit Komedonenquetscher durch Druck und Zug breiigen Inhalt (Molluscumkörperchen = degenerierte Keratinozyten) entleeren. Danach Desinfektion, z. B. mit Mercurochrom-Lösung. Bei richtiger Technik ist nur die Entfernung sekundär entzündlicher Mollusca schmerzhaft.

Kooperation. *D:* Bei Rezidivneigung zum Ausschluß und eventueller Mitbehandlung einer begünstigenden Neurodermitis diffusa.

Besonders zu beachten. Bei Kleinkindern in einer Sitzung nicht mehr als 8–10 Mollusca entfernen, da auch bei erwiesener Schmerzlosigkeit ihre Geduld nachläßt. Rezidivkontrollen auch nach Entfernung aller Mollusca erforderlich.

2.2.3 Herpes simplex

Erreger. Herpes-simplex-Virus, aktivierbar vor allem durch mechanische, thermische (Fieber) und aktinische Reize. Nur äußerst selten klinisch manifeste Erstinfektion als Gingivostomatitis, Vulvovaginitis oder Keratokonjunktivitis.

Klinik. Meist im Gesicht (Lippen) und am Genitale gruppierte, zuerst seröse, in einigen Tagen eitrig eingetrübte Bläschen auf erythematösem Grund. Juckreiz und Spannungsgefühl nur am Eruptionsort. Regionäre Lymphknotenschwellung häufig. Am Genitale platzen die Bläschen besonders leicht; man sieht häufig nur noch eine postvesikulöse Erosion mit polyzyklischer Begrenzung. Große Rezidivneigung.

Differentialdiagnose. Sind mehrere Bläschengruppen halbseitig angeordnet, muß an *Herpes zoster* (S. 40) gedacht werden. Als wichtigste Unterscheidungs-

merkmale gelten die neuralgiformen Schmerzen im gesamten Ausbreitungsgebiet des betroffenen sensiblen Nervs bei Herpes zoster und die Tatsache, daß der Inhalt der Bläschen bei Herpes simplex nie hämorrhagisch, bei Herpes zoster relativ häufig auch hämorrhagisch ist.
Am Genitale erfordert die postvesikulöse Erosion den Ausschluß einer *Candidaintertrigo* (S. 46) mit häufig noch erkennbaren breitbasig aufsitzenden Pusteln am Rande der erosiven Fläche, eines *luetischen Primäraffekts* (S. 50) mit bogig (und nicht polyzyklisch) konfigurierter Erosion und eines *fixen Arzneiexanthems* (S. 69) mit ebenfalls bogig konfigurierter Erosion in Verbindung mit Medikamenteneinnahme.

Therapie. Eine *bestehende Herpeseruption* wird symptomatisch behandelt: austrocknend bei intakten Bläschen (Betupfung mit Alkohol, Äther oder durch Auftragen einer hautfarbenen Lotio), entzündungshemmend bei postvesikulösen Erosionen (feuchte Umschläge, Farbstoffpinselungen). Externa mit dem Virostatikum Tromantadin (z. B. Viru-Merz Serol) haben eine relativ hohe Sensibilisierungspotenz (Gefahr der Ekzematisierung!).
Die *Verhütung von Herpesrezidiven* ist noch ein ungelöstes Problem. Bei Rezidiven an lichtexponierten Stellen kann versucht werden, bei einer erwarteten Lichtexposition intensiven Lichtschutz zu betreiben, an den Lippen z. B. mit Labiosan-Paste oder Ilrido-Lippenschutz, an den übrigen Hautstellen mit Contralum. Rezidive am Genitale werden häufig durch Reiben beim Geschlechtsverkehr provoziert. Durch Gleitmittel (z. B. Vaseline) kann dieser mechanische Faktor reduziert werden. In manchen Fällen kann zu Beginn einer neuen Eruption (Juckreiz, Brennen oder Spannungsgefühl an der üblichen Rezidivstelle, aber noch keine Bläschen) das Auftragen des Virostatikums Jod-Desoxyuridin (z. B. IDU-,,Röhm-Pharma"-Salbe, Virunguent-Salbe) die klinische Manifestation verhindern. Die Unbedenklichkeit einer Immuntherapie mit inaktivierten Herpesviren (Lupidon) wird noch diskutiert.

Kooperation. *D:* Zur Differentialdiagnose bei Genitalerosionen, zur Mitbehandlung bei rezidivierendem Herpes simplex und bei Herpes simplex von Patienten mit Neurodermitis diffusa (Gefahr des Eczema herpeticatum!).
A: Bei Herpes simplex in Augennähe zum Ausschluß einer Augenbeteiligung (Keratokonjunktivitis, Iridozyklitis).

2.2.4 Eczema herpeticatum

Erreger. Herpes-simplex-Virus, durch Superinfektion einer Neurodermitis diffusa, gelegentlich auch eines chronischen Ekzems, auf dem Wege einer Hetero- oder Autoinokulation.

Klinik. Überwiegend bei Kindern und Jugendlichen mit Neurodermitis diffusa; meist im Gesicht und am Hals plötzliche Eruption zentral gedellter, breitbasig aufsitzender Bläschen, die sich später in Pusteln umwandeln. Zu Beginn hohes Fieber und schweres Krankheitsgefühl. Als Komplikationen sind vor allem Diarrhö, Bronchopneumonie und Enzephalitis gefürchtet. Die Letalität beträgt bis zu 20% bei Säuglingen und Kleinkindern und bis zu 10% bei Erwachsenen.

Labor. In Zweifelsfällen Bläscheninhalt zur elektronenmikroskopischen Untersuchung (Virusnachweis durch negatives Kontrastverfahren) zum Ausschluß eines Eczema vaccinatum (S. 42) einsenden.

Differentialdiagnose. Das *Eczema vaccinatum* kann sehr ähnlich aussehen, stellt jedoch eine Impfkomplikation dar (Anamnese!).

Therapie. Sofortige stationäre Einweisung. Dort Isolierungsgebot und symptomatische Behandlung. Glukokortikosteroide können die Ausbreitung der Virusinfektion begünstigen. Ihre Anwendung ist als eine symptomatische antitoxische Maßnahme nur in verzweifelten Fällen und unter Antibiotikaschutz zulässig.

Besonders zu beachten. Für die Umgebung, besonders für ekzemkranke Kinder, besteht Ansteckungsgefahr.

2.2.5 Varizellen (Windpocken)

Erreger. Varizellen-Zoster-Virus, Erstinfektion.

Klinik. Meist bei Kindern und Jugendlichen. Im allgemeinen nur leichtes Fieber und geringes Krankheitsgefühl. Vom Kopf auf Stamm und Extremitäten fortschreitende Eruption in Schüben aus zentral gedellten serösen Bläschen (Abb. 8). Typisch ist das bunte Durcheinander von Bläschen, rundlichen Erosionen und Krusten. Befallen sind auch die Kopfhaut und die Mundschleimhaut (rundliche Erosionen).

Differentialdiagnose. Der *Herpes zoster generalisatus* (S. 41) beginnt im Ausbreitungsgebiet eines sensiblen Hautnervs und ist dort am deutlichsten ausgeprägt. Der *Strophulus infantum* (S. 86) ist primär nicht vesikulös und erst sekundär durch Kratzen erosiv und befällt nie die Mundschleimhaut.

Therapie. Bettruhe. Örtlich symptomatisch und zur Abwehr einer Sekundärinfektion 1%ige Achromycin-Lotio. Bei starkem Juckreiz Antihistaminika per os.

2.2.6 Herpes zoster (Gürtelrose)

Erreger. Varizellen-Zoster-Virus, Zweitinfektion.

Klinik. Gewöhnlich einseitig; im Ausbreitungsgebiet eines sensiblen Hautnervs treten in Schüben auf erythematösem Grund gruppierte seröse Bläschen in

Erscheinung. Neuralgiforme Schmerzen im betroffenen Hautsegment können der Hautmanifestation vorangehen, diese begleiten und sogar überdauern. Besondere Aufmerksamkeit verdienen der Herpes zoster ophthalmicus (im Ausbreitungsgebiet des 1. Trigeminusasts) wegen der Gefahr einer Mitbeteiligung des Auges (Keratitis interstitialis mit Hornhautulzera, Augenmuskellähmung) und der *Herpes zoster oticus* wegen der Gefahr einer Akustikus- und Fazialislähmung.

Bei Abwehrschwäche können mehrere Segmente betroffen sein (Herpes zoster duplex, triplex, bilateralis, generalisatus) und/oder die örtlichen Erscheinungen heftigere Entzündungsfolgen zeigen (Herpes zoster hämorrhagicus, gangraenosus; s. Abb. 36).

Therapie. Besondere Formen (Herpes zoster ophthalmicus und oticus, Befall mehrerer Segmente, hämorrhagischer oder gangränöser Verlauf) stationär einweisen. Bei Verdacht auf Abwehrschwäche 2 Tage hintereinander je 5 ml Beriglobin i. m. Bekämpfung der Neuritis und ihrer Folgen mit Analgetika und Vitamin-B-Komplexen (z. B. Dolo-Neurobion oder Dolo-Neurotrat). Örtliche Behandlung bis zur Eintrocknung der Bläschen mit 1%iger Achromycin-Lotio, danach mit Aureomycin-Salbe.
Bei hartnäckigen postzosterischen Neuralgien Versuch mit kurzem Glukokortikosteroidstoß (z. B. Urbason, zu Beginn täglich 40 mg, alle 2 Tage 8 mg weniger).

Kooperation. *D:* Zur Mitbehandlung, wenn nicht stationär eingewiesen wurde.
A: Zum Ausschluß einer Augenbeteiligung bei Herpes zoster ophthalmicus.
HNO: Zum Ausschluß einer Beteiligung des Nervus facialis und des Nervus acusticus.
I: Zum Ausschluß von Lymphomen und malignen Tumoren bei Herpes zoster generalisatus und/oder gangraenosus.

2.2.7 Variola vera (Pocken)

Die Beschreibung des Krankheitsbildes siehe Band „Infektions- und Tropenkrankheiten, Schutzimpfungen" (Herausgeber: Germer u. Stickl, 1978) in dieser Taschenbuchreihe. Hier sollen nur praktische Hinweise auf die Elemente eines begründeten Pockenverdachtes in unseren Breiten und auf die Aufgaben des Verdacht schöpfenden Arztes besprochen werden.

Begründeter Pockenverdacht in Mitteleuropa besteht:
– Nach Einreise aus pockenendemischen Gebieten oder bei Kontakt mit infizierten Personen oder verseuchtem Material. *Jemand, der in den letzten 3 Wochen vor Ausbruch der Erkrankung seinen Heimatort nicht verlassen hat und mit infizierten Personen bzw. Gegenständen nicht in Kontakt kam, kann nicht die Pocken haben.*

- Bei Erkrankung spätestens 17 Tage nach Einreise aus endemischen Gebieten oder nach Kontakt mit infizierten Personen bzw. Gegenständen. *Jemand, der erst 4 Wochen nach Rückkehr aus pockenendemischen Gebieten erkrankt, kann nicht die Pocken haben.*
- Bei Erkrankung innerhalb der Inkubationszeit nach möglichem Pockenviruskontakt mit hohem Fieber, Kreuzschmerzen und Hautausschlag.

Die Aufgaben des Arztes in der Praxis bei begründetem Pockenverdacht
- *Praxisräume abschließen,* damit niemand hinzukommen oder weggehen kann.
- *Karteikarten* aller Patienten, die vorher mit dem Pockenverdächtigen zusammen gewartet haben, aber bereits die Praxisräume verlassen haben, für spätere Ermittlungen der Kontaktpersonen 1. Grades *sicherstellen.*
- Das *Gesundheitsamt telefonisch* verständigen und dessen Weisungen abwarten.

2.2.8 Eczema vaccinatum

Erreger. Vacciniavirus aus einer Impfpustel durch Hetero- oder Autoinokulation, meist bei Patienten mit Neurodermitis diffusa.

Klinik. Beginn mit hohem Fieber bei schwerer Beeinträchtigung des Allgemeinbefindes 5–12 Tage nach der Infektion. Monomorphe Eruption von breitbasig aufsitzenden, zentral gedellten Pusteln ohne wesentliche Nachschübe. Oft sind auch Mund- und Augenschleimhaut befallen. Regionäre Lymphknotenschwellung. Hohe Letalität (bis zu 30%), besonders bei Kindern.

Labor. In Zweifelsfällen Pustelinhalt zur elektronenmikroskopischen Untersuchung (Virusnachweis durch negatives Kontrastverfahren) zum Ausschluß eines Eczema herpeticatum (S. 39) einsenden.

Differentialdiagnose. Die *Vaccinia generalisata* entsteht durch hämatogene Streuung des Vacciniavirus bei Abwehrminderung und tritt etwa am 10. Tag nach der Erstimpfung (seltener auch nach Wiederimpfung) in Erscheinung. Hierbei ist eine ekzematöse Vorerkrankung nicht erforderlich. Das *Eczema herpeticatum* (S. 39) stellt eine Komplikation der Neurodermitis diffusa mit Herpes-simplex-Virus dar (Anamnese!). Die *Variola vera* hat den Kontakt mit Pockenkranken und/oder mit pockeninfizierten Gegenständen als Voraussetzung (S. 41).

Therapie. Sofortige stationäre Einweisung. Dort Isolierungsgebot und symptomatische Behandlung.

Besonders zu beachten. Ansteckungsgefahr durch Schmierinfektion, besonders bei ungeimpften Ekzematikern.

2.3 Dermatomykosen

In unseren Breiten spielen vor allem Faden- und Sproßpilze eine ätiopathogenetische Rolle. Die Fadenpilzerkrankungen der Haut, der Haare und der Nägel werden zusammenfassend und ohne Rücksicht auf die Gattung des Erregers als *Tinea* bezeichnet. Von den Sproßpilzerkrankungen hat die *Candidamykose* bei uns besondere Bedeutung und verursacht im dermatologischen Bereich krankhafte Veränderungen an der Haut in den intertriginösen Bereichen, an den hautnahen Schleimhäuten und an den Nägeln.

2.3.1 Tinea

Erreger. Verschiedene Trichophyton-, Epidermophyton- und Mikrosporumarten. Eine feste Beziehung zwischen Erreger und Krankheitsbild besteht lediglich zwischen dem Erreger Microsporum furfur (Malassezia furfur) und der verursachten Tinea versicolor (Pityriasis versicolor) sowie zwischen dem Erreger Trichophyton schoenleini und der verursachten Tinea capitis favosa (Favus). Alle Arten sind *keratinophil* und befallen Hornschicht, Haare und Nägel.

Klinik. Je nach Lokalisation der Infektion und in besonderen Fällen je nach Erreger (Tinea versicolor, Tinea capitis favosa) ist die Morphologie der Tinea unterschiedlich.
Tinea corporis. Herd im Vellushaarbereich mit Befall von Hornschicht und Haaren. Durch zentrale Abheilungstendenz und zentrifugale Ausbreitung ist der Herd stets *randbetont*. Die *akute oberflächliche Form* zeigt Rötung und pityriasiforme Schuppung (aphlegmasische Variante) oder häufiger zusätzlich besonders am Rand follikuläre entzündliche Papulopusteln (phlegmasische Variante). Die *akute tiefe Form* entwickelt sich aus der oberflächlichen durch Tiefenausdehnung entlang den Haaren und erscheint als furunkuloider oder karbunkuloider entzündlicher Knoten. Die *chronische Form* (häufig perianal) manifestiert sich als pigmentierter, schuppender Fleck mit vor allem randständigen, wenig entzündlichen, häufig zerkratzten follikulären Papeln.
Tinea capitis et barbae. Herd im Terminalhaarbereich mit Befall von Hornschicht und Haaren. Zu den Symptomen der Tinea corporis kommt hier ein *herdförmiger Haarausfall* hinzu. Rötung, Schuppung und herdförmiger Haarausfall sind zusammen stets tineaverdächtig.
Tinea inguinalis et perianalis. Inguinal fast ausschließlich bei Männern, perianal bei beiden Geschlechtern. Randbetonter, erythematosquamöser Herd, mit oder ohne follikulär-entzündliche Papulopusteln am Rand.
Tinea palmoplantaris. Die akute Form manifestiert sich mit gruppierten dyshidrosiformen Bläschen und postvesikulösen Erosionen. Die chronische Form zeigt sich als diffuse erythematokeratotische, rhagadiforme Reaktion, typischerweise einseitig.

Tinea interdigitalis pedum. Die akute Form entspricht einer erosiv-mazerativen Intertrigo, die chronische zeigt erythematosquamöse Hautveränderungen.
Tinea unguium. Es wird eine von distal nach proximal fortschreitende *schwefelgelbe* Dyschromasie der Nagelplatte sichtbar, später mit subungualen Keratosen, Onycholyse und distaler Abbröckelung der Nagelplatte.
Tinea versicolor. Meist im Brust- und Rückenbereich, häufig in Zusammenhang mit verstärktem Schwitzen sieht man bis pfenniggroße, rundliche, zum Konfluieren neigende rötlich-bräunliche, auf sonnengebräunter Haut auch weißliche (versicolor!) Flecke. Eine feine pityriasiforme Schuppung wird manchmal nur nach Darüberstreichen mit der scharfen Kante eines Holzspatels sichtbar („Hobelspanphänomen").
Tinea capitis favosa. In Mitteleuropa nur noch sporadisch. Fast ausschließlich im Bereich der behaarten Kopfhaut sieht man konfluierende *Scutula* (schalenartige Verdichtungen von Myzelien und Sporen), die auf eine *atrophische Kopfhaut* aufsitzen. Eigenartiger („wie Mäuseurin") Geruch. Auch nach Abheilung wachsen in den betroffenen Arealen keine Haare mehr (narbige Alopezie).

Labor. *Vor der Behandlung* Material zum Nativpräparat *und* zur Kultur einsenden. Nur *Hornmaterial* ist zur Untersuchung geeignet, also Schuppen, Nägel und Haare. Bei dyshidrosiformen Bläschen die *Bläschendecke* (mit Hornschicht) abtragen und nicht den Bläscheninhalt untersuchen lassen. Bei Tinea versicolor Tesafilm auf die befallene Haut kleben, abreißen, auf Objektträger kleben und mikroskopisch untersuchen: Man sieht ein Fädengeflecht und traubenförmig aggregierte rundliche Sporen.

Differentialdiagnose. Während die Tinea corporis und die Tinea capitis bei Beachtung der klinischen Morphologie im allgemeinen keine diagnostischen Schwierigkeiten bereiten, sind bestimmte klinische Manifestationen der Tinea vieldeutig, weil gleichartige Morphen auch durch andere Noxen hervorgerufen werden können. Hierzu zählen die *Tinea palmoplantaris,* die gegen andere dyshidrosiforme Eruptionen (S. 146) und erythematokeratotische Palmoplantarreaktionen (S. 148) abgegrenzt werden muß, des weiteren die akute Form der *Tinea interdigitalis pedum* (gegen andere Ursachen einer mazerativ-erosiven Intertrigo, S. 150), sowie die *Tinea unguium* (gegen Nagelpsoriasis, S. 103). Bei diesen Formen ist eine mykologische Untersuchung unerläßlich, bei anderen Formen jedoch auch dringend zu empfehlen.

Therapie. Eine orale Therapie mit *Griseofulvin* ist bei allen Formen der Tinea wirksam, jedoch nur bei bestimmten Formen sinnvoll. Hierzu zählen die akute Tinea corporis profunda, die chronische Tinea corporis, die Tinea capitis et barbae, die erythematokeratotische Form der Tinea palmoplantaris, die Tinea unguium (nach Nagelextraktion) und die Tinea capitis favosa. Als absolute Kontraindikation zu einer Griseofulvintherapie gilt die Porphyria acuta intermittens, als relative andere Porphyrinstoffwechselstörungen, schwere Leberschäden und Frühgravidität.

Die *Nagelextraktion* nach kultureller Sicherung des pathogenen Fadenpilzes verkürzt die Behandlung wesentlich und ist in allen Fällen zu empfehlen, wo eine alleinige örtliche Therapie mit Antimykotika nicht zum Ziel führt und eine unter Umständen jahrelang erforderliche alleinige orale Griseofulvintherapie zwar wirksam, aber kaum zu verantworten ist.
Zur *örtlichen Behandlung* stehen zahlreiche Antimykotika zur Verfügung. Sie sind praktisch alle wirksam, aber von unterschiedlicher sensibilisierender Potenz. Modernere Wirkstoffe (z. B. Tolnaftat, Econazol, Miconazol) haben sich bis jetzt als gut verträglich erwiesen. Wenn bei Wahl des richtigen Vehikels (S. 173) die Tinea sich durch die Behandlung nicht bessert, sondern sich im Gegenteil verschlechtert und ausdehnt, so gibt es nur zwei Möglichkeiten: Entweder war die klinische Diagnose einer Tinea falsch (Kulturergebnis kann die falsche Annahme korrigieren) oder die Tinea wurde durch die örtliche Behandlung ekzematisiert (Epikutantestungen mit dem angewendeten Wirkstoff und den Vehikeln können diese Annahme bestätigen).

Kooperation. *D:* Zur Sicherung der Verdachtsdiagnose (entweder Vorstellung des Patienten oder zumindest Einsendung geeigneten Materials für Nativpräparat und Kultur), zur Nagelextraktion und bei Verdacht auf Ekzematisierung zur Epikutantestung (verwendetes Präparat mitgeben!).
Tierarzt: Zur Untersuchung von als Überträger in Frage kommenden Haustieren.
Gesundheitsamt: Bei Tinea capitis durch Microsporumarten. Hierbei besteht Meldepflicht mit der Notwendigkeit einer Umgebungsuntersuchung (z. B. Kindergärten, Schulen).

2.3.2 Candidamykose

Erreger. Candida albicans in den allermeisten Fällen. Saprophytär auch bei Gesunden vor allem in der Mundschleimhaut, in der Vaginalschleimhaut, im Magen-Darm-Trakt und sogar auf der Haut in den intertriginösen Räumen vorhanden, braucht der Erreger günstige Vermehrungsbedingungen, um klinisch manifeste Krankheitserscheinungen hervorzurufen. Hierzu zählen:
– *Änderung des ökologischen Gleichgewichts* durch *antibiotische Therapie.*
– *Abwehrschwäche,* primär vorübergehend im Säuglingsalter und bleibend bei bestimmten Immundefektsyndromen sowie sekundär im hohen Alter, bei Lymphomen und Tumorkachexien sowie bei immunsuppressiver Therapie.
– *Erhöhter Zuckergehalt* der Haut (Diabetes mellitus) und der Vaginalschleimhaut (Schwangerschaft, Ovulationshemmer).
– *Feuchte Kammer* in den natürlichen (Hautfalten) und künstlichen intertriginösen Räumen (vor allem im Windelbereich).

Klinik. Die Candidamykose zeigt je nach Manifestationsort ein unterschiedliches Bild.

Mundschleimhaut. Abwischbare weißliche Auflagerungen in Bändern, z. T. netzartig, z. T. herdförmig konfluierend.
Vaginalschleimhaut. Die weißlichen Auflagerungen ergeben zusammen mit einem entzündlichen Sekret einen weißlichen, bröckeligen, übelriechenden Ausfluß (Fluor albus).
Intertriginöse Räume. Submammär, an der Glans penis, perigenital, perianal und im Windelbereich beginnt die Candidamykose mit breitbasig aufsitzenden Pusteln, die von einem schmalen roten Hof umsäumt sind. Durch Reiben von Haut an Haut reißt die Pusteldecke schnell ein, so daß bei der Untersuchung häufig nur rundliche Erosionen zu sehen sind, die im Zentrum großflächig konfluierten. Der scharf begrenzte, polyzyklisch konfigurierte Rand der Erosion und einzelne noch intakte Pusteln sind wichtige Elemente der klinischen Diagnostik.

In den Mundwinkeln und interdigital (besonders in den Fingerzwischenräumen 3–4 sowie in den Zehenzwischenräumen) erscheint die Candidamykose als vieldeutige mazerativ-erosive, evtl. auch rhagadiforme Intertrigo.

Nägel. Der subunguale Soorpilzbefall äußerst sich als eine schmutziggrüne Verfärbung der Nagelplatte. Die Candidamykose am Nagelwall zeigt sich als chronisch-eitrige Paronychie.

Labor. Sicherung des klinischen Verdachts mittels Kultur. Als Untersuchungsmaterial können Abstriche, Eiter, Hautschuppen und Nägel eingesandt werden. Bei ausgedehnter Candidamykose und bei Rezidivneigung *Blutzucker* bestimmen.

Differentialdiagnose. Je nach Lokalisation der Candidamykose müssen andere Dermatosen mit in Betracht gezogen werden.

Mundschleimhaut. Weißliche Verfärbung an der Mundschleimhaut, netzartig oder in sich verzweigenden Linien, zeigt der Lichen ruber planus (S. 167), herdförmig die Leukoplakie (S. 110) und die Plaques opalines bei Lues im Sekundärstadium (S. 50). Im Gegensatz zur Candidamykose sind alle diese Verfärbungen *nicht abstreifbar*.

Vaginalschleimhaut. Andere Ursachen eines Vaginalfluors müssen ausgeschlossen werden, vor allem die Gonorrhö (S. 48) und die Trichomonadenkolpitis.

Intertriginöse Räume. Beachtet man die typische polyzyklische Begrenzung der Erosion bei Candidamykose, ist submammär, an der Glans penis, perigenital und perianal lediglich der Herpes simplex auszuschließen. Dagegen ist die mazerativ-erosive, rhagadiforme Intertrigo in den Mundwinkeln und interdigital vieldeutig (S. 150) und verlangt die Berücksichtigung auch anderer potentieller Noxen.

Nägel. Auch saprophytäre Schimmelpilze (besonders bei psoriatischen Nagelveränderungen) und Pyocyaneusinfekt führen zu einer schmutziggrünen Verfärbung der Nagelplatte. Eine eitrige Paronychie verursachen auch pyogene

Bakterien. Schon aus diesen Gründen ist die kulturelle Sicherung der Verdachtsdiagnose „Candidamykose" unerläßlich.

Therapie. Das candidaspezifische Antimykotikum *Nystatin* (Moronal, Candio-Hermal) ist nicht resorbierbar, daher nur örtlich wirksam. Eine perorale Verabreichung ist also nur bei Candidamykose des Magen-Darm-Trakts sinnvoll. Die Auswahl des Vehikels richtet sich nach der Lokalisation der Candidamykose. Zur Behandlung der Mundschleimhaut eignet sich die Pinselung mit Suspension, in der Vaginalschleimhaut das Einführen von Ovula, intertriginös das Auftragen von Paste oder Creme. Bei subungualer und paronychialer Infektlokalisation ist das Trockenhalten (z. B. mit Handfön) besonders wichtig, wobei versucht wird, Suspension durch Auftragen subungual und auf die Nagelplatte in Falznähe einsickern zu lassen.

Statt Nystatin eignen sich auch Pinselungen mit einer 0,5%igen wäßrigen *Pyoktanin*-Lösung in allen erreichbaren Bereichen zur Behandlung der Candidamykose. Bei Säuglingen im Windelbereich kann zusätzlich bei jedem Windelwechsel statt einer üblichen Pflegecreme ein 0,5%iges *Vioform*-Zinköl angewendet werden. Wichtig ist in allen intertriginösen Bereichen die Trennung aufeinanderliegender Hautflächen durch Mull.

Kooperation. *D:* Zur Sicherung der Verdachtsdiagnose (entweder Vorstellung des Patienten oder zumindest Einsendung geeigneten Materials zur Kultur) und zum Ausschluß anderer, ähnlich aussehender Dermatosen (s. Differentialdiagnose).

I: Zum Ausschluß einer prädiabetischen Stoffwechsellage und möglicher Ursachen einer sekundären Immunabwehrschwäche bei schwerer, ständig rezidivierender Candidamykose.

2.4 Geschlechtskrankheiten

Welche Infektionskrankheiten zu den Geschlechtskrankheiten zählen, ist gesetzlich festgelegt. Es sind die Gonorrhö (Tripper), die Lues (Syphilis), das Ulcus molle (weicher Schanker) und das Lymphogranuloma inguinale. Diese Definition ist unbefriedigend, da einerseits diese Geschlechtskrankheiten im Sinne des Gesetzes auch ohne geschlechtlichen Kontakt übertragen werden können (gonorrhoische Konjunktivitis des Neugeborenen durch Schmierinfektion im Geburtskanal erkrankter Mütter, diaplazentare Übertragung der Lues u. a.) und andererseits eine Reihe anderer Infektionskrankheiten, die nicht zu den Geschlechtskrankheiten im Sinne des Gesetzes zählen, überwiegend durch geschlechtlichen Kontakt übertragen werden (z. B. die Pediculosis pubis oder die Trichomonadenurethritis). Die Zusammenfassung aller überwiegend durch geschlechtlichen Kontakt übertragener Infektionskrankheiten in der Gruppe „sexually transmitted diseases" scheitert vorerst an der unterschiedlichen gesetzlichen Handhabung (z. B. Behandlungszwang nur bei Geschlechtskrankheiten im Sinne des Gesetzes). Bei allen Geschlechtskrankheiten im Sinne des Gesetzes besteht die Pflicht, die Zahl der in einem Quartal diagnostizierten Fälle dem Gesundheitsamt zu melden. Eine namentliche Meldung ist nur bei Unterbrechung der Behandlung oder beim Verweigern der Nennung von Kontaktpersonen erforderlich.

2.4.1 Gonorrhö (Tripper)

Erreger. Neisseria gonorrhoeae. Übertragung bei Erwachsenen fast ausschließlich durch den Geschlechtsverkehr.

Klinik. Aus praktischen Gründen können 4 Erscheinungsbilder abgegrenzt werden:
Akute Gonorrhö. 3 Tage (2–7 Tage) nach der Infektion beim Mann gelbgrüner, eitriger Ausfluß aus der Harnröhre, Schmerzen beim Wasserlassen und schmerzhafte Erektionen, bei der Frau vor allem eitriger Fluor (aus dem Zervikalkanal und aus der Harnröhre). Eine *extragenitale* Gonorrhö ist relativ selten. Bekannt sind besonders die Proctitis und die Conjunctivitis gonorrhoica. Neuerdings wurde auch eine oropharyngeale Gonorrhö beschrieben.
Unbehandelt (wegen der relativen Symptomlosigkeit sind besonders Frauen in dieser Hinsicht gefährdet) kann sich die Gonorrhö urogenital ausbreiten und sogar Fernkomplikationen verursachen.
Urogenitale Ausbreitung der Infektion per continuitatem beim Mann kann zu Urethritis posterior, Prostatitis, Spermatozystitis, Funikulitis und Epididymitis führen, bei der Frau zu Bartholinitis, Endometritis, Salpingitis, Oophoritis und Peritonitis.
Fernkomplikationen. Selten Gonokokkensepsis mit Endokarditis, Monarthritis und Mikroabszedierung in der Haut.
Chronische Gonorrhö. Unbehandelt oder unterbehandelt können in 4–6 Wochen die akuten Entzündungszeichen verschwinden. Auch der Ausfluß läßt nach und kann so minimal werden, daß beim Mann nur noch morgens vor dem Wasserlassen ein mehr schleimiger Tropfen aus der Harnröhre auspreßbar ist („Bonjour-Tropfen").

Labor. Mikroskopische Untersuchung von Abstrichmaterial, beim Mann aus der Urethra, bei der Frau aus der Urethra *und* dem Zervikalkanal und besonders bei der Frau (störende Mischflora) und bei Verdacht auf eine chronische Gonorrhö auch durch Kulturen. Mikroskopisch mit Methylenblaufärbung sind extra- und *intrazelluläre* Diplokokken sichtbar, die sich bei der Gram-Färbung als gramnegativ erweisen. Kulturell können sich ähnlich verhaltende Pseudogonokokken mittels Oxydasereaktion und Zuckervergärungsproben ausgeschlossen werden.

Wegen der äußersten Empfindlichkeit der Gonokokken gegenüber Austrocknung, Abkühlung und pH-Änderung Abstrichmaterial nicht versenden! Selbst angefertigte und gefärbte mikroskopische Präparate können dagegen zur Mitbeurteilung versandt werden. Bei der Notwendigkeit einer Kultur die Patienten selbst zur Diagnostik schicken.

Bei jeder Gonorrhö soll zum Ausschluß einer Doppelinfektion vor der Behandlung und 6 Wochen danach je eine *luesserologische Untersuchung* (S. 51) durchgeführt werden.

Differentialdiagnose. Die akute *Gonorrhö des Mannes* ist in ihrer Symptomatik unverkennbar. Die Diagnose wird durch den mikroskopischen Gonokokkennachweis im Abstrichmaterial gestützt. Die chronische Gonorrhö des Mannes ist von *unspezifischen Urethritiden* anderer Genese (vor allem Trichomonaden, Bakterien, Herpes-simplex-Virus, Mykoplasmen) klinisch nicht zu unterscheiden und erfordert umfangreiche gezielte Untersuchungen wie Trichomonadennachweis im Nativpärparat (Abstrichmaterial in einem Tropfen physiologischer Kochsalzlösung auf Objektträger verrühren, mit Deckglas bedecken und mikroskopisch Erreger suchen), kulturelle Untersuchung auf Bakterien und Mykoplasmen sowie serologischen Nachweis von Herpes-simplex-Antikörpern im Schub und 2 Wochen danach unter Beachtung der Titerbewegung. Die akute und die chronische *Gonorrhö der Frau* sind klinisch vieldeutig und erfordern in allen Fällen die gleichzeitige Untersuchung des Abstrichmaterials auf Trichomonaden und Candidaarten als die häufigsten Erreger eines Fluor vaginalis.

Therapie. Depotpenicillin i. m., beim Mann 3 Tage, bei der Frau 5 Tage täglich 1 Mill. I. E. (z. B. Megacillin). Bei Penicillinallergie oder bei der äußerst seltenen Resistenz der Gonokokken gegen Penicillin Behandlung mit Oxytetrazyklinen (z. B. Macocyn 500, 5 Tage täglich 4×500 g in 6stündigem Abstand) oder Spectinomycin (z. B. Stanilo 2,0, beim Mann einmalig 1 Ampulle i. m., bei der Frau einmalig 2 Ampullen i. m., auf beide Glutäi verteilt).

Kooperation. *D:* Zur Diagnostik und zumindest bei den chronischen und komplizierten Fällen auch zur Behandlung.

2.4.2 Lues (Syphilis)

Erreger. Treponema pallidum (Spirochaeta pallida). Ansteckung über kleine genitale oder extragenitale Hautdefekte bei Kontakt mit erregerreichen Hauterscheinungen eines Syphiliskranken, meist beim Geschlechtsverkehr. Auch eine diaplazentare (Lues connata) und hämatogene (Transfusion) Ansteckung ist möglich.

Klinik. Verlauf in 4 Stadien. Das 4. Stadium („Metalues") 10–20 Jahre nach der Infektion gehört heute in unseren Breiten zu den äußersten Seltenheiten, da selbst beim Übersehen einer luetischen Infektion die Wahrscheinlichkeit einer Antibiotikatherapie aus anderen Gründen und somit einer unbewußten Mitbehandlung der nicht erkannten Lues in dieser Zeitspanne groß ist. Nur die meist zufällig entdeckte positive Seroreaktion erinnert an diesen Vorgang. Für dieses Stadium typische Erkrankungen des zentralen Nervensystems (Tabes dorsalis, progressive Paralyse) gehören in den Fachbereich des Neurologen.

Primärstadium. Etwa 3 Wochen nach der Infektion, meist solitär, rundliches, flaches, schmerzloses, sich hart anfühlendes Ulkus (durum!). Die regionären Lymphknoten sind tastbar vergrößert, nicht druckdolent und weder mit der Haut, noch untereinander verbacken. Beim Mann ist eine Lymphangitis am Dorsum penis als „dorsaler Lymphstrang" tastbar. Spontane Rückbildung möglich.

Sekundärstadium. Beginnt etwa 9 Wochen nach der Infektion und zeigt als Ausdruck einer Generalisierung der Infektion vielfältige Morphen am ganzen Körper, die in Schüben in Erscheinung treten und sich jeweils auch spontan zurückbilden. Die wichtigsten seien kurz genannt:
- *Hautexantheme.* Zunächst makulös (Roseola syphilitica), in weiteren Schüben zunehmend infiltrierter (papulöses Syphilid) und schuppend (papulosquamöses Syphilid; s. Abb. 28). Die Papeln sind von rotbrauner Farbe und druckempfindlich („Sondenphänomen").
- *Palmoplantarsyphilide.* Schwielenartige kleinfleckige Rötung und Keratose an Handflächen und Fußsohlen („Schwielen auch außerhalb von Druckstellen").
- *Condylomata lata.* Breitbasig aufsitzende, erosiv-nässende flache Knoten vor allem perigenital und perianal.
- *Schleimhautflecke* (Plaques muqueuses). Entweder rundliche, glatte (papillenfreie) Flecke auf der Zunge (Plaques lisses) oder rundliche, weißlichopale Flecke auf der Zunge und/oder auf der Mundschleimhaut (Plaques opalines).
- *Angina specifica.* „Tonsillitis ohne Fieber", häufig einseitig.
- *Alopecia areolaris.* Kleinfleckiger Haarausfall bei sonst unauffälliger Kopfhaut, besonders im Hinterkopfbreich.
- *Polyskleradenitis.* Generalisiert bis bohnengroße, harte, indolente, miteinander und mit der Haut nicht verbackene Lymphknoten tastbar.

Tertiärstadium. Etwa 3–5 Jahre nach der Infektion treten meist isolierte luetische Infiltrate mit Zerfalltendenz an verschiedenen Organen wie Herz, Aorta (Aneurysma!), Lunge, Auge, Gehirn, Leber, Knochen u. a. in Erscheinung. An der Haut und den hautnahen Schleimhäuten werden ebenfalls umschrieben und nicht mehr kontagiös vor allem 2 Erscheinungsformen beobachtet:
- *Tuberoserpiginöses Syphilid.* An beliebiger Stelle der Haut herdförmig aggregierte braunrote Knoten mit Tendenz zur unregelmäßigen zentrifugalen

Ausbreitung („in Schlangenlinien") und zur zentralen narbigen Rückbildung Die Knoten können geschwürig zerfallen (ulzeroserpiginöses Syphilid).
- *Gumma.* An der Haut oder an den Schleimhäuten (z. B. harter Gaumen) meist solitär bis nußgroße, prallelastische (gummiartige), lividrot verfärbte Knoten mit Zerfallsneigung und Ulzeration. Dadurch Zerstörung von Haut, Knorpel und Knochen möglich.

Lues connata. Klinische Manifestationen bei der Geburt werden als Lues connata praecox, manifeste Veränderungen erst im Schulalter und später als Lues connata tarda bezeichnet.
- *Lues connata praecox.* Bei der Geburt besonders auffällig sind ein heftiger, z. T. blutiger Schnupfen (Coryza syphilitica) und palmoplantare Blasenbildung (Pemphigus syphiliticus). Die meist dystrophischen, schlecht gedeihenden Kinder können auch Krankheitsmanifestationen anderer Organe aufweisen (z. B. Pneumonia alba, interstitielle Hepatitis, Enzephalomeningitis mit Hydrozephalus, Osteochondritis u. a.). Als bleibende, besonders pathognomonische Stigmata sind die Sattelnase und die Hutchinson-Trias (Keratitis parenchymatosa, tonnenförmige Schneidezähne mit halbmondförmiger Einkerbung, Innenohrschwerhörigkeit) bekannt.
- *Lues connata tarda.* Perinatal fehlt eine klinische Symptomatik oder wird wegen Geringfügigkeit übersehen. Erst im späteren Alter entwickeln sich Veränderungen einer tertiären Lues und/oder die einer Metalues.

Lues latens seropositiva. Heute wohl eine der am häufigsten beobachteten Luesformen. Klinische Zeichen einer floriden oder früher abgelaufenen Lues fehlen, aber die luesserologische Reaktion ist positiv. Manchmal wird eine früher durchgemachte und behandelte Lues angegeben. Häufiger fehlt aber jeder Hinweis auf eine Lues, die wahrscheinlich anläßlich einer antibiotischen Behandlung aus anderen Gründen unbeabsichtigt und unerkannt mitbehandelt wurde.

Labor. *Erregernachweis* mit Dunkelfeldmikroskop im Reizserum aus erosiven oder erosiv gemachten Hauterscheinungen des Primär- oder Sekundärstadiums. Reizserum (möglichst blutfrei) wird durch mechanische (seitlicher Druck) oder chemische (mit Äther betupfen) Irritation der erosiven Fläche gewonnen und nach möglichst geringer Verdünnung mit physiologischer Kochsalzlösung sofort untersucht. Beweisend ist der Nachweis von Spirochäten, die neben Vor- und Rückwärtsbewegung sowie Drehbewegung um die Längsachse (machen alle Spirochäten!) auch eine „kleiderbügelartige" *Knickbewegung* in der Mitte zeigen (macht nur die Spirochaeta pallida).

Luesserologie in spezialisierten Laboratorien mit Titerbestimmung. Aus praktischen Gründen können dabei die luesserologischen Untersuchungen heute nach 3 Kriterien eingeteilt werden: Spezifität, Zeitpunkt der Positivität nach der Infektion und die Plazentapassage der beteiligten humoralen Antikörper.

– *Spezifität.* Für Lues spezifisch sind der Treponema-pallidum-Immobilisationstest (TPI-Test = Nelson-Test), der fluoreszierende Treponema-pallidum-Antikörpertest (FTA-Test), evtl. nach Absorption des Patientenserums mit apathogenen Spirochäten (FTA-ABS-Test) sowie der Treponemapallidum-Hämagglutinationstest (TPHA-Test). Die klassischen Seroreaktionen dagegen sind unspezifisch und können biologisch falsch-positive Seroreaktionen ergeben. Noch heute in Gebrauch sind von diesen die Wassermann-Reaktion nach Kolmer (WaR), die Meinicke-Klärungsreaktion II (MKR II), der Veneral-disease-research-laboratory-Test (VDRL-Test) und der Rapid-plasma-reagin-card-Test (RPRC-Rest). Hier gilt die Regel, daß je mehr unspezifische Tests gleichzeitig positiv ausfallen, umso wahrscheinlicher die Spezifität der Reaktion ist. Wird als Suchreaktion eine klassische Seroreaktion durchgeführt, so empfiehlt sich bei positivem Ausfall die Kontrolle der Spezifität mittels einer spezifischen Reaktion.
– *Zeitpunkt des positiven Testergebnisses nach der Infektion.* Als erster wird der TPHA-Test etwa 3–4 Wochen nach der Infektion positiv und ermöglicht so bereits im Primärstadium die serologische Bestätigung einer Verdachtsdiagnose. Die weiteren Reaktionen werden wie folgt positiv: FTA-Test 4–5 Wochen, klassische Reaktionen 5–7 Wochen und TPI-Test 9 Wochen nach der Infektion.
– *Plazentapassage* der beteiligten humoralen Antikörper. Verfügt eine Mutter über Luesantikörper, so können diese diaplazentar dem Neugeborenen weitergegeben werden; das Kind reagiert positiv insgesamt noch etwa 3–4 Monate nach der Geburt, ohne erkrankt zu sein. Da nur IgG-Antikörper die Plazenta passieren, nicht aber IgM-Antikörper, kann die Aussagekraft einer positiven Luesseroreaktion bei Neugeborenen mit Tests überprüft werden, die auf dem Nachweis von IgM-Antikörpern beruhen. Dazu gehören der FTA-Test und der MKR-II-Test. Fallen diese positiv aus, so wird angezeigt, daß die Antikörper vom Säugling selbst gebildet wurden und Ausdruck seiner syphilitischen Erkrankung sind.

Differentialdiagnose. Luetische Erscheinungen können in allen Stadien zahlreichen Dermatosen anderer Genese gleichen. Schon aus diesem Grund ist eine Zusammenarbeit mit dem Dermatologen bei jedem Verdacht auf Lues unumgänglich. Nur der Nachweis typischer Treponemata pallida im Dunkelfeldmikroskop sichert die luetische Genese einer Hauterscheinung. Demgegenüber besagt eine positive Luesserologie nur, daß sich der Organismus mit den Treponemata irgendwann auseinandergesetzt hat. Es kann vorkommen, daß der Patient früher eine Lues hatte, diese bewußt oder unbewußt behandelt wurde und er jetzt eine Dermatose aufweist, die den Luesmorphen ähnlich, jedoch anderer Genese ist (z. B. eine exanthematische Psoriasis).

Therapie. Das Mittel der Wahl ist Penicillin. Nur bei Penicillinallergie sollte Erythromycin gegeben werden. Als eine ausreichende Behandlung mit Penicil-

lin in den Stadien 1–3 gilt die Aufrechterhaltung eines wirksamen Penicillinspiegels über *4 Wochen* (z. B. täglich 1 Ampulle Megacillin i. m. oder jeden 2. Tag 1 Ampulle Depotpen i. m.). Bei Erythromycin sollte wegen der Lebertoxizität des Präparats die Behandlungsdauer 14 Tage nicht übersteigen (z. B. Neo-Erycinum-Kapseln, täglich alle 6 h 1 Kapsel). Nur bei Spätlues ist eine längerdauernde Therapie (maximal 25 Tage) indiziert. Bei der Behandlung sind noch folgende Gesichtspunkte *zu beachten:*
- Bei der ersten Penicillininjektion kann erstmalig eine bisher nicht bekannte *Penicillinallergie* manifest werden. Mittel zur Schockbehandlung sollen stets griffbereit sein. Symptome einer Penicillinallergie können auch etwa 9–11 Tage nach Beginn der Behandlung manifest werden. Deshalb nach jeder Injektion den Patienten 1 h lang in der Praxis warten lassen.
- Bei der ersten Penicillininjektion kann im Sekundärstadium eine *Jarisch-Herxheimer-Reaktion* mit Schockfragmenten und Fieber manifest werden. Im Sekundärstadium deshalb nach der ersten Spritze Patienten 5 h lang in der Praxis warten lassen und stündlich Fieber messen. Bei manifestem Sekundärstadium empfiehlt sich, vor der ersten Penicillinspritze vorbeugend Glukokortikoide zu verabreichen (z. B. Solu-Decortin-H, 25 mg i. v. und 25 mg i. m.).
- Bei Lues latens seropositiva und im Tertiärstadium vor der Behandlung eine eventuelle *kardiovaskuläre* (Aneurysma!) und neurologische Beteiligung ausschließen. Ist eine entsprechende Organbeteiligung nachgewiesen, muß der Patient zur Behandlung stationär eingewiesen werden. Dort einschleichende Behandlung zunächst mit Wismutinjektionen und mit langsam steigender Penicillindosis unter ständiger Kontrolle.
- Die Seroreaktionen bleiben in den meisten Fällen auch nach ausreichender Behandlung, mitunter lebenslang, positiv. Eine *erneute Behandlung* ist jedoch nur bei einer immer möglichen Reinfektion (deutlicher Titeranstieg in den Seroreaktionen) und bei Schwangerschaft (aus übertriebener Vorsicht, möglichst in den ersten Monaten) erforderlich.

Kooperation. *D:* Zur Sicherung der Diagnose und zumindest zur Einleitung der Behandlung.

2.4.3 Ulcus molle (weicher Schanker)

Erreger. Haemophilus ducreyi, ein Streptobazillus.

Klinik. Nach einer Inkubation von etwa 3 Tagen erscheinen am Genitale meist multiple entzündliche Papeln, die sich rasch in Pusteln umwandeln, aus denen sich schmierig belegte, schmerzhafte Ulzera mit weichen, unterminierten Rändern entwickeln. Die regionären Lymphknoten schwellen an, können einschmelzen und nach außen perforieren.

Labor. Einsendung von nekrotischem Material aus dem unterminierten Ulkusrand zum bakteriellen Nachweis des Streptobazillus. Luesserologie vor der Behandlung und 6 Wochen danach, um eine Doppelinfektion auszuschließen.

Differentialdiagnose. Das luetische *Ulcus durum* ist meist solitär, hart und indolent. *Genitalaphthen* können erhebliche differentialdiagnostische Schwierigkeiten bereiten (auch multiple, schmerzhafte Ulzera, evtl. mit regionärer Lymphknotenschwellung). Bei verdächtiger Anamnese (Geschlechtsverkehr in europäischen Hafenstädten oder in den Tropen) entscheidet letztlich der bakteriologische Befund.

Therapie. Sulfonamide, um eine eventuelle Doppelinfektion auch mit Treponema pallidum nicht zu verschleiern.

Kooperation. D: Zur Sicherung der Diagnose und zumindest zur Einleitung der Behandlung.

2.4.4 Lymphogranuloma inguinale (Lymphopathia venerea)

Erreger. Miyagawanella lymphogranulomatosis, ein großes Virus der Ornithosegruppe.

Klinik. Etwa 1–3 Wochen nach Geschlechtsverkehr entsteht zunächst am Genitalorgan eine oft übersehene kleine Erosion oder Ulzeration. Etwa 2 Wochen später regionäre Lymphknotenschwellung mit Einschmelzung und Fistelbildung.

Labor. Komplementbindungsreaktion mit dem spezifischen Antigen oder durch Kreuzreaktion mit Ornithoseantigen. Die Reaktion wird erst Wochen nach der Infektion positiv. Beweisend ist ein Titeranstieg bei Wiederholung der Reaktion nach 3 Wochen.

Differentialdiagnose. Beim *Ulcus molle* verhalten sich zwar die regionären Lymphknoten ähnlich, der Genitalbefund ist jedoch stets deutlich.

Therapie. Stationäre Einweisung. Dort Tetrazykline, täglich 1,5–2 g, über 3–4 Wochen, sowie symptomatische Behandlung der abszedierenden Lymphknotenpakete (Punktion – *nicht Inzision* – abszedierter Lymphknoten, Spülung fistelnder Abszeßhöhlen u. a.).

2.5 Parasitäre Dermatosen

Als „ausgerottet" betrachtete Parasitosen haben heute wieder aktuelle Bedeutung. Hinzu kommt von den „Urlaubsdermatosen" vor allem die Leishmaniasis cutanea.

2.5.1 Skabies (Krätze)

Erreger. Sarcoptes (Acarus) scabiei, übertragen meist bei engem körperlichen Kontakt in der Bettwärme. Daher zählt auch die Skabies zu den sexuell übertragenen Krankheiten.

Klinik. Verdachtsdiagnose besteht bei folgenden Angaben und Befunden:
- Generalisierter Juckreiz mit Paroxysmen in der Bettwärme.
- Juckreiz bei mehreren Familienmitgliedern oder bei Sexualpartnern.
- Ekzemähnliche Morphen (Papulovesikel) mit Betonung der Fingerzwischenräume, der Handgelenke, der Ellenbogenstreckseiten, der Axillarfalten, der Brustwarzen, der Nabel-Genitalregion sowie der Außenknöchelgegend.
- Fehlen der Hautveränderungen und des Juckreizes bei Erwachsenen im Gesichts- und Kopfbereich.

Die definitive Diagnose wird nur durch den Nachweis der Milben sichergestellt. Zum Nachweis geeignete Milbengänge finden sich meist in den Fingerzwischenräumen, an der Beugeseite der Handgelenke und an den Fußrändern.

Labor. Mikroskopischer Nachweis der Milbe, zu finden nur in den Milbengängen. Am einfachsten ist es, die zwei Enden des Milbengangs mit einer Lanzette abzukratzen und das gesamte Material mikroskopisch auf die Milbe abzusuchen.

Differentialdiagnose. Erkennungsschwierigkeiten bereiten nur die Sonderformen der Krätze. Dazu zählen:

Die gepflegte Krätze. Die ekzemähnlichen Hautveränderungen der Skabies wurden als „Ekzem" gedeutet und mit Glukokortikosteroiden behandelt. Es sind nur noch geringe Hautmorphen und vereinzelt beweiskräftige Milbengänge zu sehen.

Die ekzematisierte Krätze. Eine Behandlung der verkannten Skabies mit unterschiedlichen Externa führte zu einer Sensibilisierung gegenüber Bestandteilen dieser Externa. Hierbei kann durch Streuung des aufgepfropften Ekzems auch das Gesicht befallen werden.

Die impetiginisierte Krätze. Durch intensives Kratzen kam es zu einer Sekundärinfektion mit pyogenen Keimen; es wird so eine alleinige Impetigo contagiosa oder eine andere Pyodermie vorgetäuscht.

Die nodöse Form der Krätze. Besonders bei Säuglingen und Kleinkindern sieht man häufig neben den üblichen Skabieserscheinungen auch bis erbsengroße, braunrote, derbe, stark juckende Knoten mit glatter oder erosiv-krustöser Oberfläche. Ihre Gesamtheit kann ein Lymphom (S. 170) vortäuschen.

Therapie. Sicher wirksam ist eine 3tägige Behandlung mit γ-Hexachlorcyclohexan (Jacutin). Gebräuchlich ist als Antiskabiosum auch Dimethyldiphenyllendisulfid (Mitigal, Citemul). Verbleibende Hautmorphen und weiterbestehender Juckreiz nach einer sorgfältigen 3tägigen spezifischen Behandlung erfordern keine antiskabiöse, sondern eine symptomatische Nachbehandlung.

Kooperation. *D:* Zur Sicherung der Diagnose besonders bei Verdacht auf Sonderformen der Krätze und zur Epikutantestung bei ekzematisierter Krätze.

Besonders zu beachten. Eine Simultanbehandlung aller Kontaktpersonen ist unumgänglich!

2.5.2 Trombikulose (Beiß)

Erreger. Trombicula autumnalis, meist auf niederen Sträuchern. Hautveränderungen werden durch die Larvenform verursacht (gerade noch als roter Punkt mit dem Auge erkennbar).

Klinik. Plötzlicher Beginn im Spätsommer, Stunden bis Tage nach Kontakt mit verseuchten Sträuchern, heftiger Juckreiz. Schwerpunktmäßig an den Druckstellen der Unterkleidung werden strophulusartige Hautveränderungen (Seropapel) sichtbar. Erreger werden auf der Haut nicht gefunden.

Therapie. Symptomatisch innerlich Antihistaminika, örtlich Lotio alba.

2.5.3 Pediculosis capitis

Erreger. Pediculus capitis.

Klinik. Verdachtsdiagnose bei Juckreiz im Bereich der behaarten Kopfhaut, besonders bei Kindern und Jugendlichen mit ekzemähnlichen Hautveränderungen (auch im Nackenbereich), mit Kratzeffekten und mit impetiginisierten Hautveränderungen. Definitive Diagnose durch Nachweis von Läusen und/oder Nissen.

Labor. Mikroskopischer Nachweis der auch mit dem Auge sichtbaren Läuse (etwa 2–3,5 mm lang) und der an die Haare geklebten (nicht abstreifbaren) Nissen.

Therapie. Sicher wirksam gegen Läuse und Nissen ist γ-Hexachlorcyclohexan (z. B. Jacutin-Gel). Die Nissen können nach Waschen der Kopfhaut mit verdünntem Essigwasser (1 Teil 6%iger Speiseessig mit 2 Teile Wasser) mit einem engen Kamm entfernt werden.

2.5.4 Pediculosis pubis

Erreger. Pediculus pubis; Übertragung häufig durch Sexualkontakt.

Klinik. Verdachtsdiagnose bei perigenitalem Juckreiz. Die Läuse können entlang der Körperbehaarung nach oben „wandern" und bei Erwachsenen auch

die Körper- und Achselhaare, besonders bei Kindern sogar die Augenbrauen und Wimpern befallen, nicht aber die Kopfhaare.
Definitive Diagnose durch Nachweis der Läuse und/oder der Nissen.

Labor. Mikroskopischer Nachweis der ca. 2 mm langen Parasiten an der Haarbasis und der an die Haare geklebten (nicht abstreifbaren) Nissen.

Therapie. Örtlich γ-Hexachlorcyclohexan (z. B. Jacutin-Gel) tötet Läuse und Nissen. Im Augenbrauenbereich örtlich Ungt. hydrarg. flavi 3%ig. Befallene Wimpern am besten bei Lupenbetrachtung mit Pinzette von Läusen befreien und die Nissen durch Kürzen oder Epilieren der Wimpern entfernen. An anderen Stellen können die Nissen nach Waschen der behaarten Stelle mit verdünntem Essigwasser mit einem engen Kamm entfernt werden.

2.5.5 Pediculosis vestimentorum

Erreger. Pediculus vestimenti. Übertragung durch infizierte Wäsche.

Klinik. Verdachtsdiagnose bei generalisiertem Juckreiz mit flächenhaften pigmentierten und lichenifizierten Hauterscheinungen vor allem am Stamm (Folge des monatelangen Kratzens) mit zahlreichen Kratzeffekten, meist bei Verwahrlosten („Cutis vagantium"). Definitive Diagnose durch Nachweis der Läuse und/oder der Nissen an den Säumen der *schmutzigen* Unterwäsche. Häufig wird allerdings gerade vor dem Arztbesuch die Unterwäsche gewechselt und dadurch die Diagnose erschwert.

Labor. Mikroskopischer Nachweis der ca. 4 mm langen Parasiten und der Nissen auf der Wäsche (nicht auf der Haut!).

Therapie. Nach Wäschedesinfektion zunächst örtliche antiekzematöse Therapie mit Kortikoidhaltigen Salben und Nachfettung mit einer Wasser-in-Öl-Emulsion (W/Ö-Emulsion).

2.5.6 Ictus insectorum

Erreger. Unterschiedliche Insekten und Parasiten, wie Mücken, Flöhe, Wanzen, Spinnen, Bienen, Wespen u. a.

Klinik. Eine nur örtliche Reaktion spricht für eine pharmakologische Wirkung des Gifts oder des Speichels. Fernreaktionen deuten auf eine Allergie gegenüber diesen Substanzen.
Örtliche Reaktion. An der Stichstelle Rötung, Schwellung, Quaddel- und Blasenbildung mit oder ohne hämorrhagischer Note. Auch bei geringer örtlicher Reaktion ist die Stichstelle meist beim Glasspateldruck als nicht wegdrückbarer hämorrhagischer Punkt zu erkennen.

Fernreaktionen. Alle Manifestationsformen einer humoralen Allergie vom anaphylaktischen Typ (Urtikaria, Quincke-Ödem bis anaphylaktischer Schock) sind möglich (S. 61).

Therapie. Gegebenenfalls Stachel möglichst vollständig entfernen (Giftbeutel hängt am Stachel). Eventuell vorhandene Blase mit steriler Kanüle entleeren. Sonst örtliche Behandlung mit feuchten Alkoholumschlägen (Wasser und Spiritus $\overline{aa}$) oder mit Lotio alba. Die Behandlung der Fernreaktionen richtet sich nach der vorhandenen Symptomatik.

Kooperation. *D:* Zur Testung und evtl. Hyposensibilisierung bei Allergieverdacht.

2.5.7 Durch Zecken übertragene infektiöse Dermatosen

Erreger. Durch Zeckenbiß übertragene Infektionen. Diskutiert wird die Übertragung von Rickettsien und von Viren.

Klinik. An der Haut werden in Zusammenhang mit einem Zeckenbiß vor allem 3 Dermatosen beobachtet:

Erythema chronicum migrans. Ein Erythem, evtl. mit hämorrhagischer Note (Glasspatel!) an der Bißstelle, breitet sich zentrifugal aus; gleichzeitig erfolgt eine zentrale Rückbildung. Dadurch entsteht ein sich vergrößernder erythematöser Ring. Regionäre Lymphknotenschwellung möglich.

Pseudolymphom (Lymphadenosis cutis benigna, Lymphozytom). Polsterartige, blaurote bis bräunlich-rote infiltrierte Platte, meist bei Kindern, häufig am Ohrläppchen, an der Mamille und im Skrotalbereich.

Acrodermatitis chronica atrophicans. Meist *an einer* Extremität. An den Unterarmen ist eine Bevorzugung der Ulnarseite typisch („Ulnarstreifen"). Initial flächenhaftes rotviolettes Erythem mit ödematöser Schwellung. Bei längerem Bestand bildet sich das Ödem zurück und die Haut wird atrophisch. Man sieht eine flächenhafte blaurote Atrophie mit Durchschimmern größerer venöser Gefäße (Abb. 33).

Labor. Zur Sicherung der klinischen Verdachtsdiagnose ist beim Pseudolymphom und bei der Acrodermatitis chronica atrophicans eine PE empfehlenswert.

Differentialdiagnose.

Das Erythema chronicum migrans besteht aus einem einzigen Herd mit anulärem Erythem ohne Schuppung. Das Erythema anulare centrifugum (S. 165) weist dagegen multiple kleinere anuläre Eytheme mit halskrausenartiger Randschuppung auf.

Das Pseudolymphom kann klinisch *und* histologisch einem solitären echten Lymphom (S. 170) sehr ähnlich sein. Die Zeckenbißanamnese und das Ansprechen auf eine Penicillintherapie sind für das Pseudolymphom beweisend.

Die Acrodermatitis chronica atrophicans kann besonders im initialen entzündlich-ödematösen Stadium mit einer Perniose (S. 90) oder mit einer funktionellen Akrozyanose verwechselt werden. Ein gemeinsames Auftreten von flächenhafter Zyanose und Atrophie, die Asymmetrie und die geringe Abhängigkeit von der Außentemperatur sprechen für eine Acrodermatitis chronica atrophicans.

Therapie. Bei allen 3 durch Zecken übertragenen infektiösen Dermatosen hat sich eine Behandlung mit Penicillin bewährt. Bei Erythema chronicum migrans und bei der Acrodermatitis chronica atrophicans im entzündlich-ödematösen Stadium genügt im allgemeinen eine 14tägige Behandlung mit Tagesdosen um 1 Mill. I. E. Penicillin. Beim Pseudolymphom ist manchmal erst eine mehrwöchige Penicillinbehandlung in der gleichen Dosierung erfolgreich. Die Acrodermatitis chronica atrophicans im atrophischen Stadium ist therapeutisch nicht mehr beeinflußbar.

Kooperation. *D:* Zur Sicherung der klinischen Verdachtsdiagnose und zur Durchführung einer PE.

N: Bei unklarem Fieber, Kopfschmerzen und Symptomen von Seiten des zentralen Nervensystems im Zusammenhang mit Zeckenbiß, da eine so übertragene Arbovirusenzephalitis möglich ist.

2.5.8 Leishmaniasis cutanea (Orientbeule)

Erreger. Leishmania tropica, übertragen durch Stiche von Sandfliegen (Phlebotomen), heimisch vor allem im Mittelmeerraum und am Persischen Golf.

Klinik. Meist an unbedeckten Stellen, besonders im Gesicht und an den Extremitäten, entsteht zunächst ein entzündlicher Knoten, der im Zentrum ulzerös zerfällt. Spontanheilung mit Narbenbildung nach mehreren Monaten möglich.

Labor. Vom Geschwürrand infiltriertes Hautmaterial abschaben, auf Objektträger ausstreichen und nach Giemsa färben. Typisch sind Leishmaniakörperchen intrazellulär in großen Histiozyten.

Differentialdiagnose. Eine gewöhnliche, durch pyogene Keime superinfizierte Stichreaktion heilt durch eine örtliche antibiotische Behandlung im allgemeinen rasch ab. Bei Therapieresistenz im Zusammenhang mit einem Aufenthalt in den endemischen Gebieten Verdacht auf kutane Leishmaniose.

Therapie. Kleinere Herde nach Möglichkeit exzidieren. Bei ausgedehnteren Herden örtlich mehrmalige Vereisung (CO_2-Aceton-Schnee) in wöchentlichem Abstand und per os Metronidazol (z. B. Clont). Auch Injektionen mit einem fünfwertigen Antimonpräparat (z. B. Glucantim) oder mit einem Depotantimalariamittel (z. B. Camolar) werden empfohlen.

Kooperation. *D:* Zur Bestätigung der Verdachtsdiagnose durch Erregernachweis und zur Durchführung der örtlichen Behandlung.

3 Allergisch bedingte Dermatosen

Das Immunsystem des menschlichen Organismus lernt während der embryonalen Entwicklung alle ihm zugänglichen Moleküle („immunologisch kontrollierter Raum") kennen und verliert die Eigenschaft, gegen diese zu reagieren (Selbsterkennungshypothese von Burnet). Es bildet sich eine *Toleranz* gegen alle eigenen Moleküle aus dem immunologisch kontrollierten Raum. Diese Erkenntnis wird in spezialisierten Zellen („Erinnerungszellen") festgehalten und normalerweise ein Leben lang erhalten. Daraus folgt, daß alle nicht als eigen erkannten Moleküle (Antigene) vom Immunsystem als fremd empfunden werden und eine Abwehrreaktion auslösen. Die Antigene gehören gewöhnlich nicht dem eigenen Organismus an (Heteroantigene). Gelegentlich reagiert jedoch das Immunsystem auch gegen eigene, in der embryonalen Phase nicht erkannte oder später veränderte Moleküle (Autoantigene). Die vom Immunsystem gebildeten Abwehrkörper (Antikörper) sind entweder Eiweißmoleküle des Blutserums (Immunglobuline) oder spezialisierte Lymphozyten (Immunozyten).

Wird nun ein Antigen vom Immunsystem als fremd erkannt, so wird auch diese Erkenntnis durch die Erinnerungszellen registriert und lebenslang festgehalten. Das Immunsystem bleibt für immer sensibel gegen dieses Antigen. Gleichzeitig wird die Antikörperbildung in Gang gesetzt. Die gebildeten Antikörper treffen mit dem eingedrungenen Antigen zusammen (Antigen-Antikörper-Reaktion). Dabei können Antigene „unschädlich" gemacht werden (Immunität), oder auch neue Erkrankungen entstehen (Allergie).

Bestimmende Faktoren einer allergischen Reaktion sind die Art der beteiligten Antikörper (humoral oder zellulär), die Klasse der reagierenden Immunglobuline (Immunglobulin G, A, M, E), der Ort der maximalen Konzentration des Antigens im Gewebe und die bei der Antigen-Antikörper-Reaktion freiwerdenden Mediatoren, die letztlich für die klinische Manifestation der allergischen Reaktion verantwortlich sind. Die von den Mediatoren in erster Linie betroffenen Gewebsanteile werden als *Schockorgan* bezeichnet. Unter Berücksichtigung dieser Kriterien werden nach Gell und Coombs 4 allergische Reaktionstypen abgegrenzt: Die humoralen Allergien vom anaphylaktischen, zytotoxischen und Arthus-Typ und die zelluläre Allergie. Was die Dermatosen durch zelluläre Allergie betrifft, so ist es von Vorteil, zwischen Ekzem- und Tuberkulintyp zu unterscheiden.

Die Haut ist ein bevorzugtes Manifestationsorgan allergischer Phänomene. Je nach Herkunft des verantwortlichen Antigens können dabei hetero- und autoallergische Dermatosen in Erscheinung treten.

3.1 Heteroallergische Dermatosen

Eine Vielzahl von Antigenen aus der Umwelt (Fremdeiweiß, Mikrobenantigene, Nahrungsmittelzusätze, Medikamente, einfache chemische Stoffe des Alltags und des Berufslebens usw.), aber auch aus dem eigenen Organismus (Tumorantigene) können allergische Dermatosen hervorrufen. Es gibt dabei keine antigenspezifischen allergischen Dermatosen: Das gleiche Antigen kann verschiedene Dermatosen hervorrufen, und die gleiche Dermatose kann durch verschiedene Antigene ausgelöst werden.

3.1.1 Urtikaria

Reaktionstyp. Humorale Allergie vom anaphylaktischen Typ. Schockorgan ist das kutanvaskuläre System.

Pathomechanismus. IgE-Antikörper sind an die Zellwand von perivaskulär liegenden Gewebsmastzellen fixiert. Bei Bindung des spezifischen Antigens wird Histamin aus den Mastzellgranula frei und erweitert die Gefäße der Dermis (Rötung).
Dadurch wird das Austreten von Blutserum in den perivaskulären Raum erleichtert und so die Hautoberfläche beetartig hochgedrückt (Quaddel). Der allergisch-entzündliche Reiz führt gleichzeitig zu Juckreiz. Die Flüchtigkeit der einzelnen Quaddeln erklärt sich durch den schnellen Abbau des Histamins im Gewebe.

Antigene. Die wichtigsten Antigene, die eine allergische Urtikaria hervorrufen, sind *Medikamente* (Penicillin, jodhaltige Kontrastmittel u. a.), *Fremdeiweiß* (tierisches Eiweiß als Nahrungsmittel, wie Eier, Fische, Krebse; tierisches Eiweiß als Therapeutikum wie Tetanusantiserum; Wurmeiweiß durch Resorption zerfallender Wurmkörper aus dem Darm; Tumoreiweiß bei Zerfall maligner Tumoren; Insektengift, vor allem proteolytische Enzyme als Giftbestandteil) und *Bakterienantigene* („Fokus").

Klinik. Plötzliche exanthematische Aussaat beetartig erhabener juckender Quaddeln. Die Quaddeln sind einheitlich rot, oder weiß in der Mitte und rot am Rand (das ausgetretene Serum komprimiert sekundär das zentrale Gefäß). Die einzelnen Quaddeln bilden sich meist schnell zurück. Neue Quaddeln treten auch im akuten Schub noch Tage lang am gleichen Ort oder an vorher nicht befallenen Hautstellen auf. Bei chronisch rezidivierender (jeden Tag Quaddeln) und chronischer intermittierender Urtikaria (quaddelfreie Intervalle) können über Monate, sogar Jahre immer wieder neue Schübe erscheinen.

Labor. Nach Abklingen des akuten Schubs oder im schubfreien Intervall *Intrakutantestung* mit den in Frage kommenden Antigenen. Allerdings kommen falsch-negative Ergebnisse besonders bei der Intrakutantestung mit Medikamenten vor, wenn nämlich ein Medikament erst durch Metabolisierung im Organismus zum Antigen wird. Notfalls *Expositionstest, nur unter stationären Bedingungen!*
Bei Kindern sollte bei jeder Urtikaria ein *Wurmbefall* ausgeschlossen werden.

Differentialdiagnose. Das Erkennen der Ursache einer urtikariellen Reaktion wird durch die Existenz einer Reihe *nicht-allergischer Pathomechanismen* kompliziert. Auch hierbei spielt das freie Histamin im Gewebe die zentrale Rolle. Lediglich die Art, wie das Histamin in den perivaskulären Raum gelangt, ist unterschiedlich.
Exogen kann Histamin als Bestandteil von Insektengiften (Flöhe, Wanzen, Bienen, Wespen u. a.) durch Stich in die Haut gelangen. Mit dem Glasspatel läßt sich dann im Zentrum der Quaddel oft ein nicht wegdrückbarer hämorrhagischer Punkt (Stichstelle) nachweisen. Die Quaddeln durch Insektenstiche haben häufiger eine hämorrhagische Note und können bullös werden.
Endogenes Histamin kann nicht-allergisch bei Prädisponierten aus den Granula der Mastzellen durch physikalische (Kälte, Wärme, Licht, Druck) und chemische Reize (Schweiß; histaminfreisetzende Medikamente wie Morphin, Kodein, Chlorpromazine, Tubocurarine, Apresoline, Thiamine, Quinidine und Dextran; histaminfreisetzende Lebensmittelzusätze, wie Antioxydanzien, Konservierungsmittel, Farbstoffe, Süß- und Bitterstoffe) ausgelöst werden.

Therapie. Je nach Schwere der Urtikaria werden bei einer Soforttherapie in der Reihenfolge der Wirkungsstärke verabreicht:
– Glukokortikosteroide i. v. (z. B. 1 Ampulle Solu-Decortin-H 50 mg), oder
– Antihistaminika (z. B. 1 Ampulle Tavegil i. v.), oder
– Kalzium i. v. (z. B. 1 Ampulle Calcium-Sandoz 10% oder Sandosten-Calcium). Bei digitalisierten Patienten ist Kalzium kontraindiziert!
Bei chronisch-rezidivierender Urtikaria ist oft eine Langzeittherapie mit Antihistaminika erforderlich.

Kooperation. *D:* Zur Intrakutantestung, zur Abklärung einer nichtallergischen Ursache und evtl. stationär zum Expositionstest.
I: Zur Tumorsuche bei chronisch-rezidivierender Urtikaria älterer Patienten.
HNO und *Z:* Zur Fokus-Suche bei chronisch-rezidivierender Urtikaria.

Besonders zu beachten. Bei akuter allergischer Urtikaria ist immer auch mit Glottisödem zu rechnen. Bei geringsten Anzeichen („Kratzen im Hals", Hustenreiz, Luftnot) sollten hohe Glukokortikosteroiddosen i. v. verabreicht und der Patient sofort stationär eingewiesen werden.

3.1.2 Quincke-Ödem

Reaktionstyp. Humorale Allergie vom anaphylaktischen Typ. Schockorgane sind die Gefäße der Subkutis und der Submukosa.

Pathomechanismus. Wie bei der allergischen Urtikaria (S. 61). Durch die tieferliegenden größeren Gefäße ist die Rötung geringer, statt einer Quaddel entsteht eine teigig-ödematöse Schwellung und subjektiv überwiegt ein Spannungsgefühl.

Antigene. Wie bei der allergischen Urtikaria (S. 61).

Klinik. Plötzliche teigig-ödematöse Schwellung der Haut (häufig im Gelenksbereich, an den Augenlidern und am Genitale) und/oder an den Schleimhäuten (Lippen, Zunge, Epiglottis und Glottis). Am männlichen Genitale dadurch Phimose bzw. Paraphimose möglich. Bei Befall von Zunge, Epiglottis oder Glottis Atemnot mit Erstickungsgefahr!

Labor. Wie bei der allergischen Urtikaria (S. 62).

Differentialdiagnose. Ein seltenes, nichtallergisches Quincke-Ödem beruht auf dem hereditären Fehlen eines Inhibitors der C_1-Esterase im Komplementsystem. Verdacht besteht bei Rezidiven seit früher Kindheit mit familiärer Häufung des Quincke-Ödems. Klärung nur in Zusammenarbeit mit spezialisierten Labors möglich.

Therapie. Die Sofortmaßnahmen sind von der *Lokalisation* des Quincke-Ödems abhängig:
Glottisödem. Zunächst Noradrenalin (z. B. Arterenol, 1 ml i. v., intralingual oder subkutan), gefolgt von hohen Dosen injizierbarer Glukokortikosteroide (z. B. Solu-Decortin-H, mindestens 250 mg i. v.). Bei Nichtansprechen auf Noradrenalin und Glukokortikosteroide sind bei weiterbestehender akuter Atemnot die Intubation und als letzter Ausweg ein Luftröhrenschnitt indiziert.
Ödem der Epiglottis und der Zunge. Wenn noch keine akute Atemnot besteht, kann zunächst auf Noradrenalin verzichtet werden. Es werden Glukokortikosteroide in hohen Dosen verabreicht.
Akute allergische Paraphimose. Hochdosiert Glukokortikosteroide, dann Versuch einer unblutigen Reposition nach manuellem Auspressen des Ödems durch zunehmenden Druck.
Andere Lokalisationen. Wie bei der akuten allergischen Urtikaria (S. 62).

Kooperation. Wie bei der Urtikaria (S. 62).

Besonders zu beachten. Nach Beseitigung der Lebensgefahr bei Quincke-Ödem des Respirationstrakts sofortige stationäre Einweisung zur weiteren Behandlung und Klärung unbedingt erforderlich.

3.1.3 Allergisch-thrombozytopenische Purpura

Reaktionstyp. Humorale Allergie vom zytotoxischen Typ. Schockorgane sind die Thrombozytenmembranen.

Pathomechanismus. An die Zellmembran von Thrombozyten adsorbierte Antigene bilden zusammen mit dem spezifischen humoralen Antikörper der Klasse G oder M und mit Komplement den Immunkomplex. Das dabei aktivierte Komplement führt zu Thrombozytolyse und somit zu Thrombopenie. Die sichtbare Folge auf der Haut ist eine Purpura.

Antigene. Meist Medikamente, wie Chinin, Chinidin, Natriumsalizylat, Sulfonamide, Phenylbutazon, Phenazetin, Phenolphthalein und Goldsalze. Chinin auch als Bitterstoff in verschiedenen Erfrischungsgetränken wie Tonic Water u. a.

Klinik. Mit Bevorzugung der abhängigen Körperpartien treten disseminiert, zum Teil auch konfluierend punktförmige (Petechien) und größere (Ekchymosen) mit Glasspatel nicht wegdrückbare rote Flecke auf (Abb. 6). Die Flecke bleiben *im Hautniveau*.

Labor. Zählung der Thrombozyten und In-vitro-Tests mit dem medikamentenhaltigen Patientenserum in spezialisierten Laboratorien.

Differentialdiagnose. Während die thrombopenische Purpura hämorrhagische Flecke im Hautniveau verursacht, sind bei der *Vasculitis allergica* (s. unten) hämorrhagische Knötchen, Blasen oder Nekrosen nachweisbar.

Therapie. Stationäre Einweisung zur Ursachenklärung. Dort initial mittlere Steroiddosen (z. B. 2 × 50 mg Solu-Decortin-H) in Kombination mit gefäßabdichtenden Medikamenten (z. B. Calcium-Rutinion).

Kooperation. *D:* Zur Abgrenzung gegenüber einer Vasculitis allergica.
I: Zum Ausschluß anderer Ursachen einer Thrombopenie.

3.1.4 Vasculitis allergica

Reaktionstyp. Humorale Allergie von Arthus-Typ. Schockorgane sind die Gefäßwände, vor allem in der Haut, in den Schleimhäuten und serösen Häuten.

Pathomechanismus. Immunkomplexe aus Immunglobulinen der Klasse G, Antigen und Komplement lagern sich an die Gefäßwand. Das dabei aktivierte Komplement bewirkt eine Leukozytotaxie- und -klasie. Aus den angelockten Leukozyten werden so lysosomale Enzyme (Lysozyme) frei, die als Mediatoren die betroffenen Gefäßwände schädigen. Die Folgen sind ein Austreten von Erythrozyten (hämorrhagische Papel) und bei massiver Erythrozytendiapedese auch hämorrhagische Blasenbildung. Werden größere Gefäße entscheidend geschädigt, so wird das Versorgungsgebiet nekrotisch. Durch Abstoßung der Nekrose entstehen schließlich Ulzera.

Antigene. Besonders bei Jugendlichen und jungen Erwachsenen *Bakterienantigene*, besonders Streptokokken (postanginös!). Bei älteren Patienten muß auch an die Auslösung durch *Tumorantigene* (Tumorsuche!) gedacht werden. In allen Altersstufen spielen *Medikamentenantigene* (vor allem Barbiturate, jodhaltige Medikamente und Kontrastmittel, Sulfonamide und Phenylbutazon) eine auslösende Rolle.

Klinik. Je nach Ort, Anzahl und Ausmaß der Morphen werden 3 klinische Varianten unterschieden.

Typ Purpura rheumatica (Schoenlein-Henoch). Exanthem aus *hämorrhagischen Papeln,* in schweren Fällen auch mit hämorrhagischen Blasen und Nekrosen, symmetrisch, bevorzugt an den Streckseiten der Extremitäten (Abb. 35). Bei Befall der Darmwand auch *kolikartige Schmerzen* im Mittelbauch und blutig-schleimige *Diarrhöen*. Bei periartikulären Blutungen auch *arthritische Beschwerden* („rheumatica"!).

Typ Pyoderma gangraenosum. Meist im Bereich der Unterschenkel an umschriebener Stelle tritt plötzlich eine bis handflächengroße, scharf begrenzte, unregelmäßig konfigurierte hämorrhagische Nekrose in Erscheinung. Die Haut verfärbt sich dabei düsterrot bis schwarz; die unmittelbare Umgebung ist meist entzündlich gerötet. Nach Abstoßung des nekrotischen Gewebes entsteht ein wie ausgestanzt wirkendes Ulkus mit schmierig belegtem Grund.

Papulonekrotischer Typ. Bevorzugt im Gesicht und an den Akren erscheinen bis linsengroße rote bis rötlich-braune Papeln mit zentraler nekrotischer Delle. Abheilung mit Narbe. Durch den schubweisen Verlauf liegen oft frische Papeln und varioliforme Narben nebeneinander.

Labor. Ein erhöhter *Antistreptolysintiter* kann Hinweise auf eine postanginöse Genese liefern. Bei Verdacht auf medikamentöse Auslösung stehen zur Zeit nur der Karenz- und Expositionstest mit allen Mängeln und Gefahren zur Verfügung. Aus differentialdiagnostischen Gründen ist eine PE empfehlenswert.

Differentialdiagnose. Je nach vorherrschender Erscheinungsform müssen jeweils andere Dermatosen mit in Erwägung gezogen werden.

Typ Purpura rheumatica. Ein Exanthem aus flachen hämorrhagischen Papeln erinnert an die *thrombozytopenische Purpura* (S. 64). Letztere verursacht allerdings nur hämorrhagische Flecke *im Hautniveau* und keine palpatorisch faßbaren Papeln. Bei größeren hämorrhagischen Knoten und vor allem bei disseminierten Hautnekrosen ist eine *Periarteriitis nodosa* vor allem histologisch abzugrenzen.

Typ Pyoderma gangraenosum. Alle anderen *Dermatosen, die mit umschriebener Hautnekrose* einhergehen können (S. 29), kommen differentialdiagnostisch

in Betracht. Als Zeichen der Vasculitis allergica kann das Fehlen von Allgemeinsymptomen (Fieber, Schüttelfrost), von subjektiven Symptomen (Schmerz) und regionären Lymphknotenschwellungen gewertet werden.
Papulonekrotischer Typ. Eine Unterscheidung vom sehr ähnlichen *papulonekrotischen Tuberkulid* geschieht am besten histologisch.

Therapie. Stationäre Einweisung. Dort Ursachenforschung und immunsuppressive Therapie unter Antibiotikaschutz bei symptomatischer örtlicher Behandlung.

Kooperation. *D:* Zur Sicherung der Diagnose, evtl. auch durch PE.
I: Zur Tumorsuche besonders bei älteren Patienten.

3.1.5 Serumkrankheit

Reaktionstyp. Humorale Allergie vom Arthus-Typ. Schockorgane sind vor allem die Gefäße der Dermis.

Pathomechanismus. Frei zirkulierende Antikörper der IgG-Klasse treffen in und um die Gefäße auf das lösliche Antigen im Überschuß, fallen zu unlöslichen Komplexen und Aggregaten aus und binden Komplement. Aus den durch aktiviertes Komplement angelockten und zerstörten Leukozyten werden Lysozyme frei, die ihrerseits Gefäß- und Gewebeschäden verursachen. Die Besonderheit der Serumkrankheit besteht darin, daß zunächst aus einem Antigendepot über mehrere Tage kontinuierlich Antigene abgegeben werden. Diese sind dann sowohl für die Sensibilisierung als auch einige Tage später für die Auslösung der Antigen-Antikörper-Reaktion verantwortlich.

Antigene. Fremdeiweißinjektionen mit verzögerter Resorption, insbesondere Tetanusantiserum, aber auch Medikamente, wie Depotpenicilline. Gelegentlich auch Salizylate, Barbiturate, Sulfonamide und Insulin.

Klinik. Meist 8–12 Tage nach der Injektion (nur bei bestehender Sensibilisierung auch früher) zunächst Veränderungen am Injektionsort, dann Allgemeinsymptomatik. *Am Injektionsort* entsteht eine flächenhafte, bretthartige Rötung und Schwellung, die hämorrhagisch-nekrotisch werden kann. Als *Allgemeinsymptome* werden Fieber, disseminierte urtikarielle, morbilli- oder skarlatiniforme Exantheme, schmerzhafte Gelenkschwellungen, generalisierte Lymphknotenvergrößerungen und evtl. Schocksymptome registriert.

Labor. Im *Blutbild* ist meist eine Leukopenie (!) mit Eosinophilie feststellbar. Die *Intrakutantestung* mit dem vermuteten Antigen liefert eine positive Sofortreaktion (Quaddel in 20 Minuten). Allerdings hat die Testung nur bei positivem Ergebnis eine sichere Aussagekraft.

Differentialdiagnose. Die Hauptreaktion *am Injektionsort* kann zu Beginn ein *Erysipel* (S. 33), ein *Erythema chronicum migrans* (S. 58) und einen *Spritzenabszeß* vortäuschen. Diese werden allerdings nicht von der für die Serumkrankheit typischen Allgemeinsymptomatik gefolgt. Die Differentialdiagnose des generalisierten Exanthems richtet sich nach der vorherrschenden Erscheinungsform. Zu unterscheiden sind unkomplizierte urtikarielle, morbilliforme oder skarlatiniforme Exantheme.

Therapie. Nur bei bedrohlichen Schockfragmenten Noradrenalin (Arterenol) i. v. als Injektion oder Dauertropf. Sonst Glukokortikosteroide i. v. und/oder i. m., mindestens entsprechend 50 mg Prednisolon (z. B. Solu-Decortin-H 50 mg). Nach der Notversorgung *sofortige stationäre Einweisung* unbedingt erforderlich, da durch Antigenreste (Depot!) jederzeit neue Schübe ausgelöst werden können. Zur symptomatischen örtlichen Behandlung des Exanthems genügt oft das Auftragen von Lotio alba.

Kooperation. *D:* Zur Testung nach Abklingen der Symptomatik.

3.1.6 Morbilli-, skarlatini- und rubeoliforme Arzneiexantheme

Reaktionstyp. Zelluläre Allergie vom Tuberkulintyp.
Schockorgane sind die Gefäße in der oberen Dermis.

Pathomechanismus. Zum perivaskulär in der oberen Dermis befindlichen Antigen gelangen durch die Gefäßwand Immunozyten und aus dem Gewebe Histiozyten (Knötchen). Durch die spezifische Bindung von Antigen und Antikörper werden vor allem gefäßwirksame Lymphokine frei und erweitern die Gefäße (Rötung). Durch die aufgelockerten Gefäßwände treten Serum und bei schweren Gefäßschäden auch Erythrozyten in den perivaskulären Raum über. Je nach Dichte der betroffenen Gefäße und Bedeutung des perivaskulären Ödems und Infiltrats entstehen klinisch unterschiedliche makulöse und makulopapulöse Hautveränderungen, die weitgehend den infektiösen Exanthemen bei Masern, Scharlach und Röteln entsprechen.

Antigene. Verschiedene Medikamente, besonders Ampicilline, aber auch andere Penicilline, Sulfonamide, Chloramphenicol, Phenylbutazone, Barbiturate, Nitrofurane, Hydantoine, Salizylate, Chlorpromazine, Indomethazin, Meprobamat u. a.

Klinik. Meist 8–12 Tage nach Beginn einer medikamentösen Therapie (bei Vorsensibilisierung schon nach 2–3 Tagen) generalisiertes morbilli-, skarlatini- oder rubeoliformes Exanthem; Besonderheit ist eine Betonung der Streckseiten der Extremitäten und eine relativ häufige hämorrhagische Note in den abhängigen Hautpartien. Der Juckreiz ist – wenn überhaupt – nur mäßig.

Labor. Bei rubeoliformen Arzneiexanthemen besonders in der Schwangerschaft serologische Bestimmung des *Rötelnantikörpertiters* am Tag der Untersuchung und 8 Tage danach zum sicheren Ausschluß der echten infektiösen Rubeola. Die Intrakutantestung mit dem Medikamentenantigen ist nur bei positivem Ergebnis beweiskräftig. Bei wichtigen Indikationen kann ein Expositionstest unter stationären Bedingungen den Zusammenhang beweisen.

Differentialdiagnose. Durch genaue Erhebung der Anamnese und des klinischen Befunds können die Arzneiexantheme von den *Infektionskrankheiten des Kindesalters* unterschieden werden. Die wichtigsten Kriterien sind:
- Das *Alter* des Patienten: Bei Erwachsenen ist eine Arzneibedingtheit wahrscheinlicher.
- Die *epidemiologische Lage:* Epidemie in der Umgebung spricht für Infektionskrankheit.
- Sichere *Angaben über bereits durchgemachte Infektionskrankheiten* des Kindesalters können die Entscheidung erleichtern.
- *Fieber* kann ein Arzneiexanthem begleiten, spricht aber mehr für Infektion, besonders bei charakteristischem Verlauf (z. B. doppelgipfelig bei Masern).
- *Krankheitstypische Symptome,* wie Koplik-Flecke bei Masern, Himbeerzunge bei Scharlach und retroaurikuläre Lymphknotenschwellung bei Röteln tragen entscheidend zur Differentialdiagnose bei.
- *Beachtung der zeitlichen Beziehungen* zwischen Einnahme eines Medikaments und Auftreten des Exanthems (S. 67).

Therapie. Stationäre Einweisung. Dort in schweren Fällen kurze Stoßbehandlung mit Glukokortikosteroiden in schnell abnehmender Dosierung (z. B. Urbason per os, am 1. Tag 40 mg, dann täglich 8 mg weniger). Die örtliche Behandlung kann sich auf das Auftragen von Lotio alba beschränken, evtl. kombiniert mit einer Steroidcreme (z. B. Volonimat-Creme unterlegen und Lotio alba darüberstreichen).

Kooperation. *D:* Zur Testung nach Abheilung des Exanthems.

Besonders zu beachten. Bei Unkenntnis des verursachenden Medikaments sollen zunächst alle nicht lebensnotwendigen Medikamente abgesetzt, später durch chemisch andersartige Medikamente ersetzt werden.

3.1.7 Purpura chronica progressiva

Reaktionstyp. Letztlich ungeklärt. Am wahrscheinlichsten erscheint eine zelluläre Allergie vom Tuberkulintyp. Schockorgane sind die Kapillaren im Stratum papillare.

Pathomechanismus. Erythrozytenextravasate aus (allergisch?) entzündlich erweiterten Kapillaren.

Antigene. Fast ausschließlich bromhaltige Carbamide, wie Carbromal und Bromural, in der *Roten Liste* als Hypnotika mit Ureidgehalt geführt.

Klinik. Beginn fast immer an den Unterschenkeln. Von dort Ausbreitung auf die Oberschenkel- und Gesäßhaut möglich. Es erscheinen dicht disseminiert, z. T. fleckig konfluierend zunächst hellrote, später durch Umwandlung des Hämoglobins im Gewebe in Hämosiderin hellbraune kleinste petechiale Blutungen (mit Glasspatel nicht wegdrückbar).

Labor. Ein positiv verlaufender Karenz- oder Expositionstest besitzt die größte Beweiskraft.

Therapie. Nach Absetzen der verursachenden Hypnotika ist eine langsame spontane Abblassung zu erwarten. Die Resorption kann durch heparinoidhaltige Salben (z. B. Hirudoid- oder Lasonil-Salbe) gefördert werden. Zu Beginn der Behandlung empfiehlt sich auch die kurzfristige Kombination mit glukokortikosteroidhaltigen Salben.

3.1.8 Fixes Arzneiexanthem

Reaktionstyp. Zelluläre Allergie vom Tuberkulintyp. Schockorgane sind die Gefäße der Dermis und der Schleimhäute.

Pathomechanismus. Beim Zusammentreffen von im Gewebe fixierten Antikörpern mit dem zirkulierenden Antigen werden Lymphokine frei. Diese erweitern die Gefäße (Rötung) und erleichtern so den Austritt von Serum (Ödem bis subepidermale Blase) und von Erythrozyten (hämorrhagische Note) in den perivaskulären Raum.

Antigene. Häufig Pyrazolone, Barbiturate und Phenolphthaleine, aber auch viele andere Medikamente.

Klinik. Meist ein Herd, gelegentlich einige wenige Herde. Bevorzugte Lokalisationen sind die Hände sowie die Mund- und Genitalschleimhaut. *Der erste Schub* zeichnet sich durch ein scharf begrenztes, düsterrotes Erythem, oft mit zentraler Blasenbildung aus (Abb. 9). An den Schleimhäuten imponiert eine rundliche Erosion (geplatzte Blase). *Rezidive* treten immer wieder an den gleichen Haut- oder Schleimhautstellen auf, wobei der Fleck immer mehr eine bräunliche Farbe annimmt (Hämosiderin durch Umwandlung des Hämoglobins), die auch zwischen den Schüben persistiert.

Labor. Der sicherste Beweis bleibt die Angabe des Patienten, daß innerhalb von 48 h nach Einnahme eines bestimmten Medikaments an der bei ihm üblichen Stelle die Reaktion aufflammt. Notfalls perorale Exposition. Die perkutane Testung mit dem vermuteten Antigen in loco ist nur bei positivem Ergebnis beweisend.

Differentialdiagnose. Schwierig nur bei Lokalisation an den Schleimhäuten, wobei alle blasenbildenden Dermatosen mit Schleimhautlokalisation, wie *Pem-*

phigus vulgaris (S. 82) und *Erythema exsudativum multiforme* (s. unten) in der Mundschleimhaut sowie *Herpes genitalis* (S. 38) und *Candidamykose* (S. 45) an der Genitalschleimhaut mit in Betracht kommen.

Therapie. Symptomatische örtliche Behandlung: Blasendecke abtragen, danach kalte feuchte Umschläge (z. B. mit Chinosol 1:1000), in der Mundschleimhaut Spülung (z. B. mit Kamillosan flüssig) verordnen.

Kooperation. *D:* Zur Sicherung der Diagnose und zur Testung in loco nach Abklingen des Schubs.

3.1.9 Erythema exsudativum multiforme

Reaktionstyp. Zelluläre Allergie vom Tuberkulintyp. Schockorgane sind die Gefäße der oberen Dermishälfte.

Pathomechanismus. Immunozyten und andere angelockte Zellen als Infiltrat ergeben zusammen mit dem durch Serumaustritt aus den durch Lymphokine erweiterten Gefäßen entstandenen Ödem ein rundliches, leicht eleviertes, münzgroßes Erythem. Der Ödemdruck kann an Stellen maximaler Ausprägung die Epidermis von der Dermis trennen (seröse subepidermale Blase). Bei stärkeren Gefäßwandschäden und bei Eröffnung von Kapillaren durch die Trennung von Epidermis und Dermis kann der Blaseninhalt auch blutig werden (hämorrhagische subepidermale Blase).

Antigene. *Virusantigene* (vor allem Herpes-simplex- und Vacciniavirusantigene), *Bakterienantigene* (vor allem Streptokokken) und *Medikamentenantigene* (am häufigsten Sulfonamide und Barbiturate). Nach dem jeweiligen Auslöser werden so postherpetische, postvakzinale, postanginöse und arzneibedingte Schübe eines Erythema exsudativum multiforme beobachtet.

Klinik. Bevorzugt befallen werden an der Haut die Streckseiten der Hände, der Ellenbogen und das Knie sowie die hautnahen Schleimhäute (Mund, Lippen, Konjunktiva, Genitale). An der Haut erscheinen disseminiert, z. T. konfluierend *kokardenförmige* Effloreszenzen (münzgroßes, eleviertes Erythem mit zentraler Blase); an den Schleimhäuten sieht man meist nur rundliche oder durch Konfluieren bogig konfigurierte Erosionen, die besonders an der Lippenschleimhaut von meist hämorrhagischen Krusten bedeckt werden.
Schwere Formen mit Schleimhautbeteiligung werden z. T. auch heute noch als Stevens-Johnson-Syndrom und Formen mit besonderer oder ausschließlicher Beteiligung von Orifizien und Schleimhäuten als Dermatostomatitis (Baader), Ectodermosis erosiva pluriorificialis (Fiessinger-Rendu) oder Syndroma mucocutaneum oculare (Fuchs) bezeichnet.
Die postanginöse Form wird oft eingeleitet oder begleitet von Kreuz-, Muskel- und Gelenkschmerzen („Typus anginosus seu rheumatoides"). Die große Re-

zidivneigung besonders der postherpetischen Form wird auch als „Typus annuus" herausgestellt.

Labor. Ein erhöhter *Antistreptolysintiter* kann Hinweise auf eine postanginöse Genese liefern. Bei Verdacht auf medikamentöse Auslösung *Intrakutantest*. Dieser ist nur bei positivem Ergebnis beweisend. In begründeten Fällen *Expositionstest* unter stationären Bedingungen.

Differentialdiagnose. An der Haut ist die kokardenförmige Effloreszenz krankheitsspezifisch. Ein ausschließlich an den sichtbaren Schleimhäuten lokalisiertes Erythema exsudativum multiforme erfordert eine Abgrenzung von allen anderen blasenbildenden Dermatosen, vor allem von einem fixen Arzneiexanthem (S. 69) und von einem Pemphigus vulgaris (S. 82).

Therapie. Bei leichten Formen genügt im allgemeinen eine örtliche Behandlung. *An der Haut* sollen intakte, sekundär nicht impetiginisierte Blasen nach Möglichkeit nicht eröffnet werden. Nach Aspiration des Inhalts größerer Blasen mit einer sterilen Kanüle Auftragen einer 1%igen Achromycin-Lotio, evtl. in Kombination mit einer Glukokortikosteroidcreme (unter die Lotio). Erosive Flächen werden entweder mit kalten feuchten Umschlägen oder mit Farbstoffpinselungen behandelt (z. B. 0,5%ige wäßrige Pyoktaninlösung).
An den Schleimhäuten finden sich meist schmerzhafte Erosionen und an den Lippen Krusten. Letztere sollen aufgeweicht (feuchte Umschläge, Salben) und entfernt werden. Schmerzhafte Erosionen können mit Lokalanästhetika (z. B. Subcutin-Lösung) gepinselt werden. Eine örtliche Infektabwehr (z. B. Spülungen mit Hexoral oder Pinselungen mit einer 0,5%igen wäßrigen Pyoktaninlösung) erleichtern die spontane Epithelisierung.
Schwere Formen stationär einweisen. Dort Stoßtherapie mit Glukokortikosteroiden, besonders bei postanginösen Formen unter Antibiotikaschutz.

Kooperation. *D:* Zur Sicherung der Diagnose und zur Testung nach Abklingen des Schubs.
A: Bei Befall der Konjunktiva zur Mitbehandlung (Symblepharongefahr!).

3.1.10 Allergisches Lyell-Syndrom

Reaktionstyp. Letztlich noch ungeklärt. Einzelne klinische (Maximalvariante eines Erythema exsudativum multiforme), histologische (perivaskulär orientiertes Rundzellinfiltrat) und allergologische Merkmale (positive Epikutan- und Lymphozytentransformationstests mit den auslösenden Medikamenten in einzelnen Fällen) sprechen für eine zelluläre Allergie vom Tuberkulintyp.

Pathomechanismus. Letzlich noch ungeklärt. Neben der allergischen Genese werden auch toxische Einflüsse und sogar eine alleinige toxische Wirkung von Medikamenten und/oder von Infektionserregern diskutiert. Histologisch imponieren eine nekrobiotische Epidermis, eine subepidermale Blasenbildung sowie Ödem und Infiltrat in der oberen Dermis.

Antigene. Zahlreiche Medikamente wurden als Auslöser eines allergischen Lyell-Syndroms angeschuldigt. Am häufigsten werden Sulfonamide, Pyrazolonderivate, Ampicilline, Barbiturate, Phenacetine und Salizylate genannt.

Klinik. Innerhalb kürzester Zeit konfluiert ein zunächst kleinfleckiges, meist morbilliformes Exanthem großflächig. Bald nach Beginn (Stunden bis Tagen) erscheinen in den geröteten Bezirken große schlaffe Blasen und durch Ablösung der Blasendecken flächige Erosionen, ähnlich einer Verbrühung 2. Grades. Durch Druck und Zug mit dem Daumen kann die Epidermis abgestreift werden (positives Nikolski-Phänomen).

Augen-, Mund- und Genitalschleimhaut sind entzündlich gerötet, später erosiv mit Blutungsneigung. Ein Symblepharon zählt zu den Frühkomplikationen. Mit dem Einsetzen der Hautablösung tritt auch hohes Fieber auf. Sekundär können innere Organe erkranken (Glomerulonephritis, Bronchopneumonie, Hepatitis, Endokarditis, Hirnödem u. a.).

Labor. *Histologische Schnellschnittuntersuchung der Blasendecken* zur Differenzierung zwischen einem staphylogenen (subkorneale Blase) und einem allergischen (subepidermale Blase) Lyell-Syndrom. *Laufende Kontrolle des Eiweiß-, Flüssigkeits- und Elektrolytverlusts.*

Differentialdiagnose. Vom allergischen ist das *staphylogene Lyell-Syndrom* (S. 33) zu unterscheiden. Hierbei führen Staphylokokkenexotoxine durch Streuung aus einem infektiösen Herd (Abszeß, Osteomyelitis, eitrige Rhinitis, Otitis, Konjunktivitis, impetiginisierte Dermatosen, staphylogene Impetigo contagiosa) zum klinischen Bild des Lyell-Syndroms. Die Hautspaltung erfolgt hier subkorneal, in den oberen Schichten der Epidermis, und nicht subepidermal wie beim allergischen Lyell-Syndrom. Das staphylogene Lyell-Syndrom befällt fast ausschließlich Kleinkinder und erfordert eine antibiotische Therapie *ohne Glukokortikosteroide.*

Therapie. Sofortige stationäre Einweisung! Dort zunächst Differenzierung zwischen staphylogenem und allergischem Lyell-Syndrom durch Schnellschnittuntersuchung der Blasendecken. Die *innere* Behandlung der staphylogenen Form erfolgt mit penicillinaseresistenten Penicillinen ohne Glukokortikosteroide. Die allergische Form erfordert anfänglich hohe Steroiddosen und eine wirksame Infektabwehr (Isolierung, Antibiotikaschutz mit nur selten sensibilisierenden Antibiotika, z. B. mit Tetrazyklinen). In den ersten Tagen ist meist eine unterstützende Herz- und Kreislaufbehandlung erforderlich. Besonders wichtig ist auch ein kontrollierter Ersatz von Eiweiß-, Flüssigkeits- und Elektrolytverlust. Als örtliche Maßnahme ist die Prophylaxe eines drohenden Symblepharons mit wenig sensibilisierenden Augensalben (z. B. Aureomycin-Augensalbe) vorrangig. Die erosiven Flächen werden mit antibiotikahaltigen Gaze- und Tüllauflagen (z. B. Sofra-Tüll) bedeckt. Symptomatische Behandlung der erosiven Veränderungen von Mund- und Genitalschleimhaut wie bei Erythema exsudativum multiforme (S. 70).

Kooperation. Je nach Organmanifestationen verschiedene Disziplinen.

Besonders zu beachten. Von einem allein beweisenden Expositionstest mit verdächtigen Medikamenten nach Abklingen des Lyell-Syndroms ist dringend abzuraten. Aus Vorsichtsgründen empfiehlt es sich, alle Medikamente, die in zeitlichem Zusammenhang mit dem Auftreten des Lyell-Syndroms stehen, bei der künftigen Behandlung des Patienten zu meiden.

3.1.11 Erythema nodosum

Reaktionstyp. Wahrscheinlich zelluläre Allergie vom Tuberkulintyp. Diskutiert wird auch eine Arthus-Typreaktion. Schockorgane sind die Hautgefäße an der dermosubkutanen Grenze.

Pathomechanismus. Legt man das Modell einer Tuberkulintypreaktion zugrunde, so ist anzunehmen, daß mit den perivaskulär an der dermosubkutanen Grenze befindlichen Antigenen primär spezifische Immunozyten reagieren. Gefäßerweiterung mit Serumaustritt und Erythrozytendiapedese sowie die Anlockung anderer Zellen (Leukozyten, Histiozyten) sind dann als Lymphokinwirkung zu deuten.

Antigene. In erster Linie sind *Infektantigene* beteiligt, vor allem Streptokokken (Angina!), Tuberkelbakterien, Masernviren und Trichophytonarten. Aber im Verlauf zahlreicher anderer Infektionskrankheiten, wie Pasteurellosen, Katzenkratzkrankheit, Ornithose, Psittakose, infektiöse Mononukleose, Lymphogranuloma inguinale, Viruspneumonie, Adenovirusinfektionen u. a. wurden entsprechende Hautreaktionen beobachtet. Von den *Medikamentenantigenen* sind besonders Sulfonamide, Salizylate, Phenylbutazone, Pyrazolone und Halogene erwähnenswert.

Erythema-nodosum-artige Veränderungen werden auch im Zusammenhang mit der *Sarkoidose* beobachtet (Löfgren-Syndrom). Ihre Deutung ist durch die ungeklärte Ursache der Sarkoidose erschwert.

Klinik. Bis walnußgroße, flach über das Hautniveau erhabene, mäßig derbe, druckschmerzhafte Knoten, fast ausschließlich an der Streckseite der Unterschenkel. Die Knoten sind anfangs hellrot, später durch die Erythrozytendiapedese düsterrot und schließlich durch Abbau des Hämoglobins grünlich bis gelblich („Erythema contusiforme"). Unbehandelt bilden sich die Knoten innerhalb von 3–6 Wochen ohne Einschmelzung und ohne Durchbruch nach außen zurück.

Ein medikamentenallergisches Erythema nodosum kann auch die Oberschenkel und die oberen Extremitäten befallen, zeigt seltener eine hämorrhagische Note und kann sich nach Absetzen des verursachenden Medikaments schneller, in 1–2 Wochen zurückbilden.

Labor. *BKS* stark erhöht. Meist hyperergische *Tuberkulinreaktion.* Ein erhöhter *Antistreptolysintiter* kann Hinweise auf eine postanginöse Genese liefern. Zum Ausschluß eines Löfgren-Syndroms bei jedem ätiologisch ungeklärten Erythema nodosum auch *Röntgen-Thorax* (Hiluslymphdrüsenschwellung?). Ein *Intrakutantest* mit verdächtigen Medikamentenantigenen ist nur bei positivem Ergebnis beweisend.

Differentialdiagnose. Das *Erythema induratum (Bazin)* geht mit mehr lividroten Knoten einher, bevorzugt die Beugeseite der Unterschenkel und zeigt eine deutliche Tendenz zu Einschmelzung und Durchbruch nach außen (Fistel- bzw. Ulkusbildung). Als Ursache wird heute vor allem ein Kälteschaden diskutiert. *Nodöse Pannikulitiden* treten meist solitär auf, wachsen durch Apposition und verlaufen sukzessiv chronisch mit Rezidivneigung.

Therapie. Eine verlaufsabkürzende systemische Stoßtherapie mit Steroiden ist nur bei gesicherter Medikamentenallergie risikolos. Die örtliche Anwendung von Steroidcremes unter Okklusivverband ist jedoch möglich und empfehlenswert. Unterstützend antiinflammatorisch wirken feuchte kalte Umschläge. Heparinoidhaltige Salben (z. B. Hirudoid-Salbe) können zur schnelleren Resorption der Erythrozytenextravasate beitragen.

Kooperation. *D:* Zur Bestimmung der Tuberkulinreizschwelle und nach Abklingen des Schubs zur Intrakutantestung mit potentiellen Antigenen.
I: Zum Ausschluß einer Sarkoidose.

3.1.12 Allergisches Kontaktekzem

Reaktionstyp: Zelluläre Allergie vom Ekzemtyp. Schockorgan ist die Epidermis.

Pathomechanismus. T-Lymphozyten verbinden sich mit den in der Epidermis und Dermis befindlichen Antigenen, die meist von außen perkutan penetrieren und nur selten hämatogen an die Haut herangeführt werden („hämatogenes Kontaktekzem" auf epidermotrope Antigene). Durch die Ansammlung von T-Lymphozyten und anderen angelockten Zellen entsteht ein Knötchen. Die freiwerdenden Lymphokine erweitern die Gefäße (Rötung) und bewirken durch ein inter- und intrazelluläres Ödem eine schwammartige (spongiotische) Auflockerung des epidermalen Zellgefüges. Der so entstandene intraepidermale, serumgefüllte Hohlraum wird klinisch als Bläschen sichtbar. Überwiegt das Infiltrat, so wird das klinische Bild vom Knötchen beherrscht. Steht die

Spongiose im Vordergrund, so ist das Ekzem mehr vesikulös. Fast immer finden sich beim akuten Ekzem als typische Kombinationsmorphe aber auch *Papulovesikel.*
Bei langem Bestehen oder durch aufeinanderfolgende Rezidive ändert sich die Erscheinungsform des Ekzems: Das Infiltrat nimmt zu, und die allergische Entzündung vermehrt die Mitoserate in der Epidermis (Epidermis dicker, sichtbare Schuppung) und beschleunigt die Kinetik der Keratinozyten (Parakeratose). Klinisch erscheint eine *Lichenifikation,* oft mit schuppender Oberfläche (Abb. 32).

Antigene. Einfache chemische Substanzen des Alltags (z. B. Terpentin in Schuhcreme) und des Berufslebens (z. B. Kaliumdichromat im Zement bei Maurern), Wirksubstanzen und Vehikelbestandteile in Externa und Kosmetika (z. B. Penicillin in Salbe, Eucerin als Vehikelgrundsubstanz, p-Hydroxybenzoesäureester als Konservierungsmittel in Vehikeln).

Klinik. Allen allergischen Kontaktekzemen gemeinsam sind die ausschließliche oder schwerpunktmäßige Lokalisation an den Kontaktstellen, die unscharfe Begrenzung des befallen Hautareals, die Rötung der Haut und der Morphen sowie der obligate Juckreiz. Nur die einzelnen Leitmorphen sind unterschiedlich: Papel und Vesikel beim akuten, Lichenifikation beim chronischen Ekzem. An Hand- und Fußflächen ist entsprechend der monotonen Antwort dieser Hautregion auf unterschiedliche Noxen das akute Ekzem durch dyshidrosiforme Bläschen und das chronische Ekzem durch Keratosen und Rhagaden charakterisiert (S. 146).

Labor. Epikutantest mit in Frage kommenden Antigenen.

Differentialdiagnose. Das akute allergische Kontaktekzem ist vor allem von einer *toxischen Kontaktdermatitis* (scharfe Begrenzung der Veränderungen auf die Einwirkungsstelle der Noxe; S. 99) und von einem *Erysipel* (hohes Fieber, Schüttelfrost, Leukozytose, hohe BKS, S. 33) abzugrenzen. Das chronische Ekzem hat durch die Lichenifikation gemeinsame morphologische Veränderungen mit der *Neurodermitis diffusa* (Lichenifikation vor allem in den großen Gelenkbeugen; S. 76) und mit der *Neurodermitis circumscripta* (umschriebene Lichenifikation nur an einer Hautstelle; S. 84).
Palmoplantar ist das akute Ekzem von anderen *dyshidrosiformen Eruptionen* (S. 146) und das chronische Ekzem von anderen *erythematokeratotischen Reaktionen* (S. 148) zu unterscheiden.

Therapie. Zur symptomatischen Behandlung eignen sich in besonderem Maße glukokortikosteroidhaltige Externa. Das Vehikel muß dabei dem jeweiligen Hautzustand angepaßt werden (S. 173). Eine systemische Verabreichung von Glukokortikosteroiden ist nur bei sehr ausgedehnten Ekzemen als Stoßtherapie mit schnellem Dosisabbau erforderlich, wobei eine Kombination mit Antihistaminika von Vorteil sein kann (z. B. Adeptolon-forte-Dragees, am 1. Tag 6 Dragees auf den Tag verteilt, dann jeden Tag 1 Dragee weniger). Die Fernhaltung der möglichen auslösenden Kontaktnoxen allein kann Rezidive verhüten.

Kooperation. D: Zur Epikutantestung und zur Mitbehandlung, spätestens wenn das Ekzem nicht innerhalb von 2 Wochen abheilt bzw. wenn es nach Absetzen der Therapie rezidiviert.

3.1.13 Neurodermitis diffusa

Reaktionstyp. Noch umstritten. Die häufige Assoziation mit Rhinitis allergica und/oder mit allergischem Asthma bronchiale spricht für das Vorliegen einer humoralen Allergie vom anaphylaktischen Typ. Die tatsächlich vorhandenen ekzemartigen Erscheinungen können aber durch Histaminwirkung nicht erklärt werden und weisen auf eine zelluläre Allergie vom Ekzemtyp hin. Möglicherweise handelt es sich um eine Kombinationsreaktion mit Interaktionen zwischen zellulären und humoralen Antikörpern.

Pathomechanismus. Letzlich unbekannt. Gesichert sind 3 erbliche Faktoren: die trockene Haut, der erhöhte Vasokonstriktorentonus der Hautgefäße (blasse Haut) mit paradoxer Gefäßreaktion auf mechanische (weißer Dermographismus) und chemische Reize (Weißreaktion auf Acetylcholin intrakutan) und die Neigung zur Ekzemreaktion auf bis jetzt nicht erkannte Antigene.

Antigene. Ein Zusammenhang mit bestimmten Antigenen ist nicht bewiesen. Eine Auslösung durch häufig angeschuldigte Nahrungsmittelantigene („Milchschorf") wird heute im allgemeinen abgelehnt. Das gemeinsame Auftreten und sogar das Alternieren mit einer allergischen Rhinitis und/oder mit einem allergischen Asthma bronchiale („Wenn Asthma besser, Haut schlechter" und umgekehrt) und der Besserungseffekt unter pollenarmen Klimabedingungen lassen einen – nicht geklärten und nicht gesicherten – Zusammenhang mit Inhalationsantigenen vermuten.

Klinik. Die nicht entzündlich veränderte *Haut* ist *blaß* und in ihrer Gesamtheit *trocken.* Nur an den Handflächen und Fußsohlen besteht häufiger gleichzeitig eine Hyperhidrosis. Die Auswirkungen der Sebostase sind Areale mit feiner *pityriasiformer Schuppung,* häufig besonders ausgeprägt an den Zehenballen und an der plantaren Vorfußhaut („Pulpitis sicca"). Die trockene Haut reißt bei Dehnung leicht ein; es entstehen *Rhagaden* besonders bei Kindern an den Ansätzen der Ohrläppchen (z. B. durch Ausziehen von Polohemden und Pullis mit engem Halsausschnitt) und in den Mundwinkeln.

Ein *papulöses Ekzem* beginnt oft wenige Wochen nach der Geburt und bevorzugt das Gesicht und den Windelbereich. Durch die häufigen Rezidive und durch das Kratzen treten mehr und mehr *Lichenifikationen* in den Vorder-

grund, wobei diese schwerpunktmäßig die seitlichen Halspartien und die großen Gelenkbeugen (besonders Ellenbeugen, Beugeseite der Handgelenke und Kniebeugen) betreffen. Neue akute Schübe aus unerklärlichen Gründen kommen und gehen, meist in Form eines papulösen Ekzems.
Eine spontane Besserung nach der Pubertät wird häufiger beobachtet. Aber auch Spätmanifestationen – sogar im Erwachsenenalter – sind bekannt.

Labor. *Intrakutantestungen* mit häufig sensibilisierenden Inhalationsallergenen können die Ursache einer evtl. begleitenden Rhinitis allergica und/oder eines allergischen Asthma bronchiale klären. Für die Hauterkrankung selbst ergeben sich daraus zur Zeit noch keine Konsequenzen. *Epikutantestungen* mit häufig sensibilisierenden Kontaktallergenen verlaufen meist negativ.

Differentialdiagnose. Ein *chronisch lichenifiziertes Kontaktekzem* (S. 74) manifestiert sich durch Lichenifikationen an den Kontaktstellen und nicht symmetrisch in den großen Gelenksbeugen, wie bei der Neurodermitis diffusa.

Therapie. Aus der konstitutionellen *Sebostase* ergeben sich 3 Konsequenzen: Möglichst wenig waschen, baden oder duschen (nicht mehr als zweimal in der Woche), zum Baden ölhaltige oder andere rückfettende Zusätze benutzen (z. B. Olatum-Badeöl, Balneum Hermal F u. a.) und nach der Körperreinigung auf die noch feuchte Haut (nicht trockenreiben, nur abtupfen!) eine W/Ö-Emulsion, evtl. mit Glyzerin, auftragen (z. B. Aqua dest. 30,0; Glyzerin 15,0; Ungt. Cordes ad 100,0).

Die *ekzematoiden Morphen* verlangen nach einer, dem jeweiligen Hautzustand angepaßten, örtlichen Salbenbehandlung mit Glukokortikosteroiden. Die jeweilige Kortikoid-Dosis kann durch Verdünnung einer Fertigsalbe (z. B. Jellins. N.-Salbe 15,0; Ungt. Cordes ad 100,0), oder durch die Häufigkeit der Anwendung (täglich zweimal oder nur einmal, evtl. nur jeden 2. oder 3. Tag) variiert werden. Unverdünnte Fertigsalben sollten wegen der zu erwartenden Schäden bei Langzeitbehandlung jeweils immer nur einige Tage an Schwerpunkten angewendet werden. Danach wird die minimale „Erhaltungsdosis" mit verdünnten Salben gesucht. Kortikoide zu „sparen" helfen Aufenthalte unter günstigen Klimabedingungen (Nordsee, Hochgebirge über 1500 m) und ein Wechsel mit teerhaltigen Zubereitungen (z. B. Pix lithanthracis pur auf lichenifizierte Stellen oder Liquor carbonis detergens 5–10%ig in Vaseline).

Eine *innere Behandlung* mit Glukokortikosteroiden ist im allgemeinen jeweils nur kurzzeitig zu verantworten und für schwerste Fälle reserviert. Antihistaminika können juckreizstillend behilflich sein.

Eine der wichtigsten therapeutischen Maßnahmen ist ein klärendes Gespräch mit dem Patienten mit genauen Anweisungen zur antisebostatischen und Kortikoide sparenden örtlichen Behandlung.

Komplikationen. Durch die Kortikoide begünstigt, aber auch unabhängig davon neigen Patienten mit Neurodermitis diffusa zu unterschiedlichen Infekten, wie sekundäre Impetiginisierung, Auftreten von multiplen Mollusca contagiosa (S. 38) und von Warzen (S. 36) sowie zur Generalisierung eines epidermotropen Virusinfekts (Eczema herpeticatum, S. 39; Eczema vaccinatum, S. 42).

Kooperation. *D:* Zur Testung und evtl. zur Hyposensibilisierung bei gleichzeitig bestehender allergischer Rhinitis oder beim allergischen Asthma bronchiale, zur Mitbehandlung der Neurodermitis diffusa und bei Komplikationen.

Besonders zu beachten. Eczema herpeticatum und vaccinatum erfordern eine sofortige stationäre Einweisung.

3.1.14 Photoallergische Dermatosen

Reaktionstyp. Je nach Konzentrationschwerpunkt des Antigens im Hautgewebe zelluläre Allergie vom Ekzem- oder vom Tuberkulintyp.

Pathomechanismus. Das Antigen muß belichtet werden; erst dann kann es sensibilisierend bzw. reaktionsauslösend wirken. Liegt das belichtete Antigen schwerpunktmäßig in der Epidermis (meist bei Auftragen des Antigens auf die Haut, z. B. in Form von Salben), so entsteht ein photoallergisches Ekzem. Systemisch verabreichte Antigene sind vor allem perivaskulär in der Kutis anzutreffen und verursachen nach Belichtung ein photoallergisches Exanthem.

Antigene. Als Photokontaktantigene sind besonders Sulfonamide in Externa sowie Halogensalizylamide in Antimykotika (z. B. Actol, Jadit, Multifungin, Mycanden) und in Seifen (Tetrachlorsalizylanilid, Tribromsalizylanilid) zu nennen. Zu den systemisch verabreichten Photoantigenen mit fehlender oder verhältnismäßig geringer Epidermotropie zählen Sulfonamide, orale Antidiabetika (besonders Carbutamide), Phenothiazine (besonders Chlorpromazine), Diphenhydramine (z. B. Benadryl), Isatine (z. B. Darmoletten, Vinco-Abführperlen) und der Süßstoff Cyclamat.

Klinik. Befallen sind in erster Linie oder ausschließlich die üblicherweise unbedeckten Körperstellen, vor allem das Gesicht, der Hals und die Handrücken. Die *Begrenzung* der erkrankten Hautareale ist durch lymphogene Diffusion des belichteten Antigens im allgemeinen *unscharf.*
Das *photoallergische Ekzem* zeigt ekzematoide Morphen (Papulovesikel, Lichenifikation) und verursacht einen intensiven Juckreiz (Abb. 31). *Photoallergische Arzneiexantheme* können in allen morphologischen Varianten einer Tuberkulintypreaktion in Erscheinung treten. Vor allem werden morbilliforme, kleinfleckige Eryteme mit Neigung zu flächigem Konfluieren (Abb. 1) und erythematobullöse Hautveränderungen beobachtet. Der Juckreiz ist meist nur gering oder fehlt vollständig.

Labor. *Belichteter Epikutantest* bei Ekzemtypreaktionen. Bei Tuberkulintypreaktionen ist nur der positive *Expositionstest* (unter stationären Bedingungen) beweiskräftig.

Differentialdiagnose. Eine akute *phototoxische Dermatitis* (Sonnenbrand, S. 94) ist in scharfer Begrenzung streng auf die belichteten Stellen beschränkt, ebenso wie *photodynamische Reaktionen* (S. 93).

Therapie. Nur bei ausgedehnten und schweren Formen kurzfristige Stoßtherapie mit Glukokortikosteroiden innerlich (z. B. Urbason 40 mg, jeden 2. Tag 8 mg weniger). Die örtliche Behandlung richtet sich nach der vorherrschenden Hauterscheinung. Bei morbilliformen Exanthemen und beim akuten Ekzem genügt im allgemeinen das Auftragen einer glukokortikosteroidhaltigen Creme, beim chronischen Ekzem einer entsprechenden Salbe. Bei bullösen Exanthemen den Inhalt größerer Blasen mit einer sterilen Kanüle aspirieren, dann Steroidcreme und darüber eine 1%ige Achromycin-Schüttelmixtur auftragen. Überwiegen postbullöse Erosionen, so sind bis zur Epithelisierung feuchte Umschläge (z. B. mit Chinosol 1:1000) angezeigt. Zumindest noch einige Tage nach Absetzen des vermutlichen Lichtantigens an den freigetragenen Stellen zusätzlich Lichtschutzexterna (z. B. Contralum) auftragen.

Kooperation. *D:* Zur Testung und zum Ausschluß seltener Lichtdermatosen (Lupus erythematodes, erythematodesartige Lichtdermatose, polymorphe Lichtdermatose, protoporphyrinämische Porphyrie u. a.).

3.2 Autoallergische Dermatosen

Wieso das individuelle Immunsystem jahrzehntelang tolerierte eigene Moleküle plötzlich als fremd empfindet und dagegen Antikörper bildet, ist noch nicht hinreichend geklärt. In den letzten Jahren zunehmend beobachtete, mehr oder weniger typische autoallergische Dermatosen durch Medikamente unterstützen eine der vielen Hypothesen, daß nämlich das eigene Molekül durch Noxen (physikalische und chemische Schäden, Infekte u. a.) so verändert wird, daß das Immunsystem es als fremd erkennt. Die dagegen gebildeten Antikörper würden dann über gemeinsame Determinanten auch mit dem ähnlichen, jedoch unveränderten Molekül reagieren. Diese Hypothese beruht auf Mechanismen bei der Impfung, wo ebenfalls veränderte, in ihrer krankmachenden Wirkung abgeschwächte Erreger die Bildung von Antikörpern veranlassen, die dann durch teilidentische Antigendeterminaten auch mit dem unveränderten, virulenten Erreger reagieren.

Wegen ihrer Seltenheit sollen die wichtigsten autoallergischen Dermatosen nachfolgend nur stichwortartig dargestellt werden.

3.2.1 Lupus erythematodes

Autoantikörper. Vor allem antinukleäre- und Antibasalmembran-Autoantikörper.

Pathomechanismus. Die komplementbindenden Antigen-Antikörper-Komplexe schädigen die Haut, die Blutzellen und zahlreiche andere Organteile. Die Folgen sind entzündliche Veränderungen an verschiedenen Organen und Systemen (Glomerulonephritis, Polyserositis, Polyneuritis, Vaskulitis u. a.) und Zerstörung von Blutzellen (Leukopenie, Thrombopenie, Anämie).

Klinik. Es gibt 2 Extremvarianten mit zahlreichen Übergangsformen: Auf der einen Seite steht der rein auf die Haut beschränkte Lupus erythematodes chronicus discoides, auf der anderen Seite der Lupus erythematodes acutus integumentalis et visceralis.
Lupus erythematodes chronicus discoides. Fast ausschließlich an lichtexponierten Stellen, vor allem im Gesicht, sieht man scharf begrenzte, rote, flach elevierte, infiltrierte scheibenförmige Platten mit peripherer Wachstumstendenz und zentraler Atrophie. Eine follikuläre Keratose gestaltet die Herdoberfläche rauh und druckempfindlich. Die Keratose kann größere Ausmaße annehmen und den Herd teilweise oder ganz bedecken (Abb. 29).
Lupus erythematodes acutus integumentalis et visceralis. Mit Schwerpunkt an den lichtexponierten Stellen, vor allem im Gesicht und auf der Hand- und Fingerhaut, erscheinen fleckige, zum Teil flächenhaft konfluierende düsterrote Eytheme (Abb. 5), häufig mit einer hämorrhagischen Note (Glasspatel!). Die Hautoberfläche ist im allgemeinen glatt und nicht keratotisch. Hinzu kommen je nach Beteiligung anderer innerer Organe und Systeme unterschiedliche Symptome, wie Arthralgien, Muskelschmerzen, Zeichen von Polyserositis (z. B. Perikarditis, Pleuritis), Polyneuritis, Nephritis u. a. Allgemeinsymptome, wie Fieber, Müdigkeit, Abgeschlagenheit und Gewichtsverlust begleiten oft die Organsymptomatik.

Labor. PE aus dem Herdbereich und aus einem klinisch nicht veränderten lichtexponierten Hautbereich zur histologischen und immunfluoreszenzmikroskopischen Diagnostik. Bei Verdacht auf viszerale Beteiligung Nachweis von Lupus-erythematodes-Zellen im Blut und von antinukleären Antikörpern im Blutserum. Nur bei viszeralen Formen sind auch Erhöhung der BKS, Verminderung der korpuskulären Blutelemente, positive Rheumafaktoren, Komplement-Erniedrigung (besonders bei Nierenbeteiligung) und viele andere Laborhinweise je nach Organbeteiligung zu erwarten.

Therapie. Der Lupus erythematodes chronicus discoides erfordert generell einen örtlichen wirksamen Lichtschutz (z. B. Contralum). Bestehende Herde können örtlich mit Steroidsalben (evtl. unter Okklusivverband) günstig beeinflußt werden. Bei massiven Schüben sind Antimalariamittel indiziert (z. B.

Resochin, 1 Woche lang täglich 2×0,25 g, danach täglich 1×0,25 g bis zu einer Gesamtdosis von 15 g). Die Therapie mit Antimalariamitteln erfordert eine genaue Überwachung der Leberfunktion und des Augenbefundes (Hornhauttrübung, Retinopathie). Eine niedrig dosierte systemische Therapie mit Glukokortikosteroiden kann bei schweren Fällen die Behandlung mit Antimalariamitteln sinnvoll unterstützen.
Der Lupus erythematodes acutus integumentalis et visceralis muß stationär behandelt werden. Dort vor allem kombinierte immunsuppressive Therapie.

Kooperation. **D:** Zur Diagnostik und Mitbehandlung bei allen Formen.
I: Zum Ausschluß und evtl. zur Mitbehandlung einer viszeralen Beteiligung.
A: Zur Kontrolle des Augenbefundes bei Therapie mit Antimalariamitteln.

3.2.2 Dermatomyositis

Autoantikörper. Vor allem gegen Haut- und quergestreiftes Muskelgewebe gerichtet.

Pathomechanismus. Die wahrscheinlich komplementunabhängige Antigen-Antikörper-Reaktion verursacht eine entzündliche Symptomatik im Haut- und Muskelgewebe.

Klinik. Flächenhafte lividrote Eryheme mit ödematöser Schwellung („Lila-Krankheit"), vor allem im Gesicht (periorbital!) und auf den Fingerrücken. Der Nagelfalz zeigt oft Kapillarblutungen und ist druckempfindlich. Hinzu kommt eine Muskelschwäche, vor allem im Schultergürtel- und Beckenbereich. Die Beteiligung der Atem- und Schlundmuskulatur (Dyspnoe, Dysphagie) kann bei foudroyantem Verlauf lebensbedrohlich werden. Auch andere Organe (Leber, Herz u. a.) können beteiligt werden.

Labor. PE aus veränderter Haut und aus quergestreifter Muskulatur (Bizeps), Bestimmung der Muskelenzyme im Blutserum (vor allem von CPK, wo eine Erhöhung zu erwarten ist). Die BKS ist meist nur mäßig beschleunigt. Die Komplementaktivität im Serum ist eher erhöht.

Therapie. Sofortige stationäre Einweisung. Dort kombinierte immunsuppressive Behandlung.

Kooperation. **D:** Zur Diagnostik und Mitbehandlung.
I: Zum Ausschluß und evtl. zur Mitbehandlung einer viszeralen Beteiligung sowie zur Tumorsuche.

Besonders zu beachten. Bei Patienten mit Dermatomyositis finden sich in einem hohen Prozentsatz maligne Tumoren innerer Organe („paraneoplastisches Syndrom").

3.2.3 Pemphigus vulgaris

Autoantikörper. Humorale Autoantikörper der IgG-Klasse, gegen die Zwischenzellverbindungen der Keratinozyten gerichtet (antiepitheliale Autoantikörper).

Pathomechanismus. Die komplementbindenden Antigen-Antikörper-Komplexe zerstören die desmosomale Zwischenzellverbindung in der Epidermis und im Schleimhautepithel. Durch diese Akantholyse entstehen intraepidermale bzw. intraepitheliale, serumgefüllte Spalten und Hohlräume.

Klinik. Meist Patienten im mittleren bis höheren Alter. Beginn oft mit einzelnen Effloreszenzen in der Mundschleimhaut (postbullöse Erosionen). An der sonst unveränderten (nicht geröteten) Haut treten schubweise multiple seröse Blasen auf, später gemischt mit postbullösen Erosionen und Krusten. Positive Nikolski-Phänomene (Nikolski I: Die entstandenen Blasen können durch seitlichen Fingerdruck weitergeschoben werden. Nikolski II: Im Bereich der blasenfreien Haut können Teile der Epidermis durch Druck und Zug mit dem Daumen „wie die Haut eines reifen Pfirsichs" abgestreift werden).

Labor. PE zur histologischen und immunfluoreszenzmikroskopischen Untersuchung. Blutserum zum Nachweis zirkulierender antiepithelialer Autoantikörper. Nachweis von Tzanck-Zellen (= abgerundete Keratinozyten mit stark basophilem strukturlosem Kern und perinukleärer Aufhellungszone) nach Färbung des Blasengrundgeschabsels nach May-Grünwald-Giemsa.

Therapie. Stationäre Einweisung. Dort kombinierte immunsuppressive Behandlung.

Kooperation. *D:* Zur Diagnose und Mitbehandlung.

3.2.4 Bullöses Pemphigoid

Autoantikörper. Humorale Autoantikörper der IgG-Klasse, gegen die Basalmembran der Epidermis gerichtet (Antibasalmembran-Autoantikörper).

Pathomechanismus. Die komplementbindenden Antigen-Antikörper-Komplexe zerstören die Verbindung zwischen Epidermis und Dermis. Es entstehen subepidermale seröse und durch Eröffnung von Kapillaren auch hämorrhagische Blasen.

Klinik. Bei meist älteren Patienten („Alterspemphigoid") entstehen auf fleckigen, flächenhaft konfluierenden, manchmal leicht elevierten Erythemen seröse und hämorrhagische Blasen, die zur Bildung postbullöser Erosionen und Krusten Anlaß geben (Abb. 10). Schubweiser Verlauf. Mundschleimhaut frei. Das Nikolski-Phänomen (s. oben) ist höchstens in Blasenrandgebieten auslösbar.

Labor. PE zur histologischen und immunfluoreszenzmikroskopischen Untersuchung. Blutserum zum Nachweis zirkulierender Antibasalmembran-Autoantikörper.

Therapie. Stationäre Einweisung. Dort kombinierte immunsuppressive Behandlung.

Kooperation. *D:* Zur Diagnostik und Mitbehandlung.

3.2.5 Dermatitis herpetiformis Duhring

Autoantikörper. Humorale Autoantikörper vor allem der IgA-Klasse, gegen die Basalmembran der Epidermis gerichtet.

Pathomechanismus. Die Immunkomplexe mit Schwerpunkt in den Papillenspitzen zerstören die Verbindung zwischen Epidermis und Dermis.

Klinik. Am Stamm und an den Extremitäten fleckige, flächenhaft konfluierende, meist elevierte Erytheme mit gruppierten Bläschen. Bei der großblasigen Variante auch seröse und hämorrhagische Blasen. Subjektiv wird eher Brennen als Juckreiz empfunden. Schubweiser Verlauf. Mundschleimhaut frei. Das Auftreten ähnlicher Erscheinungen während der Schwangerschaft oder unmittelbar nach der Entbindung wird als „Herpes gestationis" bezeichnet. Ihre Identität mit der Dermatitis herpetiformis Duhring wird noch diskutiert.

Labor. PE zur histologischen und immunfluoreszenzmikroskopischen Untersuchung. Blutbild zum Nachweis einer Eosinophilie. Provokationsversuch mit Jod örtlich (10–30%ige Jodkalisalbe provoziert örtliche Eruption) oder per os (Jodkali 1:15 in Aqua dest., davon 1 Teelöffel per os verstärkt die bestehende Eruption).

Therapie. Stationäre Einweisung. Dort Versuch einer inneren Langzeitbehandlung mit Sulfonamiden (z. B. Eubasin oder Lederkyn). Bei Nichtansprechen Einstellung auf Diaminodiphenylsulfon = DADPS-Bayer bei ständiger Kontrolle der Methämoglobinbildung.

Kooperation. *D:* Zur Diagnostik und Mitbehandlung.

Besonders zu beachten. Bei Herpes gestationis verbietet sich die Anwendung von DADPS.

4 Physikalisch-chemisch bedingte Dermatosen

4.1 Mechanisch bedingte Dermatosen

Nur selten führt eine *alleinige* mechanische Schädigung zu einer sichtbaren Dermatose. Hierzu zählen die Schwielen, der Klavus und die Berufsstigmata als umschriebene Veränderungen bei länger anhaltender mechanischer Überbelastung der Haut und die mechanisch bedingte erythematokeratotische Palmoplantarreaktion (S. 148). In allen diesen Fällen handelt es sich um eine mechanisch ausgelöste und unterhaltene vermehrte Mitoserate der Keratinozyten, wodurch letztlich eine Verdickung – und durch den Druck auch eine Verdichtung – der Hornschicht zustande kommt. Im Bereich der behaarten Kopfhaut sind in diesem Zusammenhang die Scheueralopezie der Säuglinge im Hinterkopfbereich und die Trichotillomanie (S. 87) zu erwähnen.

Im weiteren Sinn mechanisch bedingt sind aber auch Dermatosen, bei denen die initiale Ursache andersartig, die Entstehung sichtbarer Veränderungen jedoch überwiegend mechanisch vor sich geht. So werden in diesem Kapitel auch durch Kratzen und Scheuern hervorgerufene Krankheitsbilder (Lichen simplex chronicus Vidal, s. unten; Prurigoerkrankungen, S. 85) und traumatische Folgen auf vorgeschädigter Haut (Purpura senilis, S. 88) besprochen. Ein anhaltender Druck auf die Blutgefäße kann Nekrosen verursachen (Dekubitus, S. 88). Die Urticaria factitia wurde bereits erwähnt (S. 62).

Die Gefahr einer *Impetiginisation* mit pyogenen Keimen besteht bei allen Dermatosen, die mit einer Verletzung der Haut und mit einer Zerstörung der schützenden Epidermis einhergehen (z. B. Blasen). Besonders gefährdet sind in dieser Hinsicht alle juckenden Dermatosen, bei denen durch Kratzen eine Infektion leicht übertragen wird.

4.1.1 Lichen simplex chronicus Vidal (Neurodermitis circumscripta)

Ursache. Umschriebener *flächenhafter* Juckreiz letztlich unbekannter Genese. Bei Frauen werden im Nacken- und Perigenitalbereich häufig hormonelle Faktoren (z. B. Östrogenmangel), bei beiden Geschlechtern vor allem im Perigenital- und Perianalbereich auch psychische Ursachen angeschuldigt.

Pathomechanismus. Der umschriebene Kratz- und Scheuerreiz erhöht die Mitoserate der Keratinozyten. Die Haut wird dicker und die Hautfelderung dadurch gröber (Lichenifikation). Ein sekundär entzündlicher Reiz, z. B. als

Folge der Mikroverletzungen, kann den Juckreiz von der ursprünglichen Ursache unabhängig weiter erhalten und zum Automatismus „Juckreiz-Kratzen-Juckreiz" führen.

Klinik. An umschriebener Hautstelle, meist etwa handtellergroß, entsteht eine juckreizverursachende Lichenifikation mit mehr oder weniger stark ausgeprägter Rötung und Schuppung.

Labor. Epikutantestung zum Ausschluß eines chronisch-allergischen Kontaktekzems bzw. einer sekundären Ekzematisierung als Folge der örtlichen Behandlung.

Differentialdiagnose. Ein primäres oder sekundäres chronisch-allergisches *Kontaktekzem* (S. 74) „streut" gelegentlich: auch an anderen Hautstellen treten ekzematoide Morphen in Erscheinung. Ein *Lichen ruber verrucosus* (S. 168) kann nur durch den Nachweis typischer Morphen an anderen Hautstellen oder in der Mundschleimhaut abgegrenzt werden.

Therapie. Der Patient muß sich darüber im klaren sein, daß eine Abheilung nur erzielt werden kann, wenn der Kratz- und Scheuerreiz unterbleibt. Eventuell medikamentöse Unterstützung durch Antihistaminika per os. Eine primär auslösende Ursache muß abgeklärt und gegebenenfalls mitbehandelt werden. Die örtliche Behandlung erfolgt symptomatisch mit glukokortikosteroidhaltigen Salben unter Okklusivverband und/oder mit Teerpräparaten (z. B. Pix lithanthracis oder Liquor carbonis detergens, unverdünnt oder in geeigneten Vehikeln verdünnt).

Kooperation. *D:* Zur Epikutantestung und zur Mitbehandlung.
G: Bei Verdacht auf Östrogenmangel zur Klärung und evtl. Substitutionsbehandlung.
Ps: Bei Verdacht auf auslösende oder unterhaltende psychische Faktoren.

4.1.2 Prurigoerkrankungen

Ursache. Disseminierter *punktueller* Juckreiz aus unterschiedlichen Gründen. Am häufigsten handelt es sich um Seropapeln nach Insektenstichen, um Follikulitiden und um akute Ekzemmorphen (gestreute Papulovesikel). Aber auch in die Haut abgelagerte chemische Stoffe, wie Harnstoffkristalle (Prurigo uraemica), Kalziumniederschläge bei sekundärem Hyperparathyreoidismus hämodialysierter Patienten sowie Gallensäuren und Gallensalze (Prurigo hepatica und vielleicht auch Prurigo gestationis bei Schwangerschaftscholestase) können punktuell Juckreiz verursachen.

Pathomechanismus. Die juckende Hautveränderung oder die Fremdstoffdepotstelle werden „grabend" blutig zerkratzt. Die reparative Entzündung der gesetzten Wunde verursacht wiederum Juckreiz und veranlaßt die gewaltsame

Entfernung der gebildeten Kruste. Der Automatismus „Juckreiz-Kratzen-Juckreiz" stellt sich ein. Dabei sind 3 Verläufe möglich:
- Die primäre Ursache des punktuellen Juckreizes wurde schnell beseitigt und eine wirksame Juckreizstillung unterbrach den geschilderten Automatismus (Prurigo simplex acuta = Strophulus).
- Alte Wunden heilen schließlich unter Hinterlassung einer varioliformen Narbe ab, aber es treten immer wieder neue hinzu (Prurigo simplex subacuta = Urticaria papulosa chronica).
- Es überwiegt die mechanisch bedingte Gewebsproliferation und veranlaßt eine örtliche Knotenbildung (Prurigo nodularis).

Klinik
Prurigo simplex acuta (Strophulus). Schubweise, meist bei Kindern, treten disseminiert auf Stamm und Extremitäten stark juckende Seropapeln (Kombination einer flüchtigen Quaddel mit einem durch massive Serumansammlung außerhalb der Gefäße entstandenen harten Knötchen in der Mitte der Quaddel) in Erscheinung. Sie werden blutig zerkratzt. Meist entstehen die Seropapeln nach Insektenstichen und lassen dann beim Glasspateldruck einen zentralen hämorrhagischen Punkt (Stichstelle) erkennen. Manchmal, besonders bei Kleinkindern, können Seropapeln in größerer Anzahl auch ohne Nachweis von Insektenstichen auftreten. Es wird hierbei eine alimentäre Intoleranzreaktion vermutet.
Prurigo simplex subacuta (Urticaria papulosa chronica). Meist bei Erwachsenen, mit Schwerpunkt auf der Streckseite der Extremitäten und im Schultergürtelbereich, aber auch im Gesicht, sieht man disseminiert bis linsengroße, rundliche, krustenbedeckte flache Wunden und varioliforme Narben in buntem Durcheinander. Der Patient berichtet über einen plötzlichen punktuellen Juckreiz, der erst nach blutigem Zerkratzen der initialen (praktisch nie nachweisbaren) Morphe aufhört.
Prurigo nodularis. Ebenfalls bei Erwachsenen, vor allem auf der Streckseite der Extremitäten disseminiert, sind stark juckende, bis haselnußgroße, breitbasig aufsitzende, kalottenförmige Knoten mit keratotischer Oberfläche sichtbar.

Differentialdiagnose. Von der Erscheinungsform her ist nur die Prurigo simplex acuta bei Kindern mit *Varizellen* (S. 40) zu verwechseln. Letztere zeigen fast immer Mundschleimhautveränderungen, die bei der Prurigo fehlen.

Therapie. Beseitigung der eventuellen Ursache (Insekten!) und gegebenenfalls Mitbehandlung eines Grundleidens. Die symptomatische Behandlung umfaßt die Juckreizstillung und die Verhütung einer Impetiginisation. Bei der akuten Form genügt im allgemeinen das Auftragen einer 1%igen Achromycin-Lotio. Bei der subakuten Form haben sich Antihistaminika per os und eine 3%ige Ichthyolzinkpaste örtlich gut bewährt. Die Knoten werden am besten mit einer

Steroidkristallsuspension, 1:4 mit einem Lokalanästhetikum verdünnt, unterspritzt.

Kooperation. *D:* Zum Ausschluß anderer Dermatosen mit gelegentlicher Prurigonote (Neurodermitis diffusa, Dermatitis herpetiformis Duhring, allergisches Kontaktekzem) und zur Mitbehandlung.
I: Zum Ausschluß und zur Mitbehandlung eventueller Grundleiden (insbesondere Leberleiden, Nierenleiden und Diabetes).

4.1.3 Epizoophobie

Ursache. Häufig im Zusammenhang mit einer Zerebralsklerose.

Pathomechanismus. Wahnvorstellung.

Klinik. Entscheidend ist die spontane Angabe des Patienten, daß bei ihm auf oder in der Haut „Tiere"oder andere „kleine Lebewesen" sich aufhalten oder kriechen. Meist werden zum „Beweis" gesammelte „Lebewesen" mitgebracht (Schuppen, Krusten, Wollfasern, Haarreste u. a.). Häufig besteht auch Waschzwang. Die Haut zeigt oft bizarr geformte Wunden, evtl. sekundär infiziert und gelegentlich durch unterschiedliche „Behandlungsmaßnahmen" auch ausgetrocknet oder ekzematisiert.

Labor. Es empfiehlt sich, das „Mitbringsel" unter dem Mikroskop zu untersuchen, da gelegentlich auch eine echte Pediculosis vestimenti zu unrecht als Epizoophobie abgetan wird.

Therapie. Ein aufklärendes Gespräch ist meist nutzlos. Auch eine mikroskopische Beweisführung wird nur selten geglaubt. Psychopharmaka sind relativ gut wirksam (z. B. Decentan-Dragees zu 4 mg, täglich 1–2 Dragees). Die örtliche Behandlung richtet sich nach den vorliegenden Hautveränderungen.

Kooperation. *Ps:* Zur Mitbehandlung; die fehlende Krankheitseinsicht macht eine Vorstellung jedoch häufig unmöglich.

4.1.4 Trichotillomanie

Ursache. Bei Kindern meist psychische Konflikte, bei alten Patienten gelegentlich als Ausdruck einer Epizoophobie, wobei die „befallenen Haare" herausgezogen, mitunter auch abgeschnitten werden (Trichotemnomanie).

Pathomechanismus. Gewaltsames Ausziehen von Kopfhaaren.

Klinik. Meist in der Kopfmitte, fast immer bei Kindern, unscharf begrenzter Herd, der nie völlig kahl ist. Typisch ist eine unterschiedliche Länge der vorhandenen Haarstummel durch protrahiertes Ausziehen und Nachwachsen. Die Kopfhaut selber ist normal.

Labor. Normaler Haarwurzelstatus.

Differentialdiagnose. Eine *Alopecia areata* zeigt einen rundlichen, meist durchweg kahlen Herd, häufig mit Pelade- und kadaverisierten Haaren (S. 129). Eine *Tinea capitis* (S. 43) geht mit Rötung und Schuppung der Kopfhaut einher.

Therapie. Behutsames aufklärendes Gespräch.

Kooperation. *D:* Zum Ausschluß einer Alopecia areata oder einer Tinea. ***Ps:*** Zur Ursachenbehandlung.

4.1.5 Purpura senilis

Ursache. Senile Atrophie der Haut, verbunden mit Arteriosklerose. Eine „präsenile" Purpura kann als Folge einer Hautatrophie durch lang anhaltende örtliche Behandlung mit Steroiden in Erscheinung treten (Steroidpurpura, S. 176).

Pathomechanismus. Gefäßverletzung durch stumpfe Mikrotraumen verursacht eine intradermale Hämorrhagie.

Klinik. Meist an den Handrücken und an den Unterarmen bis markstückgroße, scharf begrenzte, tiefrote, mit Glasspatel nicht wegdrückbare Flecke, gewöhnlich in kleiner Anzahl.

Therapie. Aufklärung über die Harmlosigkeit und über die allmähliche, spontane Rückbildung der Flecke.

4.1.6 Dekubitus

Ursache. Ischämie der Hautgefäße durch Druck von außen.

Pathomechanismus. Durch Dauerkompression der Hautgefäße (langes, unbewegliches Aufliegen auf eine relativ harte Unterlage) Gewebsuntergang mit Abstoßung der nekrotischen Gewebsanteile.

Klinik. Ulkus, meist im Kreuzbeinbereich, gelegentlich auch an den Fersen, häufig mit rotviolett verfärbtem Ulkusrand.

Labor. Regelmäßige Kontrolle der möglichen bakteriellen und mykotischen (Soor!) Superinfektion. Bei therapeutischer Ekzematisierung Epikutantestung.

Therapie. Eine stationäre Einweisung ist meist unumgänglich. Dort häufiger Lagewechsel, weich-elastische Unterlage (z. B. gut zu reinigendes Kunststoff-Fell), vorsichtiges Massieren der Ulkusumgebung und Reinigungsbäder im Wasserbett (Badewanne mit Schwebevorrichtung für Patienten). Die örtliche Behandlung erfolgt nach den Richtlinien einer Ulkustherapie (S. 154).

Kooperation. *D:* Zur mykologischen Untersuchung und bei sekundärer Ekzematisierung zur Epikutantestung.

4.2 Thermisch bedingte Dermatosen

Kälte und Wärme verursachen auf unterschiedlichen Wegen und in Abhängigkeit von der „Dosierung" verschiedenartige Dermatosen. Akute intensive Kälteeinwirkung verengt die arteriellen Gefäße (Erfrierung, s. unten), bei chronischer Kälteeinwirkung geringer Intensität steht dagegen die atonische Erweiterung des venösen Gefäßnetzes im Vordergrund (Perniosis, S. 90). Das durch Kälte ausgelöste Raynaud-Syndrom wird andernorts besprochen (S. 136). Eine akute intensive Wärmeeinwirkung wirkt primär gewebszerstörend (Verbrennung und Verbrühung, S. 91), die chronische mäßige Überwärmung der Haut verursacht eine retikuläre Hautpigmentierung (Livedo calorica = Hitzemelanose Buschke, S. 93).

4.2.1 Erfrierung

Ursache. Lokale massive Kälteeinwirkung, die je nach Dauer und Intensität der Kälte sowie der Durchblutung der kälteexponierten Hautstelle zu Kälteschäden 1.–3. Grades führt.

Pathomechanismus: Zwei Faktoren sind vor allem wirksam: die Kontraktion arterieller Gefäße (Blässe) mit konsekutiver atonischer Erweiterung des venösen Geflechts (Zyanose) und dem daraus resultierenden Gewebsuntergang (Nekrose) sowie die Erhöhung der Gefäßwandpermeabilität bei der Wiedererwärmung (Ödem, seröse Blasen) und durch bedeutendere Gefäßwandschäden (hämorrhagische Blase).

Klinik. Meist in den Akren, je nach Bedeutung des Kälteschadens unterschiedliche Hauterscheinungen:
1. Grad. Blasse und/oder blau-zyanotische fleckige Verfärbung der Haut. Wenn überhaupt, nur geringes Ödem, bei Wiedererwärmung meist zunehmend.
2. Grad. Zusätzlich seröse und hämorrhagische Blasen.
3. Grad. Deutliche dunkelrot-violette Verfärbung mit später sich demarkierender schwarz verfärbter „trockener" (Mumifikation) oder bei Sekundärinfektion auch „feuchter" (Gangrän) Hautnekrose.

Therapie. Allgemein nur *behutsames „Auftauen"* der betroffenen Haut z. B. im Eiswasserbad (+ 5 bis + 10 Grad Celsius) bei gleichzeitiger „zentraler Aufwärmung" (z. B. warme Getränke, Gefäßdilatatoren). Eine Erfrierung 1. Grades bedarf sonst nur der Überwachung. Erfrierungen 2. und 3. Grades stationär einweisen. Dort symptomatische Behandlung (Entleerung der Blasen mit Kanüle, Gangränprophylaxe durch antibiotische Puder bei Erfrierung 3. Grades u. a.). Erst nach endgültiger Demarkation nekrotischer Hautanteile kommen chirurgische Maßnahmen (Amputation) in Frage.

Kooperation. *D:* Zur symptomatischen Mitbehandlung.
Ch: Zur Amputation nekrotischer Gewebsanteile nach endgültiger Demarkation.

Besonders zu beachten. Neben den lokalen Kälteschäden ist stets auch die Möglichkeit einer allgemeinen Unterkühlung (rektal unter 35°C) zu erwägen, wobei insbesondere die Hirnfunktion mit den vielfältigen vorübergehenden oder dauernden Folgen ihrer Störung die Symptomatik prägt und die Prognose entscheidet. Gegebenenfalls notfallmäßige stationäre Einweisung.

4.2.2 Perniose

Ursache. Längerdauernde Einwirkung von Kälte mäßiger Intensität bei Prädisponierten (akrale Durchblutungsstörung, Adipositas).

Pathomechanismus. Durch die Kälteeinwirkung kommt es entweder nur zu einer Erweiterung des venösen Gefäßnetzes (Zyanosen, Pernio follicularis), oder aber auch zu klinisch manifesten Folgen einer Gefäßwandschädigung mit sekundär entzündlichem Infiltrat (Perniones, Erythema induratum Bazin).

Klinik
Zyanosen. Je nach Lokalisation und Aussehen entstehen unterschiedliche Krankheitsbilder. Die *Akrozyanose* manifestiert sich als flächenhafte Zyanose der distalen Extremitätenanteile, besonders bei vegetativ labilen Heranwachsenden. Die *Erythrocyanosis crurum* erscheint ebenfalls als flächenhafte Zyanose, bevorzugt an kälteexponierten adipösen Hautgebieten, heute am häufigsten an der Innenseite der Kniegelenke. Die *Livedo reticularis* zeigt eine zyanotische Netzbildung besonders im Oberschenkelbereich. Allen drei klinischen Manifestationsformen gemeinsam ist die umschrieben herabgesetzte Hauttemperatur, ihre Variabilität durch die Außentemperatur und die Auslösbarkeit eines „Irisblendenphänomens": nach Druck auf die zyanotische Haut schließt sich der druckanämische Fleck langsam von außen nach innen, während normalerweise die Hautfarbe nach Anämisierung rascher und „vom Grunde her" wiederkehrt. Die zyanotische Haut wird außerdem nach der Druckanämie zuerst zinnoberrot („Zinnoberfleck") und erst danach wieder zyanotisch.
Pernio follicularis. Durch follikuläre punktförmige Zyanose, meist in Verbindung mit einer Keratosis follicularis (S. 127) kommt es zu einer deutlichen Markierung der Follikelöffnungen, am häufigsten im Gesäßbereich adipöser Patienten, aber auch anderswo.
Perniones (Frostbeulen). Meist an den Akren umschriebene, kissenartige blauzyanotische Rötung und Schwellung mit Juckreiz besonders bei Wiedererwärmung. Bei schwereren Gefäßschäden sind Blasenbildung und Ulzeration möglich. Als besondere Form gelten multiple, münzgroße flache Perniones an den Akren („Frühlings- und Herbstperniosis" Keining).

Erythema induratum Bazin. Disseminiert auf der Beugeseite der Unterschenkel entstehen wenig prominente, tiefliegende blau-zyanotische Knoten mit Neigung zu sekundärer Ulzeration. Früher als Tuberkulid betrachtet, zählt das Krankheitsbild heute zu den chronischen Kälteschäden.

Differentialdiagnose. Je nach klinischer Manifestationsform unterschiedlich. Die Akrozyanose kann mit einem *Raynaud-Syndrom* (S. 136) und mit einer *Acrodermatitis chronica atrophicans* (S. 58) verwechselt werden. Das Raynaud-Syndrom verläuft allerdings anfallsartig, ist schmerzhaft, und die Hauterscheinungen wechseln die Farbe. Die Acrodermatitis chronica atrophicans zeigt in fortgeschrittenem Stadium auch eine flächenhafte Zyanose, aber mit Hautatrophie und ihren Folgen. Die Erythrocyanosis crurum unterscheidet sich von einer Acrodermatitis chronica atrophicans durch die gleichen Kriterien. Die Livedo reticularis muß von der *Livedo racemosa* unterschieden werden. Letztere ist weniger temperaturabhängig, mehr rot als zyanotisch und zeigt eine unregelmäßige, blitzfigurenartige Form. Die Perniones sind unverkennbar. Nur die Frühlings- und Herbstperniosis kann mit einem *Erythema exsudativum multiforme* (S. 70) verwechselt werden, zeigt jedoch kein typisches kokardenförmiges Bild. Das Erythema induratum Bazin ist im allgemeinen unschwer von einem *Erythema nodosum* (S. 73) zu unterscheiden. Letzteres bevorzugt die Streckseite der Unterschenkel, hat eine kontusiforme Farbe und ulzeriert nie.

Therapie. Hyperämisierende Maßnahmen systemisch (z. B. Ronicol) und örtlich (z. B. Rubriment-Essenz-Bäder, Akrotherm-Salbe, Amasin-Creme u. a.). Vorbeugend „Hautgefäßtraining" mit Wechselbädern und Schutz besonders vor nasser Kälte.

Kooperation. *D:* Bei diagnostischen Zweifeln und zum Ausschluß seltener, ähnlich aussehender Dermatosen (z. B. eines Chilblain-Lupus als besondere Form einer Sarkoidose an den Akren, verwechselbar mit Perniones).

4.2.3 Verbrennung und Verbrühung

Ursache. Flamme (besonders bei Kindern häufig beim Grillen durch Aufgießen von Brennspiritus!), kochendes Wasser, siedendes Öl u. a.

Pathomechanismus. Hautschädigung direkt durch Hitzekoagulation und indirekt durch Erhöhung der Wandpermeabilität erweiterter und geschädigter Gefäße.

Klinik. Auf der Haut werden drei Schweregrade unterschieden.
1. Grad. Scharf begrenzte Rötung und evtl. Schwellung.
2. Grad. Zusätzlich Blasenbildung, evtl. erst Stunden nach der Exposition.
3. Grad. Zusätzlich Nekrosen mit konsekutiver Abstoßung (Ulzeration).

Hitzeschäden 1. und 2. Grades (wenn unkompliziert, z. B. ohne Impetiginisation) heilen ohne Narbenbildung ab, während nach drittgradigen Hitzeschäden *Narben* entstehen, die fast immer hypertrophisch werden und besonders über Gelenken durch ihre verminderte Dehnbarkeit funktionell erheblich stören können („dermatogene Kontraktur").

Eine *Schockgefahr,* in erster Linie durch Plasmaverlust, etwa 2–3 h nach der Exposition, besteht in Abhängigkeit vom Schweregrad und von der Flächenausdehnung der Schädigung. Mit Schocksymptomen ist zu rechnen bei Erwachsenen, wenn 10–20% der Hautfläche zweitgradig oder 5–10% der Hautfläche drittgradig geschädigt sind. Bei Kindern unter 10 Jahren ist ab 10% zweitgradig und 5% drittgradig verbrannter Hautfläche mit Schocksymptomen zu rechnen. Die Schätzung der Flächenausdehnung in Prozent erfolgt am einfachsten nach der Regel, daß die Handfläche des Verletzten sowohl bei Erwachsenen als auch bei Kindern etwa 1% seiner Hautfläche entspricht. Die Schockgefahr nimmt in den folgenden Tagen durch Resorption von vasoaktiven Gewebstoxinen zu. Besonders gefürchtet sind das Erbrechen bei Säuglingen und Kleinkindern (Erstickungsgefahr!), hypoxämische Schäden an inneren Organen und Nierenfunktionsstörungen mit der Möglichkeit eines akuten Nierenversagens.

Therapie. Bei zu erwartender Schockgefahr sofortige stationäre Einweisung. Nicht eingewiesen werden müssen Verbrennungen 1. Grades und wenig ausgedehnte Verbrennungen 2. Grades mit betroffenen Hautflächen weit unter den angegebenen Richtzahlen.

Nachfolgend sollen nur die unmittelbaren Notfallmaßnahmen und die örtliche Behandlung wenig ausgedehnter Verbrennungen besprochen werden.

Notfallmaßnahmen bis zum Eintreffen des Notarztwagens:
- Sofort nach der Hitzeexposition feuchte Umschläge mit kaltem Leitungswasser oder mit Eiswasser.
- Wunden mit Gittertüll (z. B. Sofra-Tüll) abdecken und Verbandsmull bzw. saubere Tücher darüberlegen.
- Den Patienten zum Transport warm einpacken (Auskühlungsgefahr!).
- Bei Bedarf Schmerzmittel verabreichen (z. B. Dolantin i. v.).
- Ein Ersatz des Flüssigkeitsverlusts mit Infusionslösungen ist nur bei längerer Transportdauer (mehr als eine halbe Stunde) erforderlich.

Örtliche Maßnahmen. Bei Verbrennungen 1. Grades genügt oft das Auftragen von Lotio alba, evtl. mit einer Steroidcreme darunter. Bei Verbrennungen 2. Grades sollte der Blaseninhalt mit steriler Kanüle entleert werden. Danach Auftragen einer Steroidantibiotikakombination (z. B. Terracortril-Creme) und Anlegen eines Schutzverbands. Verbrennungen 3. Grades sollen zunächst antibiotisch trocken behandelt werden (z. B. 1%ige Achromycin-Lotio), dann kombiniert reinigend und antibiotisch (z. B. Fibrolan-Salbe im Wechsel mit Aureomycin-Salbe). Nach Epithelisierung kann der Entstehung hypertropher Narben durch eine örtliche Behandlung mit heparinoid- und steroidhaltigen

Salben entgegengewirkt werden (z. B. Hirudoid-Salbe im Wechsel mit Sermaka-Salbe).

Kooperation. *D:* Zur Nachbehandlung bei hypertrophen Narben.
Ch: Zur operativen Korrektur von dermatogenen Kontrakturen.

4.2.4 Hitzemelanose Buschke

Ursache. Lang anhaltende wiederholte direkte Einwirkung mäßiger Wärme (z. B. warme feuchte Umschläge, Heizkissen, Elektroofen u. a.).

Pathomechanismus. Durch die örtliche Hyperämie verstärkte Melanozytenaktivität.

Klinik. Umschriebene netzförmige Hyperpigmentierung (Abb. 2).

Therapie. Aufklärendes Gespräch. Keine sinnvolle Therapie möglich.

4.3 Aktinisch bedingte Dermatosen

In Abhängigkeit von Wellenlänge, Dosis und individueller Empfindlichkeit können insbesondere die natürlichen und künstlichen UV-Strahlen Hautschäden verursachen.
Phototoxische Reaktionen entstehen bei einmaliger Überdosierung in Form einer akuten phototoxischen Dermatitis (S. 94). Die Summation jahrelang gesetzter subklinischer Dosen kann über DNS-Schäden zu Präkanzerosen und Kanzerosen Anlaß geben (aktinische Keratose, S. 109; Leukoplakie der Lippen, S. 110; Melanosis praecancerosa Dubreuilh, S. 113; Basaliom, S. 107). Das UV-Licht kann aber auch die Bildung von Teleangiektasien begünstigen (Erythrosis interfollicularis colli, S. 94) und die elastischen Fasern schädigen (aktinische Elastose, S. 95).
Bei *photodynamischen* Reaktionen genügen geringere Dosen zum Auslösen sichtbarer Veränderungen, da exogene oder endogene Substanzen die Lichtwirkung auf die Haut potenzieren. Zu den häufigsten exogenen, photodynamisch wirksamen Substanzen zählen das Bergamottöl (Berloque-Dermatitis, S. 95) und die pflanzlichen Furocumarine (Wiesengräserdermatitis, S. 95), während endogen vor allem die Porphyrine die Lichtwirkung verstärken können (Porphyria cutanea tarda, S. 96).
Eine *photoallergische* Reaktion kommt auf dem Wege einer Haptenkomplettierung durch Lichtenergie zustande und manifestiert sich als photoallergisches Exanthem (S. 78) bzw. photoallergisches Ekzem (S. 78).
Die mastzellendegranulierende Wirkung des Lichts wird als Lichturtikaria (S. 62) sichtbar. Nicht bekannt ist der Pathomechanismus bei der polymorphen Lichtdermatose (S. 96). Das UV-Licht kann schließlich Dermatosen anderer

Genese zur klinischen Manifestation provozieren. Als Beispiel sollen hierfür der Herpes simplex (S. 38) und der Lupus erythematodes (S. 80) dienen. Aktinische Schäden durch *ionisierende Strahlen* machen sich akut als Röntgendermatitis (S. 97), chronisch als Röntgenoderm (S. 97) bemerkbar.

4.3.1 Akute phototoxische Dermatitis

Ursache. Überforderung der individuellen Lichtschutzkraft, die im wesentlichen vom vorhandenen Pigmentierungsgrad abhängig ist.

Pathomechanismus. In erster Linie Freisetzung vasoaktiver Substanzen (Histamin, Prostaglandine, lysosomale Enzyme). Dadurch Gefäßerweiterung (Rötung) und Austritt von Serum in den perivaskulären Raum (Ödem, Blase).

Klinik. Diffuse Rötung und Schwellung (1. Grad), evtl. auch Blasenbildung (2. Grad). Subjektiv werden Juckreiz und Schmerzen beklagt. Der Zeitpunkt des Auftretens sichtbarer Veränderungen und der weitere zeitliche Ablauf sind von der Wellenlänge der Strahlen abhängig. Das UV-B-Erythem tritt etwa 4–6 h nach der Exposition in Erscheinung, erreicht ein Maximum nach 24 h und klingt allmählich ab 3. Tag ab. Das Erythem nach UV-C-Exposition tritt schneller auf und klingt auch schneller ab, während ein UV-A-Erythem erst nach 1–2 Tagen auftreten und 1 Woche bestehenbleiben kann. Der Sonnenbrand ist in erster Linie UV-B-bedingt, wobei auch UV-A additiv mitbeteiligt ist. Die Verlaufskurve der Hautveränderungen bei künstlichen Strahlern richtet sich nach der maßgeblichen Strahlenqualität.

Therapie. Systemisch evtl. Antihistaminika. Örtlich bei Dermatitis 1. Grades Steroidcremes oder Steroidmilch auftragen. Bei Dermatitis 2. Grades Blaseninhalt mit steriler Kanüle entleeren und danach eine Steroid- und Antibiotikakombination (z. B. Terracortril-Creme) mit 1%iger Achromycin-Lotio darüber auftragen.

4.3.2 Erythrosis interfollicularis colli

Ursache. Jahrelange Einwirkung subtoxischer aktinischer Reize.

Pathomechanismus. Der aktinische Reiz bewirkt auf unbekannte Weise multiple minimale Teleangiektasien in den interfollikulären Hautbereichen.

Klinik. Diffuse permanente Rötung (durch Teleangiektasien) unter Aussparung der leicht prominent imponierenden Follikelöffnungen am seitlichen Hals und im Brustausschnitt. Die Hautpartie unter dem Kinn ist typischerweise frei von pathologischen Veränderungen.

Therapie. Aufklärendes Gespräch über die Zusammenhänge. Keine sinnvolle Therapie möglich.

4.3.3 Aktinische Elastose

Ursache. Jahrelange Einwirkung subtoxischer aktinischer Reize.

Pathomechanismus. Grobschollige Degeneration der elastischen Fasern in den oberen Bindegewebsanteilen.

Klinik. Vermehrt tief gefurchte, graugelblich verfärbte Haut im Gesichts- oder auch im Nackenbereich (Cutis rhomboidalis nuchae).

Therapie. Aufklärendes Gespräch über die Zusammenhänge. Keine sinnvolle Therapie möglich.

4.3.4 Berloque-Dermatitis

Ursache. Furocumarine in ätherischen Ölen als Bestandteile von Kosmetika (Kölnisch Wasser, Cremes u. a.).

Pathomechanismus. Die Erythemschwelle wird durch die photodynamisch wirksamen Substanzen örtlich herabgesetzt.

Klinik. Einer häufig unbemerkten, streng auf die Auftragungsstellen beschränkten erythematösen Dermatitis folgt eine lang anhaltende Pigmentierung. Bei Furocumarinen in Flüssigkeiten können so pigmentierte Rinnstellen sichtbar werden (Berloque = Uhrgehänge).

Therapie. Versuch einer Depigmentierung mit einem 0,25%igen Sublimatspiritus oder mit Depigman forte, streng auf die dunklen Hautstellen appliziert und mit einem Lichtschutzpräparat (z. B. Contralum) bedeckt.

Kooperation. *D:* Zur Durchführung der sehr heiklen Depigmentierungstherapie.

4.3.5 Wiesengräserdermatitis

Ursache. Durch Liegen mit unbedeckter, nasser Haut auf einer Wiese werden Furocumarine aus Pflanzen ausgelöst.

Pathomechanismus. Beim Umdrehen und Sonnenexposition der mit Furocumarinen benetzten Hautstellen entsteht hier durch Herabsetzung der Erythemschwelle eine Dermatitis.

Klinik. Entsprechend dem Abklatsch von Gräsern und Pflanzen sieht man eine bizarr konfigurierte, scharf begrenzte Rötung, häufig auch mit Blasenbildung. Lang anhaltende postinflammatorische Pigmentierung.

Therapie. Entleerung des Blaseninhalts mit steriler Kanüle, Auftragen einer Steroidantibiotikakombination (z. B. Terracortril-Creme), evtl. mit einer

1%igen Aureomycin-Lotio darüber. Später Versuch der Depigmentierung (S. 95).

Kooperation. *D:* Zur Mitbehandlung, insbesondere bei Wunsch auf Depigmentierung.

4.3.6 Porphyria cutanea tarda

Ursache. Durch Störung der Hämsynthese in der Leber bei chronischen Parenchymschäden werden vermehrt Porphyrine gebildet und auch in der Haut abgelagert.

Pathomechanismus. Herabsetzen der Erythemschwelle an Orten maximaler Porphyrinkonzentration in der Haut. Bei Belichtung dadurch subepidermale Blasenbildung.

Klinik. Meist bei Männern mittleren Alters mit chronisch erhöhtem Alkoholkonsum wird die Haut an lichtexponierten Stellen durch mechanische Traumen leichter verletzlich. Besonders an den Handrücken, aber auch im Gesichts-, Schläfen- und Nackenbereich schießen nach Lichtexposition pralle, bis erbsengroße *Blasen* auf, die mit einer zart atrophischen rundlichen Narbe abheilen. Häufig anzutreffen sind auch postbullöse *Milien* sowie eine periorbikuläre *Hypertrichose*. Bei langem Verlauf kann die belichtete Haut *sklerodermiform* (hart, glatt, depigmentiert, wenig dehnbar) werden.

Labor. Lebertypische Enzyme und Serumeisen sind erhöht; im Urin und im Stuhl werden vermehrt Porphyrine ausgeschieden.

Therapie. Zur Abklärung und zur Einleitung der Behandlung ist eine stationäre Einweisung erforderlich. Zur Langzeittherapie eignen sich *Aderlässe,* zu Beginn wöchentlich 500 ml, danach entsprechend der Kontrollwerte (Serumeisen, Porphyrin im Urin) sowie niedrig dosierte *Chloroquingaben* (z. B. Resochin, 2×125 mg pro Woche). Örtlich ist ein konsequenter Lichtschutz (z. B. Contralum) erforderlich. Eine Mitbehandlung des Leberschadens ist unerläßlich.

Kooperation. *D:* Zur Diagnostik, zum Ausschluß seltener Porphyrieformen (insbesondere einer erythropoetischen Protoporphyrie) und zur Mitbehandlung.

I: Zur Klärung und Mitbehandlung des Leberparenchymschadens.

4.3.7 Polymorphe Lichtdermatose

Ursache. Unbekannt. Vermutet werden endogene photodynamische Substanzen, die nicht den Porphyrinen angehören.

Pathomechanismus. Ungeklärt.

Klinik. Zur Zeit handelt es sich um eine Ausschlußdiagnose mit typischer Anamnese. Es wird berichtet, daß nach Sonnenexposition, häufig erst im Urlaub in sonnenreichen Gegenden, juckende Morphen in Erscheinung treten. Befallen sind meist Frauen an lichtexponierten Stellen, häufig unter Auslassung des Gesichts. Oft ist ein Gewöhnungseffekt zu erfragen: das Exanthem klingt allmählich trotz weiterer Exposition ab. Die pruriginösen Erscheinungen sind variabel: leicht elevierte erythematöse Flecke, Papeln, Papulovesikel oder Seropapeln.

Labor. Porphyrine im Normbereich. Testung mit künstlichen Lichtquellen negativ.

Differentialdiagnose. Alle definierten Photodermatosen (insbesondere die erythropoetische Protoporphyrie, das photoallergische Ekzem und das photoallergische Arzneiexanthem, S. 78) und *lichtprovozierbaren Dermatosen* (Lupus erythematodes, S. 80; Morbus Darier, S. 127) müssen ausgeschlossen werden.

Therapie. Antihistaminika per os und örtlich eine Steroidcreme, evtl. mit Lotio alba darüber. Die Prophylaxe ist schwierig und oft enttäuschend. Versucht werden können: eine allmähliche Pigmentierung der Haut durch Ganzkörperbestrahlung vor der erwarteten massiven Exposition, das Verabreichen von Schutzpigment per os (z. B. Carotaben) und örtlicher Lichtschutz (z. B. Contralum).

Kooperation. *D:* Zur Ausschlußdiagnose und zur Mitbehandlung.

4.3.8 Röntgenschäden

Ursache. Örtliche, bei akutem Strahlenschaden auch allgemeine Reaktion auf höhere Strahlendosen, die meist aus medizinischen Gründen eingesetzt wurden.

Pathomechanismus. Je nach Einzel- und Gesamtdosis Gefäßerweiterung (Rötung), Serumaustritt in den perivaskulären Raum durch erhöhte Durchlässigkeit der erweiterten oder auch geschädigten Gefäßwände (Ödem, Blasen) oder auch Nekrosen durch massive Gefäßschädigung und direkte Gewebszerstörung. Als Spätfolge können poikilodermatische „Strahlennarben" (Röntgenoderm) entstehen.

Klinik
Die akute Radiodermatitis manifestiert sich dosisabhängig und nach unterschiedlicher Latenzzeit in 3 Schweregraden:
1. Grad. 10–14 Tage nach einmaliger Bestrahlung Rötung, Schwellung und Juckreiz. In behaarten Gebieten meist nur temporäre Alopezie.

2. Grad. 6–8 Tage nach Bestrahlung Rötung, Schwellung, Blasenbildung, Erosionen und flache Ulzera. Subjektiv Juckreiz und Brennen. Meist bleibende Alopezie.

3. Grad. 2–5 Tage nach Bestrahlung Rötung, Schwellung, Blasenbildung, Erosionen, Nekrosen und tiefe Ulzera. Subjektiv Juckreiz, Brennen und Schmerzen. In behaarten Gebieten bleibende Alopezie.
Die örtliche Symptomatik kann von einem „*Strahlenkater*" mit Übelkeit und Erbrechen begleitet werden. Je nach Strahlenmenge treten die Beschwerden Minuten bis Stunden nach der Exposition auf und können 1–2 Tage anhalten.

Die chronische Radiodermatitis (Röntgenoderm) entwickelt sich wenige Jahre bis Jahrzehnte nach einer akuten Radiodermatitits 2.–3. Grades, aber auch ohne akute Erscheinungen als Summationsschaden fraktionierter Dosen. Es entsteht eine scharf begrenzte poikilodermatische Narbe: fleckige Hyper- und Depigmentierung sowie disseminierte Teleangiektasien innerhalb eines skleroatrophischen Hautareals. Die befallene Haut kann umschrieben keratotisch werden (Röntgenkeratose) oder/und geschwürig zerfallen (ulzeriertes Röntgenoderm). Aus den Keratosen und dem Ulkus kann sich ein spinozelluläres Karzinom entwickeln (Röntgenkarzinom). So zählt ein Röntgenoderm zu den Präkanzerosen.

Labor. PE bei an der Basis infiltrierten Röntgenkeratosen und bei ulzeriertem Röntgenoderm zum Ausschluß einer initialen Kanzerisierung.

Therapie. Bei Strahlenkater Antiemetika (z. B. Decentan). Die örtliche Behandlung einer akuten Radiodermatitis erfolgt symptomatisch: Steroidcreme beim 1. Grad, Entleerung des Blaseninhalts mit steriler Kanüle und Auftragen einer Steroidantibiotikakombination (z. B. Terracortril-Creme) beim 2. Grad sowie örtlich nekrolytisch und antibiotisch beim 3. Grad (z. B. Fibrolan-Salbe im Wechsel mit Aureomycin-Salbe).
Das unkomplizierte Röntgenoderm soll mit Fettsalben gepflegt werden, evtl. mit Heparinoidzusatz (z. B. Hirudoid-Salbe). Keratosen sollen exzidiert oder mit scharfem Löffel abgetragen und nachkoaguliert werden. Das ulzerierte Röntgenoderm hat quoad sanationem eine sehr schlechte Prognose. Es erfordert eine übliche Ulkusbehandlung (S. 154).
Grundsätzlich sollten Röntgenoderme nach Möglichkeit vorsorglich im Gesunden exzidiert und plastisch gedeckt werden. Ist dies nicht möglich, so ist eine regelmäßige Überwachung erforderlich.

Kooperation. *D:* Zur Mitbehandlung und zur PE bei Verdacht auf initiale Kanzerisierung.
Ch: Zur Exzision und plastischer Deckung größerer Röntgenoderme.

Besonders zu beachten. Bei Strahlenunfall gelten besondere Vorschriften. Gegebenenfalls sofort telefonische Verbindung mit dem zuständigen regionalen Strahlenschutzzentrum aufnehmen.

4.4 Chemisch bedingte Dermatosen

Neben den meist durch Unfall im Beruf oder im Haushalt unbeabsichtigt erfolgten Hautschädigungen durch Chemikalien (Verätzungen) wird hier auch auf die Artefakte eingegangen, die bevorzugt (aber nicht ausschließlich) durch Säuren und Laugen gesetzt werden. Das Problem der resorptiven Toxizität, meist als Folge einer örtlichen Behandlung, wird im Kapitel über die Dermatotherapie (S. 173) berücksichtigt.

4.4.1 Verätzungen

Ursache. Säuren oder Laugen in unterschiedlicher Konzentration.

Pathomechanismus. Bei Säuren Koagulationsnekrose durch Eiweißfällung; bei Laugen Kolliquationsnekrose durch Eiweißauflösung.

Klinik. Je nach Konzentration der Ätzlösung nur Rötung und Schwellung (1. Grad), selten Blasenbildung (2. Grad), häufig Nekrosen (3. Grad). Typisch sind die scharfe Begrenzung und die bizarre Konfiguration der Hautschäden, mit Abrinnspuren und mit Spritzerfolgen. Die Nekrosen durch Säuren sind im allgemeinen trocken, durch Laugen weich, wie gequollen und schmierig.

Therapie. Bei ausgedehnteren Verätzungen sofortige stationäre Einweisung veranlassen und bis zum Eintreffen des Transportwagens die Ätzstellen reichlich mit Wasser spülen. Die Neutralisation hat auch bei bekannter Ätzlösung eher eine theoretische Bedeutung: bei Säuren wird hierzu Natriumbikarbonat oder Kreide, bei Laugen Zitronensaft oder 1%ige Essigsäurelösung empfohlen. Bei sofortiger oder reaktiver Rötung und Schwellung mildern örtlich angewandte Steroidcremes die Symptomatik. Bei Nekrosen eignet sich Gittertüll (z. B. Sofra-Tüll) zur Sofortbehandlung. Nach Demarkation der Nekrosen erfolgt örtlich am besten eine kombinierte nekrolytische und antibiotische Behandlung (z. B. Fibrolan-Salbe im Wechsel mit Aureomycin-Salbe).

Kooperation. Je nach vorherrschender Symptomatik verschiedene Disziplinen.

4.4.2 Artefakte

Ursache. Unterschiedlichste Motive (Befreiung von der Arbeit, Rentenbegehren, Erwecken von Mitleid, Suche nach Liebe oder Aufmerksamkeit u. a.).

Pathomechanismus. Selbstbeschädigung mit den unterschiedlichsten Mitteln (Reiben, Scheuern, Kneifen, heiße Metallgegenstände und brennende Zigaretten, scharfe Gegenstände u. a.), wobei Verätzungen mit Säuren und Laugen oft bevorzugt werden.

Klinik. Gestörte Persönlichkeitsstruktur. Bizarr konfigurierte Hautschäden, die keiner „gewachsenen" Dermatose entsprechen und an „handgerechten" Orten sitzen. Besonders schwierig ist die Erkennung einer artifiziellen Komponente bei absichtlicher Heilungsverzögerung von bestehenden „legitimen" Morphen (z. B. Ulcus cruris).

Therapie. Eine Abheilung ist oft nur durch einen wirksamen Schutz der geschädigten Hautstelle (z. B. Zinkleimstärkebinden oder Gipsverband) zu erreichen.

Kooperation. *D:* Bei diagnostischen Zweifeln.
Ps: Zur Motivforschung und Mitbehandlung.

5 Erkrankungen der Hautdrüsen

Die Epidermis mit den Keratinozyten und Melanozyten, die Haarfollikel, die Talgdrüsen, die Schweißdrüsen und die Nagelmatrix sind spezialisierte „Produktionseinheiten" und bilden die Hornschicht und das Melanin, die Haare, den Talg, den Schweiß und die Nägel.
Bereits ihre Funktionsstörung kann krankhafte Veränderungen bedingen. Darüber hinaus gibt es eine Reihe von typischen Erkrankungen, die entweder isoliert eine Hautdrüse betreffen oder von dieser ihren Ausgang nehmen.

5.1 Erkrankungen der Epidermis

Funktionell betrachtet kann die Epidermis als eine exokrine Drüse aufgefaßt werden, die die Hornzellen der Hornschicht produziert. Ihre Basalzellschicht besteht aus Keratinozyten und Melanozyten.
Die *Keratinozyten* wandern asynchron in etwa 28 Tagen zur Hautoberfläche, werden dabei in Hornzellen umgewandelt, die dann abfallen. Diese „Desquamatio insensibilis" wird nur auf der Kopfhaut sichtbar, da sich die losgelösten Hornzellen in den Haaren verfangen. Auf der übrigen Haut ist eine sichtbare Schuppung („Desquamatio sensibilis") entweder Ausdruck einer verstärkten Mitoserate der Keratinozyten (Produktionshyperkeratose) mit oder ohne Beschleunigung der Zellwanderung (Akzeleration mit Bildung noch kernhaltiger Hornzellen = Parakeratose) oder einer gestörten Abstoßung der Hornzellen (Retentionshyperkeratose).
Die mitogenen Noxen einer Produktionshyperkeratose können mechanischer, chemischer und entzündlicher Natur sein. Eine mechanische Überlastung der Haut führt zur Schwielenbildung, chemische Reize (Entfettung) zu Pityriasis simplex corporis (S. 102) und entzündliche Reize in Zusammenhang mit einer hereditären Bereitschaft zu Psoriasis (S. 102).
Typisches Beispiel für eine Retentionshyperkeratose ist die Ichthyosis (S. 105).
Mutationen der Keratinozyten bedingen gutartige und bösartige Neubildungen (seborrhoische Warze, S. 106; aktinische Keratose, S. 109; Morbus Bowen, S. 111; Basaliom, S. 107; Keratoakanthom, S. 108; spinozelluläres Karzinom, S. 112).
Die *Melanozyten* produzieren das Melanin. Wird im Laufe des Lebens an umschriebenen Stellen die Melaninsynthese aus letztlich unbekannten Grün-

den eingestellt, entstehen weiße Flecke (Vitiligo; s. Abb. 4). Ein angeborenes Fehlen des Melanins liegt bei erblicher Störung der Tyrosinaseaktivität vor (Albinismus partialis seu totalis). Eine genetisch determinierte kleinfleckig vermehrte Melaninproduktion liegt den Sommersprossen (Epheliden) zugrunde. Östrogene können die Melanozyten stimulieren und verursachen so braune Flecke. Dies geschieht häufiger während der Schwangerschaft (Chloasma uterinum), aber auch durch östrogenbetonte Ovulationshemmer oder bei Lichtexposition einer mit östrogenhaltigen Externa behandelten Haut (Chloasma extrauterinum = Melasma). Auch eine chronische Arsenintoxikation kann sich als fleckige Hyper- und Depigmentierung manifestieren (Arsenmelanose).

Die umschriebene Vermehrung der Melanozyten im Alter erscheint ebenfalls als brauner Fleck (Lentigo senilis, S. 112); ihre Mutation kann zur Bildung präkanzeröser Zustände (Melanosis praecancerosa Dubreuilh, S. 113) Anlaß geben, aus denen sich ein malignes Melanom entwickeln kann.

5.1.1 Pityriasis simplex corporis

Ursache. Austrocknung der Haut durch Bilanzstörung zwischen Produktion und Verbrauch von Schweiß und Talg.

Pathomechanismus. Die Austrocknung der Hautoberfläche verstärkt die Mitoserate der Keratinozyten.

Klinik. An umschriebener Stelle, häufig im Gesicht und an den Extremitäten wird eine unscharf begrenzte pityriasiforme Schuppung sichtbar. Bei stärkerer Prägung äußert sich der Reizzustand der Haut in einer zusätzlichen Rötung im schuppenden Bereich. Bei Lichtexposition bleiben die schuppenden Stellen in der Pigmentierung zurück, da ein Teil der UV-Strahlen in der verdickten Hornschicht absorbiert und reflektiert wird. Dadurch unterbleibt hier eine aktinische Stimulierung der Melanozyten (Pityriasis simplex corporis alba).

Labor. Bei randbetonten Herden mykologische Untersuchung zum Ausschluß einer Tinea.

Differentialdiagnose. Eine aphlegmasische *Tinea* superficialis corporis (S. 43) ist im Gegensatz zur Pityriasis simplex meist randbetont und beschränkt sich häufig auf eine umschriebene Kontaktstelle.

Therapie. Einschränkung der Waschprozeduren und Nachfettung mit einer W/Ö-Emulsion (z. B. Eucerin cum aqua).

Kooperation. *D:* Bei Tineaverdacht zur mykologischen Untersuchung.

5.1.2 Psoriasis

Ursache. Unbekannt. Gesichert ist lediglich eine hereditäre Bereitschaft.

Pathomechanismus. Vier Faktoren prägen die psoriatischen Hautveränderungen:
- *Produktionshyperkeratose* durch erhöhte Mitoserate der Keratinozyten.
- *Akzeleration* der Zellwanderung (statt in 28 Tagen bereits in 3–5 Tagen Umwandlung der Keratinozyten in eine noch kernhaltige Hornzelle).
- Einwanderung von *Leukozyten in die Epidermis* mit subkornealer Abszeßbildung. Mikroabszesse sind nur histologisch sichtbar (Psoriasis vulgaris). Größere Abszesse manifestieren sich klinisch als sterile Pustel (Psoriasis pustulosa).
- *Dermatitis* mit Gefäßerweiterung (Erythem), Exoserose und Exozytose (eleviertes Erythem).

Klinik. Formen ohne klinisch manifeste Pusteln werden als Psoriasis vulgaris, mit Pusteln als Psoriasis pustulosa bezeichnet. Eine Sonderform befällt Haut und Gelenke (Psoriasis arthropathica).

Psoriasis vulgaris. Scharf begrenzte, meist rundliche, erythematosquamöse Herde mit großlamellöser („psoriasiformer") Schuppung (Abb. 27). Ein *akuter Schub*, häufig nach Angina, zeichnet sich oft durch bis linsengroße Herde (Psoriasis exanthematica) aus. *Chronisch stationäre Herde,* mit Schwerpunkt an den Ellenbogenstreckseiten, im Kreuzbeinbereich und im Bereich der behaarten Kopfhaut sind größer (Psoriasis nummularis) und weniger entzündlich. Bei *universellem Befall* wird von einer psoriatischen Erythrodermie gesprochen. In den *intertriginösen Räumen* ist nur eine *scharf begrenzte Rötung* ohne Schuppung sichtbar (Psoriasis intertriginosa). Die *Nagelpsoriasis* manifestiert sich durch grübchenförmige Defekte der Nagelplatte („Tüpfelnägel"), durch subunguale erythematosquamöse Herde, die hellbraun durchschimmern („Ölflecke") und durch eine distal vermehrt sichtbare subunguale Keratose mit Abhebung der Nagelplatte (Onycholysis semilunaris).

Psoriasis pustulosa. Meist gruppierte, *sterile* Pusteln entweder nur im Bereich der Handflächen und Fußsohlen (Psoriasis pustulosa palmoplantaris; s. Abb. 11) oder viel seltener auf der gesamten, entzündlich geröteten Haut (Psoriasis pustulosa generalisata).

Psoriasis arthropathica. Veränderungen und Beschwerden im Sinne einer *seronegativen* primär-chronischen Polyarthritis vor allem an den kleinen Gelenken, in Zusammenhang mit einer positiven Psoriasisanamnese (früher psoriatische Schübe oder Psoriasis in der Familie) oder mit bestehenden Psoriasisherden.

Labor. Bei Psoriasis exanthematica zum Ausschluß eines papulosquamösen Syphilids *Luesserologie.* Bei Psoriasis pustulosa *bakteriologische* Untersuchung des Pustelinhalts zum Ausschluß einer Pyodermie. Bei Psoriasis pustulosa palmoplantaris und bei Nagelpsoriasis *mykologische Untersuchung* zum Ausschluß einer Tinea. Bei Psoriasis arthropathica *Röntgenuntersuchung* der befallenen Gelenke und *Rheumaserologie.*

Differentialdiagnose. Eine isolierte Psoriasis vulgaris der behaarten Kopfhaut kann mitunter schwer von einem *seborrhoischen Ekzematid* (S. 115) unterschieden werden. Für ein seborrhoisches Ekzematid sprechen eine unscharfe Begrenzung der Herde, der Juckreiz und eine Beschränkung der Herde auf behaarte Stellen (Die Psoriasis der Kopfhaut überschreitet häufig die Stirnhaargrenze!). Eine Psoriasis vulgaris exanthematica ist einem *papulösen Syphilid* (S. 50) oft ähnlich. Andere Lueserscheinungen und eine positive Lueserologie klären die Diagnose. Stärker infiltrierte Herde einer nicht ganz typischen Psoriasis vulgaris nummularis erfordern eine PE zum Ausschluß eines psoriasiformen *Lymphoms* (S. 171). Eine isolierte Nagelpsoriasis kann klinisch meist nicht sicher von einer *Onychomykose* (S. 44) unterschieden werden. Eine mykologische Kultur ist fast immer erforderlich. Die Psoriasis intertriginosa ist meist großbogig konfiguriert und nicht erosiv, im Gegensatz zur polyzyklischen Konfiguration des erosiven Herds bei *Candidaintertrigo* (S. 46). Eine gewöhnliche *erythematöse Intertrigo* (S. 150) ist von der Psoriasis intertriginosa nur bei Vorhandensein auch anderer, typischer Psoriasisherde zu unterscheiden. Die psoriatische Genese einer Erythrodermie ist nur bei typischer Anamnese und bei typischer Nagelpsoriasis sicher zu erkennen. Andere Ursachen einer *Erythrodermie* (S. 171) müssen erwogen werden. Die Psoriasis pustulosa erinnert nur palmoplantar an eine dyshidrosiforme oder keratotische *Tinea* (S. 43) und erfordert im Zweifel eine mykologische Untersuchung. Eine impetiginisierte *dyshidrosiforme Eruption* (S. 146) ist vor allem durch den bakteriologischen Nachweis von pyogenen Keimen im Pustelinhalt und durch die häufig begleitende Lymphangitis und Lymphadenitis erkennbar und unterscheidet sich so von der „sterilen" Psoriasis pustulosa palmoplantaris.

Therapie. Nur eine symptomatische Behandlung ist möglich und umfaßt im wesentlichen keratolytische, proliferationshemmende und antiinflammatorische Maßnahmen. Einige Gesichtspunkte hierzu sollen nachfolgend skizziert werden.

Die Keratolyse erfolgt am besten mit 3–5%igen Salizylsäurezubereitungen: an der behaarten Kopfhaut in Adeps suillus, an der übrigen Haut in gelber Vaseline. Auch hier ist die Gefahr einer resorptiven Toxizität der Salizylsäure zu beachten (S. 175).

Die Hemmung der epidermalen Zellproliferation kann im Prinzip mit allen die Mitoserate hemmenden Mitteln erreicht werden, wobei dem Abwägen von Nutzen und Schaden einer Behandlungsmaßnahme bei der zwar unangenehmen, aber letztlich harmlosen Erkrankung eine besondere Bedeutung zukommt. So sind zwar Arsenpräparate und andere Zytostatika auch in niedriger Dosierung wirksam (z. B. 25 mg Methotrexat i. v. 1× wöchentlich), wegen den nach Jahrzehnten zu erwartenden Spätfolgen in Form von Karzinomen der Haut und innerer Organe jedoch nur bei betagten Patienten mit schwerer Psoriasis sinnvoll.

Örtlich zytostatisch wirksam sind in der Reihenfolge ihrer Wirkungsstärke Röntgenstrahlen, UV-Strahlen, Glukokortikosteroide und Teerzubereitungen. Eine *Röntgenbestrahlung* von Psoriasisherden kann wegen der Kumulationsgefahr und der gesicherten Spätschäden nicht befürwortet werden.
UV-Strahlen unterschiedlicher Qualität werden mit gutem Erfolg zur Behandlung der Psoriasis angewendet. Die Maßnahmen reichen von Klimakuren in sonnenreichen oder sonnenintensiven Gebieten über die Höhensonnenganzkörperbestrahlung bis zu den UV-B- und UV-A-Strahlern (letztere nach örtlicher oder peroraler Lichtsensibilisierung mit Meladinine). Hierbei ist schlimmstenfalls eine örtliche Kanzerogenität, die sich in Jahrzehnten auswirkt, zu befürchten. Dies kann in Kauf genommen werden, wenn die Kontrolle der Strahlendosierung und die Überwachung des Patienten durch einen Arzt gewährleistet ist.
Glukokortikosteroide haben nur einen morbostatischen Effekt und können nach dem leider oft notwendigen jahrelangen Gebrauch örtliche und resorptive Schäden verursachen. Sinnvoll ist ihre Anwendung zur „Zeitraffung" als Initialbehandlung, gefolgt von einer weniger schädigenden örtlichen Therapie mit UV-Licht oder mit *Teerpräparaten*. Letztere können ambulant nur als Teerbäder (z. B. Balneum-Hermal mit Teer) oder als Liquor carbonis detergens 5–10%ig in Ungt. Lanette molle am Kopf oder in gelber Vaseline auf der übrigen Haut zugemutet werden. Die ebenfalls mögliche und wirksame örtliche Anwendung von unverdünntem Teer (z. B. Pix lithanthracis) oder von Cignolin in Salben und Lösungen bis maximal 2% sind einer Behandlung in einer spezialisierten Klinik vorbehalten.
Die Entzündungshemmung gelingt zwar gut mit Glukokortikosteroiden, hat aber die Nachteile einer morbostatischen, auf lange Sicht durch Nebenwirkungen belasteten Therapie. Auch Teer hat eine entzündungshemmende Wirkung, die bei den erwähnten Zubereitungen mit Liquor carbonis detergens zur Geltung kommt. In den intertriginösen Räumen hat sich in dieser Hinsicht Solutio Castellani DRF gut bewährt, die allerdings durch die rote Farbe ihre praktischen Nachteile bei ambulanter Behandlung hat.

Kooperation. *D:* Bei diagnostischen Zweifeln (s. Differentialdiagnose) und zur Mitbehandlung.
I: Zur Abklärung und Mitbehandlung von Gelenkbeschwerden.

5.1.3 Ichthyosis vulgaris

Ursache. Heredität mit unregelmäßig dominantem Erbgang.
Pathomechanismus. Retentionshyperkeratose.

Klinik. Sebostatisches Hautorgan mit vermehrter Furchung der Handflächen („Ichthyosishand"). In unterschiedlichem Ausmaß fischschuppenartig geprägte festhaftende Hornlamellen bedecken die Haut, mit Ausnahme der großen Gelenkbeugen. Eine entzündliche Rötung der Haut fehlt im allgemeinen, kann jedoch bei zusätzlicher Austrocknung als Exsikkationsekzematid (S. 116) das Krankheitsbild komplizieren („Eczema in ichthyotico").

Differentialdiagnose. Andere, seltene Ichthyosiserkrankungen, wie die *Ichthyosis congenita* und die *Erythrodermie ichthyosiforme congénitale*, beide durch zusätzliche Hautentzündung und Befall auch der großen Gelenkbeugen ausgezeichnet.

Therapie. Einschränkung der Waschprozeduren, Auflockerung der Hornzellkohäsion z. B. mit Kochsalzzubereitungen und Nachfetten der Haut mit W/Ö-Emulsionen. Bewährt haben sich 2× wöchentlich 1–3%ige Kochsalzbäder und danach das Auftragen einer 1%igen Kochsalz-Eucerin-cum-aqua-Salbe auf die noch feuchte Haut.

Kooperation. *D:* Zur Diagnostik und Mitbehandlung besonders bei gleichzeitig bestehender Hautrötung.

5.1.4 Epidermale Zyste (Milium)

Ursache. Anlagebedingt, traumatisch und postbullös.

Pathomechanismus. Zirkuläre Epidermisanteile in der Dermis bilden eine zentrale Hornkugel. Voraussetzung ist, daß anlagebedingt, durch Verletzungen oder durch subepidermale Blasen Epidermisreste, durch Bindegewebe vom Oberflächenepithel getrennt, in der Dermis vorhanden sind bzw. dorthin geraten.

Klinik. Anlagebedingt meist im Gesicht, besondere periorbikulär, auf sonst nicht veränderter Haut; traumatisch und postbullös ubiquitär im Narbenbezirk. Einzeln oder in Mehrzahl sieht man hautfarbene, meist bis glasstecknadelkopfgroße Erhabenheiten, die sich palpatorisch als hart erweisen.

Therapie. Anritzen der Zystendecke mit Moncorps-Messer (feines lanzettenartiges Skalpell) und Ausdrücken des Inhalts.

Kooperation. *D:* Bei postbullösen Milien an lichtexponierten Stellen (besonders Handrücken) zum Ausschluß einer Porphyria cutanea tarda (S. 96).

5.1.5 Seborrhoische Warze

Ursache. Unbekannt. Das „Alter der Haut" spielt eine noch nicht geklärte Rolle. Begünstigung durch UV-Licht möglich, jedoch nicht alleinige Ursache (Auftreten auch an sicher lichtgeschützten Hautstellen).

Pathomechanismus. Umschriebene Erhöhung der Mitoserate der Keratinozyten ohne histologisch nachweisbare wesentliche Zellatypien.

Klinik. Praktisch überall, bevorzugt jedoch im Gesicht, an den Handrücken und im Brust- und Rückenbereich treten solitär, häufiger in Mehrzahl scharf begrenzte, rundlich oder oval konfigurierte feste Erhabenheiten in Erscheinung. Ihre Farbe ist hellbraun bis schwarz, ihre Oberfläche unregelmäßig gepunzt und beim Darüberstreichen eher glatt als rauh („seborrhoisch").

Differentialdiagnose. Pigmentierte *Nävuszellnävi* (S. 160) bestehen meist seit der Kindheit. Ein *malignes Melanom* (S. 162) hat meist eine glatte Oberfläche. Pigmentierte *aktinische Keratosen* (S. 109) haben eine rauhe Oberfläche und haften fest an der Unterlage.

Therapie. Nicht unbedingt erforderlich, da keine Entartungsgefahr. Störende Gebilde können in Lokalanästhesie mit einem scharfen Löffel bis zum Hautniveau abgetragen werden. Bei diagnostischen Zweifeln Excisio in toto in Lokalanästhesie mit histologischer Untersuchung. Bei Melanomverdacht Exzision in Vollnarkose mit Schnellschnittdiagnostik (S. 163).

Kooperation. *D:* Bei diagnostischen Zweifeln und zur Behandlung.

5.1.6 Basaliom

Ursache. In den allermeisten Fällen kumulative Wirkung von UV-Strahlen. Am Rumpf häufig als Spätfolge von Arseninkorporation.

Pathomechanismus. Umschriebene Proliferation basaloider Keratinozyten, meist ausgehend von der Epidermis, seltener auch vom Follikelepithel (Trichoepitheliom).

Klinik. Meist an lichtexponierten Hautstellen älterer Menschen, vor allem im Gesicht. Beginn mit perlig durchschimmernden gräulichen Knötchen, die mit Teleangiektasien durchzogen sind (Abb. 20). Die Knötchen können zu Knoten auswachsen und zentral ulzerieren, wobei durch Seiten- und Tiefenausdehnung größere Gewebsdefekte entstehen (Basalioma terebrans). Das neugebildete Gewebe kann zystisch degenerieren (Basalioma cysticum) oder vom neugebildeten Bindegewebe eingemauert werden (sklerodermiformes Basaliom). Melanin in den basaloiden Zellen, in Melanophoren und frei im Gewebe kann das Tumorgewebe teilweise oder völlig dunkelbraun bis schwarz färben (pigmentiertes Basaliom). Rumpfhautbasaliome sind meist multipel und breiten sich vor allem oberflächlich zentrifugal aus: Das Zentrum des Herdes ist atrophisch, vermehrt schuppend und oft pigmentiert; der Rand filiform über dem Hautniveau erhaben.

Labor. Vor nicht chirurgischen Behandlungsmaßnahmen ist eine PE zur Sicherung der klinischen Diagnose unumgänglich.

Differentialdiagnose. Ein initiales Basaliom kann oft nur anamnestisch von einem nicht pigmentierten *Nävuszellnävus* (S. 160) unterschieden werden.

Eine umschriebene *Talgdrüsenhyperplasie* (S. 122) wird auch oft mit einem initialen Basaliom verwechselt, obwohl sie hautfarben bis gelblich ist und typischerweise im Zentrum eine Einsenkung aufweist. Ulzerierte Basaliome sind nicht immer sicher von anderen ulzerierten Tumoren, vor allem von einem ulzerierten *spinozellulären Karzinom* (S. 112), zu unterscheiden. Erst eine PE bringt hier Klärung. In Extremfällen erweckt ein pigmentiertes Basaliom den Eindruck eines *malignen Melanoms* (S. 162). Im Zweifel soll dann die Exzision in Vollnarkose mit Schnellschnittdiagnostik erfolgen.

Therapie. Da ein Basaliom sich nur per continuitatem vergrößert und nur örtlich zerstörend wirkt, sind im Prinzip alle Behandlungsmaßnahmen zulässig, die das neoplastische Gewebe beseitigen oder zerstören. Meist wird die operative Entfernung und die Röntgentherapie eingesetzt. Welche von beiden Methoden zur Anwendung kommt, entscheidet oft die persönliche Präferenz und Erfahrung des behandelnden Arztes. Kleinere Basaliome und solche bei jüngeren Patienten sollten möglichst exzidiert werden. Bei größeren Basaliomen alter Patienten bringt die Röntgenbestrahlung *nach vorheriger histologischer Sicherung der Diagnose* gelegentlich Vorteile und läßt keine Spätkomplikationen der Strahlennarbe mehr befürchten.

Kooperation. D: Zur Sicherung der Diagnose und zur Behandlung.

5.1.7 Keratoakanthom

Ursache. Unbekannt. *Multiple* Keratoakanthome wurden im Zusammenhang mit Immunabwehrschwäche beobachtet.

Pathomechanismus. Umschriebene Proliferation spinozellulärer Zellverbände mit individueller Zellkeratinisierung und mit Bildung von intratumoralen, zentral auch oberflächlichen Hornmassen.

Klinik. Bevorzugt im Gesicht aber auch anderswo entsteht *in Wochen bis wenigen Monaten* ein Knoten auf nicht vorgeschädigter Haut. Der Knoten ist meist rundlich, sitzt der Haut breitbasig und kalottenförmig auf, ist rötlich-gelblich und zeigt einen zentralen horngefüllten Krater (Abb. 19).

Labor. Bei nichtchirurgischer Behandlung PE zur histologischen Sicherung der Diagnose.

Differentialdiagnose. Das *Cornu cutaneum* (S. 109) hat große Ähnlichkeit mit einem Keratoakanthom, entsteht jedoch in Monaten bis Jahren und zeigt eine Keratose auf dem Knoten und nicht in einer kraterförmigen Einsenkung des Tumors.

Das *spinozelluläre Karzinom* (S. 112) ist meist zentral ulzeriert, weist ebenfalls eine längere Anamnese auf und entsteht auf einer – meist durch Licht – vorgeschädigten Haut.

Therapie. Es handelt sich um einen pseudokarzinomatösen Tumor, gelegentlich mit spontaner Rückbildung. Kleinere Knoten sollten exzidiert werden. Bei größeren Knoten, nach histologischer Sicherung der Diagnose, kann eine intratumorale Einspritzung von Steroidkristallsuspension die Rückbildung fördern. Bei bedrohlichem Wachstum bleibt die Röntgentherapie, dann allerdings mit voller Tumordosis.

Kooperation. *D:* Zur Sicherung der Diagnose und zur Behandlung.
I: Bei multiplen Keratoakanthomen zur Suche nach Tumoren innerer Organe (multiple „eruptive" Keratoakanthome gelten als paraneoplastisches Syndrom!).

5.1.8 Aktinische Keratose

Ursache. Jahrzehntelange kumulative Wirkung von UV-Strahlen oder Spätmanifestation von Röntgenschäden (Röntgenkeratose, S. 98). Selten vererbte Störung des DNS-Reparaturmechanismus der Keratinozyten (Xeroderma pigmentosum).

Pathomechanismus. Die photobiologische Schädigung der Keratinozyten bewirkt eine Störung der Zellarchitektur, eine individuelle Keratinisierung im Stratum Malpighii und eine Anaplasie der Basalzellen („Carcinoma in situ").

Klinik. Meist im höheren Alter (Ausnahme: bereits im Kindesalter bei Xeroderma pigmentosum), in lichtexponierten Hautarealen, vor allem im Gesicht und auf den Handrücken, bei Männern auch auf haarlosen Arealen der Kopfhaut sind einzeln oder multipel, herdförmig, scharf begrenzte, zu Beginn kaum über dem Hautniveau erhabene keratotische Auflagerungen mit rauher (verruköser) Oberfläche zu sehen. Durch appositionelle Vermehrung des festhaftenden Hornmaterials können hornartige Gebilde entstehen (Cornu cutaneum). An der Basis ist zu Beginn kein tastbares Infiltrat vorhanden. Erhebt sich durch Basisinfiltrat die befallene Hautpartie über das Hautniveau, ist eine initiale basale Kanzerisierung anzunehmen.

Labor. Bei Basisinfiltraten PE zum histologischen Ausschluß einer initialen Kanzerisierung.

Differentialdiagnose. Eine initiale pigmentierte aktinische Keratose an lichtexponierten Stellen kann nur histologisch von einer initialen *seborrhoischen Warze* (S. 106), von einer *Lentigo senilis* (S. 112) oder von einer initialen *Melanosis praecancerosa Dubreuilh* (S. 113) abgegrenzt werden. Auch eine *Verruca vulgaris* (S. 36) im hohen Alter kann eine aktinische Keratose vortäuschen und gelegentlich nur histologisch identifiziert werden.

Therapie. Aktinische Keratosen ohne Basisinfiltrat können in Lokalanästhesie mit dem scharfen Löffel abgetragen werden. Auch das Auftragen einer zytostatisch wirksamen Salbe (z. B. Efudix-Salbe) ist möglich, wird jedoch von den Patienten wegen der fast unvermeidlichen entzündlichen Reizerscheinungen häufig nicht konsequent angewendet. Aktinische Keratosen mit Basisinfiltrat sollten nach Möglichkeit unter Lokalanästhesie im Gesunden exzidiert werden.

Kooperation. *D:* Zur Sicherung der Diagnose und zur Behandlung. Bei Verdacht auf Xeroderma pigmentosum klinische Einweisung empfehlenswert.

Besonders zu beachten. Eine aktinische Keratose ohne Basisinfiltrat muß nicht sofort behandelt (Präkanzerose mit langer Latenzzeit), soll aber zumindest eng kontrolliert werden. Bei Basisinfiltrat ist eine Therapie unbedingt erforderlich.

5.1.9 Leukoplakie

Ursache. Lang anhaltende mechanische (z. B. schlecht sitzende Prothese), chemische (z. B. Tabaksaft bei Pfeifenraucher) oder aktinische Reize (UV-Licht).

Pathomechanismus. Umschriebene Meta- bzw. Anaplasie der Schleimhautepithelzellen mit der Folge einer orthohyperkeratotischen (und nicht wie normal parakeratotischen) Verhornung und der Möglichkeit einer karzinomatösen Umwandlung.

Klinik. Die Schleimhaut erscheint umschrieben fleckförmig weiß. Die Schleimhautoberfläche kann glatt oder pflastersteinartig verdickt sein (verruköse Leukoplakie). Die glatte Leukoplakie ist nach Beseitigung der Ursache häufig reversibel, die verruköse Leukoplakie dagegen bleibt auch danach bestehen und kann sich karzinomatös umwandeln. Die Verdachtsdiagnose einer initialen basalen Kanzerisierung besteht beim Nachweis eines Basisinfiltrates.

Labor. Bei Basisinfiltrat, insbesondere bei verruköser Leukoplakie PE zum histologischen Ausschluß einer basalen Kanzerisierung.

Differentialdiagnose. Der *Lichen ruber mucosae* (S. 167) zeigt netzartige, sich verzweigende weiße Linien. Die weißen Auflagerungen der *Candidamykose* (S. 46) sind abstreifbar. Die *Plaques opalines* (S. 50) bei Lues im Sekundärstadium können serologisch oder/und durch Nachweis auch anderer Luesmorphen identifiziert werden.

Therapie. Bei glatter Leukoplakie mögliche Ursache beseitigen und bei enger Kontrolle Rückbildungsfähigkeit beobachten. Verruköse Leukoplakien sind Präkanzerosen. Fehlt ein Basisinfiltrat, sind konservative therapeutische Versuche (z. B. mit Vitamin-A-Säurelösung örtlich betupfen) zulässig. Bei Basisinfiltrat PE, und bei histologischem Verdacht auf basale Kanzerisierung nach Möglichkeit Excisio in toto.

Kooperation. *D:* Zur Sicherung der Diagnose und zur Behandlung.
HNO: Bei Verdacht auf basale Kanzerisierung größerflächiger verruköser Leukoplakien zur Exzision.

5.1.10 Morbus Bowen

Ursache. Unbekannt. Jahre bis Jahrzehnte nach einer Arseninkorporation können multiple Herde auftreten.

Pathomechanismus. Umschriebene Meta- bzw. Anaplasie der Keratinozyten mit Störung der Zellarchitektonik und mit individueller vorzeitiger Zellverhornung. Es handelt sich um ein Carcinoma in situ mit obligatem Übergang in ein spinozelluläres Karzinom (Bowen-Karzinom). Entsprechende Veränderungen an der Genitalschleimhaut werden als Erythroplasie Queyrat bezeichnet.

Klinik
Morbus Bowen. Ubiquitär, im höheren Alter, scharf begrenztes, gering eleviertes, infiltriertes Erythem. Die Oberfläche ist entweder erosiv-krustös (erosiver Morbus Bowen) oder keratotisch bis verrukös (keratotischer Morbus Bowen). Eine Zunahme des Basisinfiltrats und/oder ein ulzeröser Zerfall zeigen einen Übergang in ein Bowen-Karzinom an.
Erythroplasie Queyrat. Meist an der Glans penis und am inneren Präputialblatt, aber auch an der Vulva und am After, gewöhnlich solitärer, scharf begrenzter, rundlich oder unregelmäßig konfigurierter, intensiv roter Herd mit glänzender, feingranulierter, samtartiger Oberfläche. Eine merkliche Erhöhung über dem Schleimhautniveau und/oder ein Basisinfiltrat zeigen einen Übergang in ein spinozelluläres Karzinom an.

Labor. PE zur histologischen Sicherung der klinischen Verdachtsdiagnose unumgänglich.

Differentialdiagnose. Ein keratotischer Morbus Bowen ist von einer *aktinischen Keratose* (S. 109) nur histologisch zu unterscheiden. Die Erythroplasie Queyrat ist von der *Balanitis plasmocellularis (Zoon)* abzutrennen. Letztere zeigt ebenfalls scharf begrenzte gerötete Herde an der Glans *und* am korrespondierenden Teil des inneren Präputialblatts, allerdings mit einer deutlichen hämorrhagischen Note (Glasspatel!) und mit Neigung zu Verklebungen. Letztlich entscheidet die Histologie.

Therapie. Wenn irgend möglich Exzision im Gesunden. Als Alternative bietet sich nur eine Röntgenbestrahlung nach vorheriger histologischer Sicherung der Diagnose durch PE.

Kooperation. *D:* Zur Sicherung der Diagnose und zur Behandlung.
I: Zur Tumorsuche bei multiplen Herden.

Besonders zu beachten. Besonders bei arseninduzierten multiplen Herden von Morbus Bowen sind auch Karzinome innerer Organe auszuschließen (paraneoplastisches Syndrom!).

5.1.11 Spinozelluläres Karzinom

Ursache. Maligne Umwandlung einer präkanzerösen Keratose (Arsen- und Röntgenkeratose, aktinische Keratose, verruköse Leukoplakie), eines Morbus Bowen oder einer Erythroplasie Queyrat.

Pathomechanismus. Die Präkanzerose bzw. das Carcinoma in situ wirkt durch die Proliferation mehr oder weniger entdifferenzierter spinozellulärer Zellverbände zunehmend infiltriert. Eine chronisch-entzündliche Begleitreaktion verursacht eine Rötung der infiltrierten Platten, Knoten oder Tumoren und ihrer Umgebung. Ein Mißverhältnis zwischen neugebildetem Gewebe und Gefäßversorgung verursacht einen zentralen nekrotischen Zerfall mit Ulkusbildung.

Klinik. Zu Beginn noch mit Keratose bedeckte, später zentral ulzerierte infiltrierte Platte, Knoten oder Tumor, oft entzündlich gerötet und von einem roten Hof umgeben (Abb. 21). Regionäre und Fernmetastasen meist nur nach längerem Bestand.

Labor. Bei nichtchirurgischer Behandlung vorher PE zur histologischen Sicherung der klinischen Diagnose.

Differentialdiagnose. Das *Keratoakanthom* (S. 108) entsteht in Wochen bis wenigen Monaten, entwickelt sich nicht aus einer Präkanzerose und zeigt meist einen regelrechten Aufbau mit einem zentralen, horngefüllten Krater.

Therapie. Nach Möglichkeit Exzision im Gesunden. Regionäre Lymphknoten sollten nur bei begründetem Verdacht auf Metastasen mitentfernt werden. Als Alternativbehandlung bietet sich eine Röntgentherapie nach vorheriger histologischer Sicherung der klinischen Diagnose durch PE an.

Kooperation. *D:* Zur Sicherung der Diagnose und zur Behandlung.

Besonders zu beachten. Nach histologisch gesicherter Exzision eines spinozellulären Karzinoms im Gesunden ist eine Röntgennachbestrahlung nicht erforderlich, wohl aber eine regelmäßige Kontrolle zur rechtzeitigen Erfassung von evtl. doch auftretenden örtlichen Rezidiven und von (relativ selten zu beobachtenden) Metastasen.

5.1.12 Lentigo senilis

Ursache. Letztlich unbekannt; aktinische Kumulationsreize spielen eine nicht näher definierbare Rolle.

Pathomechanismus. Umschriebene Vermehrung der pigmentbildenden Melanozyten im Stratum basale ohne Zellatypien.

Klinik. Meist an lichtexponierten Stellen bei älteren Patienten scharf begrenzter dunkelbrauner bis schwarzer Fleck im Hautniveau.

Labor. Eine PE kann aus differentialdiagnostischen Gründen indiziert sein (s. S. 114).

Differentialdiagnose. Eine *Melanosis praecancerosa* Dubreuilh (s. unten) im Initialstadium ist klinisch von einer Lentigo senilis nicht zu unterscheiden. Eventuell PE. An den Handrücken zeigen die häufig dort lokalisierten pigmentierten Verruca-plana-artigen *seborrhoischen Warzen* (S. 106) eine zwar flache, aber wahrnehmbare und/oder tastbare Erhebung über dem Hautniveau.

Therapie. Eine sinnvolle Behandlung ist nicht möglich und im allgemeinen auch nicht erforderlich.

Kooperation. *D:* Im Zweifel zur Sicherung der Diagnose und evtl. zum Ausschluß einer Melanosis praecancerosa Dubreuilh.

Besonders zu beachten. Da eine Melanosis praecancerosa Dubreuilh zu Beginn von einer Lentigo senilis nicht zu unterscheiden ist, empfiehlt sich eine regelmäßige klinische Kontrolle des weiteren Verlaufs.

5.1.13 Melanosis praecancerosa Dubreuilh

Ursache. Letztlich unbekannt; jahrzehntelange aktinische Kumulationsreize spielen eine nicht näher definierbare Rolle.

Pathomechanismus. Proliferation von meta- bzw. anaplastisch veränderten Melanozyten mit Bildung von Zellnestern an der dermoepidermalen Grenze und entlang des Follikelepithels.

Klinik. Im hohen Alter, praktisch nur an lichtexponierten Stellen, vor allem im Gesicht, erscheint ein Pigmentfleck und vergrößert sich sehr langsam. Durch Auftreten neuer Herde in der Nachbarschaft und durch ihre Konfluenz entsteht ein relativ scharf begrenzter, bogig konfigurierter, unterschiedlich pigmentierter Herd *im Hautniveau*. Wird innerhalb des Herdes ein Infiltrat sichtbar oder tastbar, so handelt es sich bereits um ein malignes Melanom auf Melanosis praecancerosa!

Labor. PE zur histologischen Sicherung der Diagnose zulässig und erforderlich. Bei Melanomverdacht ist ausnahmsweise auch eine Entfernung des infiltrierten Anteils innerhalb einer Melanosis praecancerosa zwecks histologischer Bestätigung zulässig.

Differentialdiagnose. Im Initialstadium ist eine *Lentigo senilis* (S. 112) nur histologisch auszuschließen. Ein malignes Melanom auf der Grundlage einer Melanosis praecancerosa kann vor allem einem oberflächlich spreitenden, aber auch einem primär flach-knotigen *malignen Melanom* (S. 162) sehr ähnlich sein. *Klinisch ist davon auszugehen, daß eine Melanosis praecancerosa und „ihr Melanom" nur an lichtexponierten Stellen alter Leute in Betracht kommt.*

Therapie. Ideal ist eine Exzision im Gesunden. Wegen der relativ späten Umwandlung einer Melanosis praecancerosa ist bei fortgeschrittenem Alter aber auch eine exspektative Haltung bei enger klinischer Kontrolle zulässig. Infiltrierte Anteile müssen gut im Gesunden exzidiert werden, notfalls unter Hinterlassung des noch nicht infiltrierten Anteils.

Kooperation. *D:* Zur Sicherung der Diagnose und zur Behandlung.

Besonders zu beachten. Das maligne Melanom auf der Grundlage einer Melanosis praecancerosa Dubreuilh hat von allen Melanomvarianten (S. 162) die beste Prognose. In der Behandlung sind hierbei Konzessionen mit Rücksicht auf das fortgeschrittene Alter und/oder den schlechten Allgemeinzustand des Patienten zulässig.

5.2 Erkrankungen der Talgdrüsen

Der Talgdrüsenausführungsgang mündet intradermal in den Haarfollikel, so daß der produzierte Talg schließlich durch die Follikelöffnung auf die Hautoberfläche gelangt und mit dem Schweiß dort eine Emulsion von W/Ö-Typ bildet. Die Talgproduktion wird zentral durch ein sebotropes Hormon des Hypophysen-Hypothalamus-Systems kontrolliert (postenzephalitisches Salbengesicht!). Vier weitere Faktoren beeinflussen die Talgproduktion: Die Geschlechtshormone (Östrogene hemmen, Androgene fördern), die vererbte Anlage (Seborrhoiker-Sebostatiker), die Jahreszeit (im Winter weniger, im Sommer mehr) und die Talgdrüsendichte (zu den seborrhoischen Gebieten zählen die Kopfhaut, das Gesicht, sowie Brust- und Rückenmitte, während an Hand- und Fußflächen die Talgdrüsen völlig fehlen).

5.2.1 Seborrhoea oleosa capitis

Ursache. In erster Linie anlagebedingte Mehrproduktion von Talg.

Klinik. Fettglänzende Kopfhaut und Haare, häufig mit Juckreiz und mit vermehrt sichtbarer pityriasiformer Schuppung (echte Mehrproduktion oder durch Verkleben verminderte Abstoßung?).

Therapie. Erwünscht sind eine Hemmung der Talgproduktion und eine Entfettung, beide bis jetzt noch nicht zufriedenstellend gelöst.

Eine *Hemmung der Talgproduktion* gelingt noch am besten mit östrogenbetonten oder antiandrogenwirksamen Ovulationshemmern bzw. mit östrogenhaltigen Haartinkturen (z. B. Alpicort-F, Crinohermal fem). Ihr Einsatz ist bei Frauen, in Zusammenarbeit mit einem Gynäkologen, unproblematischer. Bei Männern dagegen ist auch bei örtlicher Anwendung von östrogenhaltigen Haartinkturen auf resorptive Femininisierungserscheinungen zu achten (nicht häufiger als alle 4–5 Tage einmal anwenden). Selen- und kadmiumsulfidhaltige Haarwaschmittel (z. B. Selsun, Ichtho-Cadmin) sollen ebenfalls die Talgproduktion verringern.
Eine *Entfettung* kann durch stärker entfettende Kopfwaschmittel (z. B. Seba med, Hegor ST) erfolgen. Allerdings scheint eine häufigere Entfettung eine verstärkte Talgproduktion nach sich zu ziehen. Deshalb empfiehlt es sich, die Kopfhaut nicht häufiger als alle 5 Tage zu waschen. Alle Tinkturen sind darüber hinaus gleichzeitig auch fettlösend.

Kooperation. *D:* Bei Therapieresistenz.
G: Bei geplanter Behandlung mit Ovulationshemmern.

5.2.2 Seborrhoisches Ekzematid

Ursache. Letztlich unbekannt; eine verstärkte Talgproduktion scheint eine nicht näher definierbare Rolle zu spielen.

Pathomechanismus. Unbekannt. Am häufigsten erwähnt werden Theorien über die irritative Wirkung des (veränderten?) Oberflächentalgs und des follikulären Saprophyten Demodex folliculorum.

Klinik. Im Bereich der behaarten Kopfhaut, in den Augenbrauen, entlang den Nasolabialfalten und prästernal sieht man unscharf begrenzte Erytheme mit pityriasiformer Schuppung bei gleichzeitiger Seborrhoe. Fast immer wird über Juckreiz geklagt.

Differentialdiagnose. Im Bereich der behaarten Kopfhaut ist eine isolierte *Psoriasis vulgaris* (S. 102) nur schwer von einem seborrhoischen Kopfekzematid zu unterscheiden. Für ein Ekzematid spricht der Juckreiz, die unscharfe Begrenzung der Herde und die Beschränkung der Hautveränderungen auf die *behaarte* Kopfhaut. Die Psoriasis capitis dagegen überschreitet oft die Stirnhaargrenze, die Herde sind scharf begrenzt und Angaben über Juckreiz sind seltener.

Therapie. Glukokortikoidhaltige Externa erzielen nur einen temporären Effekt und können auf die Dauer örtliche Schäden verursachen (S. 176). Sie sollten höchstens als Initialbehandlung kurzzeitig angewendet werden. Bewährt haben sich die örtliche Anwendung eines salizyl- und resorcinhaltigen Spiritus (Salizyl 2%, Resorcin 2%) sowie östrogenhaltige (z. B. Alpicort-F und

Crinohermal fem als Tinktur, Linoladiol als Emulsion) und Dimethyl-diphenylendisulfid-haltige Externa (z. B. Citemul).

Kooperation. *D:* Zur Mitbehandlung bei Therapieresistenz.

5.2.3 Exsikkationsekzematid

Ursache. Absinken des Wassergehalts in der Hornschicht unter 15%.

Pathomechanismus. Eine normale, glatte, geschmeidige und flexible Hautoberfläche ist letztlich vom Wassergehalt in der Hornschicht abhängig. Der Schutz der Haut vor Austrocknung besteht darin, die unmerkliche Abdunstung von der Hautoberfläche (Perspiratio insensibilis) so zu regeln, daß ein Mindestgehalt von 15% an Flüssigkeit (Schweiß) in der Hornschicht liegen bleibt. Die wichtigste „Abdunstungsbremse" ist das Talgfett, welches durch Bildung einer relativ wasserundurchlässigen Schicht auf der Hautoberfläche („Lipidfilm") und durch Emulsion des Schweißes die Abdunstung hindert. Das epidermogene Fett unterstützt die Funktion des Talgfetts und ersetzt dieses an Handtellern und Fußsohlen. Die Austrocknung der Hautoberfläche (Exsikkation) ist eine Bilanzstörung zwischen Bildung und Verbrauch von Wasser und Fett in der Epidermis und in der Hornschicht.

Eine *wassermangelbedingte* Austrocknung entsteht z. B. durch längerdauernde örtliche Abdunstungsförderung mittels Puder, Lotio, feuchten Umschlägen sowie alkoholischen und wäßrigen Lösungen (S. 173).

Eine *fettmangelbedingte* Austrocknung der Haut kann endogen durch geringe Fettproduktion (physiologisch im Alter, bei Sebostatikern, bei Patienten mit Ichthyosis und Neurodermitis diffusa und bei Therapie mit Cholesterinsynthesehemmern) und durch übermäßige exogene Entfettung verursacht werden.

Klinik. *Palmoplantar* manifestiert sich eine Exsikkation durch diffuse Rötung, Keratose und Rhagaden. *An der übrigen Haut* macht sich eine Exsikkation entweder durch unscharf begrenzte, pityriasiform schuppende, sekundär auch gerötete Herde (Pityriasis simplex corporis, S. 102) oder durch meist umschrieben gehäufte oberflächliche Hornhautrisse auf sekundär entzündeter Haut bemerkbar. Die Risse sind entweder innerhalb des exsikkierten Herdes unregelmäßig verteilt („Eczéma craquelé"), oder sie umschließen wie Kanäle inselförmige Hautareale („Eczéma canalé"). In den meisten Fällen wird über Juckreiz geklagt.

Labor. Die Bestimmung der Alkaliresistenz bzw. der Alkalineutralisation der Hautoberfläche geben indirekt über den Austrocknungszustand der Haut Auskunft.

Differentialdiagnose. Eine palmoplantare Exsikkation kann von andersartig bedingten *erythematokeratotischen Palmoplantarreaktionen* (S. 148) klinisch nicht mit Sicherheit unterschieden werden. Nur durch Berücksichtigung und Ausschluß aller möglichen Faktoren ist ein Ursachenbeweis zu führen.

Therapie. Die Initialbehandlung kann zur Beschleunigung des Heilungsvorgangs für kurze Zeit mit niedrig dosierten glukokortikosteroidhaltigen Externa erfolgen (z. B. Jellin-s.N.-Salbe 15,0; Ungt. Cordes ad 100,0). Zur Nachbehandlung und zur Prophylaxe eignen sich W/Ö-Emulsionen (z. B. Aqua dest. 30,0; Glycerin 15,0; Ungt. Cordes ad 100,0). Besonders die Hände müssen vor übermäßiger Entfettung (z. B. im Haushalt) durch Tragen von Gummihandschuhen *über* schweißaufnehmenden Baumwollhandschuhen geschützt werden. Ölhaltige Badezusätze (z. B. Olatum-Badeöl, Balneum Hermal F) können den Austrocknungseffekt der Reinigungsmaßnahmen mindern.

Kooperation. *D:* Zur Mitbehandlung und zur Bestimmung der Alkaliresistenz, bzw. der Alkalineutralisation.

Besonders zu beachten. Ein klärendes Gespräch über Zusammenhänge ist ein wichtiger Bestandteil der Therapie und der Prophylaxe.

5.2.4 Talgzysten

Ursache. Behinderung des Talgabflusses durch angeborene Fehlbildung (Sebozystomatose) oder durch Mikroverletzungen bzw. Verstopfung des Follikelkanals (Talgretentionszyste).

Pathomechanismus. Der kontinuierlich gebildete Talg erweitert allmählich alle Talgabflußwege zu einer kugeligen Zyste.

Klinik. Vereinzelt in seborrhoischen Gebieten, gehäuft bei einer schweren Acne vulgaris (S. 118) und multipel besonders in der Skrotalhaut bei der Sebozystomatose sieht man halbkugelig sich vorwölbende, gelblich durchschimmernde Bildungen. Bei größeren Gebilden kann eine Fluktuation nachgewiesen werden. Die Talgretentionszysten weisen oft im Zentrum eine kleine Einsenkung auf (Reste der Follikelöffnung), durch die bei Druck der Inhalt manchmal entleert werden kann. Bei Sebozystomatose fehlt eine entsprechende Öffnung. Besonders die Talgretentionszysten werden durch exogene Infektion mit pyogenen Keimen kompliziert.

Labor. Bakterieller Abstrich bei sekundär infizierten Talgzysten zur Keimidentifizierung und Resistenzbestimmung.

Differentialdiagnose. *Xanthome* fühlen sich relativ hart an (zelluläres Infiltrat); ihr Inhalt fluktuiert nicht.

Therapie. Eine Entleerung des Inhalts nach Inzision ist mit der Gefahr eines Rezidivs verbunden (Zystenwand mit den Talgzellen bleibt zurück). Nur eine Exzision der Zyste mit der Zystenwand gewährleistet eine definitive Beseitigung. Bei entsprechender Erfahrung kann die Zyste durch eine relativ kleine Öffnung der Haut über der Zystenwand herausgeschält werden. Sekundär infizierte Zysten müssen antibiotisch vorbehandelt werden; erst dann kann eine Exzision erfolgen.

Kooperation. *D:* Zur Exzision und zum Ausschluß seltener zystischer Tumoren im Kopfhautbereich (Atherome, Zylindrome u. a.).

Besonders zu beachten. Gelegentlich sitzt eine Talgzyste ausgerechnet im Bereich eines Nävuszellnävus. Eine Infektion der Zyste mit pyogenen Keimen kann eine maligne Umwandlung des Nävuszellnävus vortäuschen.

5.2.5 Akne (Acne vulgaris, conglobata, apocrinica, venenata)

Ursache. Behinderung des Talgabflusses bei gleichzeitig vermehrter Talgproduktion.

Pathomechanismus. Die *Behinderung des Talgabflusses* hat unterschiedliche Ursachen. Bei Acne vulgaris, Acne conglobata und Acne apocrinica wird die Follikelöffnung durch einen Komedo (Mitesser) verlegt. Der Komedo besteht im wesentlichen aus Hornzellen und aus Talg. Die vermehrte Hornzellbildung ist vor allem Folge einer androgenen Stimulierung der Mitoserate in der supraseboglandulären Follikelportion (follikuläre Hyperkeratose), wodurch die Follikelöffnung auch eingeengt wird. Bei Teer- und Ölakne wird die Follikelöffnung mechanisch verlegt, bei Halogenakne das Ausführungsgangepithel toxisch geschädigt und bei Steroidakne die follikuläre Hyperkeratose gefördert.
Eine *vermehrte Talgproduktion* hat ebenfalls vor allem hormonelle Ursachen, wobei Androgene die Talgproduktion fördern, Östrogene diese hemmen.
Die weitere Entwicklung stellt man sich heute so vor, daß durch die Talgstauung die intrafollikulären saprophytären Korynebakterien (vor allem Corynebacterium acnes) sich vermehren. Die bakterielle Lipaseproduktion und dadurch die Spaltung langkettiger Fettsäuren wird so gefördert. Die kurzkettigen Fettsäuren diffundieren durch die Stauung leichter in das perifollikuläre Gewebe und rufen dort eine zellulär-entzündliche Abwehrreaktion hervor (Papel, Papulopustel).

Klinik. Vor allem bei Jugendlichen, seltener auch langjährig persistierend, sieht man bei allen Akneformen follikulär-entzündliche Papeln und Papulopusteln (Abb. 14). Variationen ergeben sich vor allem durch das Vorhandensein oder Fehlen von Komedonen, durch eine besondere Lokalisation und durch das Ausmaß der follikulär entzündlichen Reaktion.
Acne vulgaris. Beschränkt auf Gesicht, Brust und Rücken sieht man in buntem Durcheinander offene (sichtbarer „schwarzer Punkt") und geschlossene Komedonen (nur eine minimale gelbliche zystische Erhebung sichtbar), sowie follikulär-entzündliche Papeln und Papulopusteln. Bei maximaler Ausprägung

können einzelne oder mehrere Papulopusteln zu furunkuloiden Knoten anwachsen. Die Hautoberfläche ist fettglänzend.

Acne conglobata. Diese Form unterscheidet sich von einer Acne vulgaris in dreifacher Hinsicht: Es finden sich Doppel- und Mehrfachkomedonen, es werden auch andere Hautstellen (Oberarme, Gesäß u. a.) befallen, und es herrschen furunkuloide Knoten mit Neigung zu Konfluenz vor, deren Abheilung zum Teil mit Brücken- und Zipfelnarben erfolgt.

Acne apocrinica. Variante der Acne conglobata in Hautgebieten mit apokrinen Schweißdrüsen, vor allem axillär, perigenital und perianal.

Acne venenata. Bei Teer- und Ölakne erfolgt eine schwarze Imbibierung der Follikelöffnungen und die Bildung follikulär-entzündlicher Papeln und Papulopusteln vor allem auf den Unterarmen und Oberschenkeln. Die Halogenakne neigt zu Konfluenz furunkuloider Knoten im Gesicht, bei Brommedikation manchmal karbunkuloid an den Unterschenkeln („Bromoderma tuberosum"). Die Steroidakne ist durch die exanthematische Aussaat relativ monomorpher follikulärer Papulopusteln in erster Linie in den seborrhoischen Gebieten gekennzeichnet, wobei Komedonen im allgemeinen fehlen. Von anderen akneigenen Medikamenten seien noch Isonikotinhydrazid und Vitamin B 12 erwähnt.

Differentialdiagnose. Die *Rosazea* (S. 120) betrifft Patienten ab mittlerem Lebensalter, ist fast immer auf das Gesicht beschränkt bei Bevorzugung zentrofazialer Partien und wird von einem teleangiektatischen Erythem begleitet. Komedonen fehlen. Die *rosazeaartige periorale Dermatitis* (S. 121) lokalisiert sich vornehmlich in den perioralen und periorbitalen Hautpartien. Anamnestisch ist fast immer eine vorangegangene örtliche Steroidbehandlung in Erfahrung zu bringen. Auch hier fehlen Komedonen.

Therapie. Nur in schweren Fällen *perorale* Langzeitbehandlung mit Tetrazyklinen (z. B. 10 Tage lang täglich 1 g, 10 Tage täglich 0,5 g, 20 Tage täglich 0,25 g, evtl. dann weitere Reduktion der Dosis auf täglich 0,1–0,05 g während mehrerer Wochen). Die wichtigste *örtliche* Maßnahme ist die regelmäßige Entfernung der Komedonen nach vorheriger Aufweichung der Haut mit Dampfbad oder mit warmen Kompressen. Offene Komedonen können dann mit einem Komedonenquetscher ausgedrückt werden; geschlossene (zystische) Komedonen müssen zuerst mit einem Moncorps-Messer angeritzt und dann entleert werden. Die örtliche Behandlung umfaßt antiinflammatorische, antibakterielle, austrocknende und schälende Maßnahmen, wobei mehrere therapeutische Wege gangbar sind. Als Basisbehandlung empfiehlt sich folgendes Vorgehen: Waschen mit einem hautschonenden Tensid (z. B. Dermowas, Animacut u. a.), dann Betupfen mit einem 0,5% Achromycin und 1% Salizyl enthaltenden Spiritus, dann Auftragen (später massieren) mit einer östrogenhaltigen Emulsion (z. B. Linoladiol) und tagsüber abdecken mit einer hautfarbenen Lotio oder Creme (z. B. Aknichthol-Lotio, Aknefug-Milch simplex u. a.). Statt einer östrogenhaltigen Emulsion kann auch ein Vitamin-A-Säurepräparat (z. B. Airol, Eudyna, Epi-Aberel u. a.) oder ein Gel mit Benzoylperoxid (z. B. PanOxyl 5 oder 10) zur Anwendung kommen.

Kooperation. D: Zur Mitbehandlung.

Besonders zu beachten. Eine regelmäßige Entfernung der Komedonen ist unumgänglich. Nach Möglichkeit sollte dies nicht dem Patienten überlassen, sondern durch geschultes Personal in der Praxis durchgeführt werden.

5.2.6 Rosazea

Ursache. Unbekannt. Nicht näher geklärte Zusammenhänge mit Magen-Darm-Störungen (Dyspepsie, Obstipation u. a.), Leberparenchymschäden und Cholezystopathien treffen manchmal zu.

Pathomechanismus. Ungeklärt. Neben Teleangiektasien sind histologisch vor allem intrafollikuläre Mikroabszesse und ein perifolliculäres granulomatöses Infiltrat, gelegentlich auch mit gruppierten Epitheloidzellen und Riesenzellen, nachweisbar.

Klinik. Ab dem mittleren Lebensalter sieht man fast ausschließlich im Gesicht und betont zentrofazial in disseminierter, manchmal auch gruppierter Anordnung follikulär-entzündliche Papeln und Papulopusteln innerhalb eines teleangiektatischen Erythems bei Seborrhö. Mit Glasspatel ist manchmal ein lupoides Infiltrat nachweisbar („Rosacea lupoides"). Eine Tendenz zur Hauthypertrophie im Gesichtsbereich kann besonders die Nase knollenartig verunstalten (Rhinophym).

Differentialdiagnose. Bei Beachtung aller klinischen Kriterien hat nur die makropapulöse Form der *rosazeaartigen Dermatitis* (S. 121) eine allerdings sehr große Ähnlichkeit mit der („idiopathischen") Rosazea. Lediglich die Verteilung der Hautveränderungen (bei der rosazeaartigen Dermatitis mehr perioral und periorbikulär) und die Anamnese (langanhaltende örtliche Steroidbehandlung bei der rosazeaartigen Dermatitis) können zur Unterscheidung beitragen.

Therapie. Am sichersten wirksam ist eine *perorale* Langzeittherapie mit Tetrazyklinen in absteigender Dosierung, wie bei der Acne vulgaris (S. 118). In der örtlichen Behandlung haben sich die Reinigung mit hautschonenden Tensiden (z. B. Dermowas, Animacut u. a.), das Betupfen mit einem Achromycin-Salizyl-Spiritus (0,5% Achromycin, 1,0% Salizyl) oder mit einem Resorcin-Salizyl-Spiritus (2% Resorcin, 2% Salizyl), das Auftragen von Dimethyl-Diphenylensulfid-haltigen Salben (z. B. Citemul) und das Massieren mit einer östrogenhaltigen Emulsion (z. B. Linoladiol) gut bewährt. Das Rhinophym kann mit dem Skalpell oder mit der Diathermieschlinge abgetragen und so eine normale Nasenform modelliert werden.

Kooperation. *D:* Zur Mitbehandlung.
I: Zum Ausschluß und zur Mitbehandlung von Störungen bzw. von krankhaften Veränderungen des Magen-Darm-Trakts, der Leber und der Gallenblase.
A: Zum Ausschluß und zur Mitbehandlung einer eventuellen Rosazeakeratitis.

5.2.7 Rosazeaartige Dermatitis

Ursache. Letztlich ungeklärt. Bei der mikropapulösen Form ergeben sich oft anamnestische Hinweise auf hormonelle Zusammenhänge (Androgenübergewicht). Die makropapulöse Form ist mit großer Wahrscheinlichkeit die Folge einer längerdauernden örtlichen Behandlung einer Dermatose (z. B. auch einer mikropapulösen Form) mit potenten Glukokortikosteroiden. Trügerisch ist dabei die Tatsache, daß die Steroide zwar den Befund jeweils bessern, gleichzeitig aber die Abheilung behindern und eine Ausbreitung bewirken. Das Absetzen der Steroide führt zu einer Exazerbation und veranlaßt dann oft eine erneute Anwendung.

Pathomechanismus. Letztlich ungeklärt. Bei der makropapulösen Form wird diskutiert, ob die Steroide durch eine Minderung der örtlichen Infektionsresistenz des Follikels eine exogene Infektion bzw. die Vermehrung follikulärer Saprophyten begünstigen. Die Enzymaktivität gewisser Keime führt dann zu einer vermehrten Produktion kurzkettiger Fettsäuren. Andererseits vermögen Steroide minimale Follikelnekrosen zu verursachen und erleichtern so das Austreten irritierender kurzkettiger Fettsäuren in den perifollikulären Bereich. Eine dadurch ausgelöste Leukotaxie könnte für die sekundären perifollikulären enzymatischen und zellulären Reaktionen verantwortlich gemacht werden.

Klinik
Mikropapulöse Form. Besonders bei jüngeren Frauen, bevorzugt in perioraler und periokulärer Lokalisation treten fleckförmig disseminiert leuchtend rote, kaum über das Hautniveau erhabene, winzige (stecknadelkopfgroße) Papulopusteln auf. Meist besteht kein Juckreiz.
Makropapulöse Form. Die Einzelelemente sind hierbei größer, sukkulenter, rosazeaähnlicher und zeigen eine Tendenz zur Gruppenbildung (Abb. 15). Häufig finden sich gleichzeitig andere Erscheinungen einer „Steroidhaut": Teleangiektasien (Abb. 7), fleckige Hyper- und Depigmentierungen sowie eine Hypertrichose der Vellushaare. Maximalvarianten werden auch als „Steroidrosazea" bezeichnet.

Differentialdiagnose. Die echte („idiopathische") *Rosazea* (S. 120) befällt ältere Patienten, ist vor allem zentrofazial lokalisiert und entsteht auch ohne Anwendung von Steroidexterna. Das *seborrhoische Ekzematid* (S. 115) in den Nasolabialfalten sieht nur bei flüchtiger Betrachtung einer mikropapulösen rosazeaartigen Dermatitis ähnlich, weil hierbei nur erythematosquamöse, nicht aber papulopustulöse Erscheinungsbilder typisch sind.

Therapie. Das endgültige Absetzen von Steroidexterna ist unvermeidbar. Die Patienten müssen wissen, daß dadurch eine vorübergehende Exazerbation in Kauf genommen werden muß. Die Aufflammreaktion kann zum Teil durch die kurzzeitige Einnahme von Tetrazyklinen (10 Tage lang täglich 1 g) gemildert oder gar verhindert werden. Örtliche Behandlung wie bei der Rosazea (S. 120), möglichst reizlos und indifferent.

Kooperation. *D:* Zur Mitbehandlung.

5.2.8 Papulöse Talgdrüsenhyperplasie

Ursache. Unbekannt.

Pathomechanismus. Benigne Proliferation des Talgdrüsenepithels mit gleichzeitiger Erweiterung des entsprechenden Haarfollikelkanals.

Klinik. Meist bei älteren Patienten mit Seborrhö, im Gesichtsbereich einzelne oder multiple, bis linsengroße, flachpapulöse, gelbliche, zentral gedellte Knötchen, manchmal von Teleangiektasien durchzogen.

Differentialdiagnose. Ein initiales *Basaliom* (S. 107) kann manchmal nur histologisch ausgeschlossen werden. Für eine papulöse Talgdrüsenhyperplasie spricht die zentrale Einziehung (erweiterte Follikelöffnung) und die gelbliche Farbe der Papeln.

Therapie. Nicht erforderlich. Exzision möglich.

Kooperation. *D:* Bei diagnostischen Zweifeln und evtl. zur Exzision.

5.3 Erkrankungen der Schweißdrüsen

Eine Anhidrose oder eine Hypohidrose mit Krankheitswert sind außerordentlich seltene Störungen und kommen vor allem im Rahmen einer polysymptomatischen ektodermalen Dysplasie vor. Demgegenüber ist die Hyperhidrose mit und ohne Behinderung der Abdunstung häufig und kann zur Entstehung von Dermatosen Anlaß geben (genuine Dyshidrose, Miliaria cristallina et rubra). Auch eine gutartige Proliferation des Schweißdrüsenepithels kann sichtbare Erscheinungen auf der Haut verursachen. Am häufigsten handelt es sich dabei um Hidradenome (Syringome). Ein Carcinoma in situ (Morbus Paget) steht mit den apokrinen Schweißdrüsen bzw. mit den Milchdrüsen apokrinen Ursprungs in einem noch nicht klar erkennbaren Zusammenhang.

5.3.1 Hyperhidrose

Ursache. Eine erhöhte Bereitschaft zum Schwitzen ist fast immer konstitutionell. Auslösend wirken vor allem kalorische, emotionelle und gustatorische Reize sowie eine Behinderung der Schweißabdunstung von der Hautoberfläche im Bereich natürlicher und künstlicher intertriginöser Räume (S. 149).

Klinik. Eine Hyperhidrose wird besonders in den Achselhöhlen und palmoplantar als lästig empfunden.

Therapie. Auf die Dauer im allgemeinen keine zufriedenstellende Lösung möglich. Eine *operative* Entfernung des an apokrinen Schweißdrüsen reichsten Hautgewebes in den Achseln entsprechend dem Ergebnis eines Minor-Schwitzversuchs kommt nur in verzweifelten Fällen in Frage. Eine gezielte Durchtrennung jeweils zuständiger vegetativer Nervenbahnen im Grenzstrang ist nur als Ultima ratio in begründeten Fällen in Betracht zu ziehen. Eine perorale *medikamentöse* Therapie der Hyperhidrose ist durch Nebenwirkungen begrenzt und erfordert eine (praktisch undurchführbare) kontinuierliche Anwendung. Als Beispiele sollen Präparate auf Atropinbasis (z. B. Ansudoral-Dragees), zentral vegetativ dämpfende Mittel (z. B. Bellergal, Bella sanol) und Psychopharmaka (z. B. Insidon, Valium) erwähnt werden.
Eine *örtliche* Behandlung kann mit Externa auf Formalin-, Hexamethylentetramin-, Gerbsäure- und Aluminiumchloridbasis versucht werden (z. B. Antihydral-Salbe, Lenicet-Formalin-Puder, Tannosynt, Ansudor u. a.). Eine gefahrlose und relativ wirksame Pflege besteht im Auftragen einer dünnen Puderschicht mit 1% Salizyl- und Gerbsäure (Rp. Ac. salicyl. und Ac. tannici $\overline{aa}$ 1,0; Zinci oxydati und Talci veneti $\overline{aa}$ ad 100,0).

5.3.2 Genuine Dyshidrose

Ursache. Palmoplantare Hyperhidrose bei gleichzeitiger Abdunstungsbehinderung. Die Hyperhidrose muß im allgemeinen länger anhaltend sein. Aus diesem Grund scheiden als Ursache ein rein gustatorisches oder emotionelles Schwitzen aus. Dagegen kann ein thermoregulatorisches Schwitzen bei lokaler Überwärmung der Haut bzw. eine konstitutionelle Hyperhidrose bei vegetativer Dystonie diese Voraussetzungen erfüllen. Die Behinderung der Abdunstung kann durch Schaffung eines künstlichen intertriginösen Raums (S. 149), z. B. durch Gummihandschuhe und Gummistiefel, schlecht emulgierbare Salben und Okklusivverbände oder durch erhöhte Luftfeuchtigkeit bei geringer Luftbewegung (schwüle Wärme) entstehen.

Pathomechanismus. Bleibt ein Großteil des produzierten Schweißes auf der Hautoberfläche liegen, so entsteht hier wegen der fehlenden Abdunstungskälte eine lokale Überwärmung, die ihrerseits die Schweißsekretion verstärkt.

Gleichzeitig kommt es zu einer Schweißdurchtränkung des epidermalen Zellverbands mit Volumenzunahme der Keratinozyten. Die epidermale Quellung kann schließlich den intraepidermalen Teil des Schweißdrüsenausführungsgangs besonders in den oberflächennahen Schichten komprimieren und so den Schweißabfluß behindern. Unter dem Hindernis kommt es zu einer mikrozystischen Erweiterung des Ausführungsgangs (Bläschen). Die Diffusion des retinierten Schweißes in die unmittelbare Nachbarschaft mit oder ohne Ruptur des Ausführungsgangepithels löst eine sekundäre zelluläre Entzündung (Rötung) und Juckreiz aus.

Klinik. Je nach Schwere gibt es 2 klinische Varianten:
Dyshidrosis lamellosa sicca (Exfoliatio manuum seu pedum areata) mit „subklinischen" Bläschen, wobei nur die Reste der „trockenen Bläschen" in Form einer rundlichen halskrausenartigen Schuppung sichtbar werden.
Die eigentliche genuine Dyshidrose, gekennzeichnet durch eine Eruption auch klinisch sichtbarer Bläschen, häufig an den Fingerkanten, seltener auch an den Palmar- und Dorsalflächen der Finger, an den Fußrändern und die Handflächen bzw. Fußsohlen einnehmend. Die Bläschen erscheinen zu Beginn auf sonst unveränderter (nicht geröteter) Haut und verursachen im allgemeinen nur mäßigen Juckreiz. Erst massive Eruptionen ziehen eine deutlichere sekundäre Rötung der Haut nach sich.

Labor. Aus grundsätzlichen Überlegungen empfiehlt es sich, eine mykotische und allergische Genese durch *Pilzkultur* und *Epikutantestungen* auszuschließen.

Differentialdiagnose. Alle palmoplantaren *dyshidrosiformen Eruptionen* (S. 146) können klinisch sehr ähnlich aussehen.

Therapie. Bei massiver Bläschenbildung initial kurzfristig Diuretika (z. B. Lasix). Örtlich austrocknende Externa: Bei noch intakten Bläschen Lotio alba, Pasta exsiccans DRF oder Solutio Castellani DRF; bei geplatzten Bläschen kalte feuchte Umschläge mit physiologischer Kochsalzlösung oder mit gleichzeitig auch desinfizierenden Zubereitungen (z. B. Chinosol 1:1000). Der symptomatische kurzfristige Einsatz von Glukokortikosteroiden systemisch oder örtlich ist nur als antiinflammatorische Maßnahme bei stärkerer sekundärer Entzündung berechtigt.

Kooperation. *D:* Zur Differentialdiagnose mit anderen dyshidrosiformen Eruptionen (S. 146).

Besonders zu beachten. Wie alle palmoplantaren dyshidrosiformen Eruptionen wird auch die genuine Dyshidrose relativ häufig impetiginisiert (Pusteln), gefolgt von Lymphangitis und Lymphadenitis. Eine systemische und örtliche antibiotische Therapie ist dann erforderlich.

5.3.3 Miliaria cristallina et rubra

Ursache. Vermehrtes Körperschwitzen bei gleichzeitiger Abdunstungsbehinderung (z. B. wasserabstoßende Unterwäsche).

Pathomechanismus. Wie bei der genuinen Dyshidrose (S. 123). Eine unkomplizierte Schweißretentionszyste manifestiert sich als winziges Bläschen (Miliaria cristallina), durch sekundäre zellulär-entzündliche Reaktion auf den Schweiß entstehen rote Knötchen (Miliaria rubra).

Klinik. Meist im Brust- und Rückenbereich nach starkem Schwitzen mehr oder weniger heftig juckende Aussaat von winzigen Bläschen mit klarem Inhalt (Miliaria cristallina) oder von etwa stecknadelkopfgroßen, zugespitzten roten Knötchen (Miliaria rubra).

Differentialdiagnose. Die Miliaria rubra hat eine große Ähnlichkeit mit einer, z. B. durch inadäquate Behandlungsversuche gereizten, konstitutionellen *Keratosis follicularis* (S. 127).

Therapie. Auftragen von Lotio alba. Klärendes Gespräch über Prophylaxe.

5.3.4 Hidradenome (Syringome)

Ursache. Unbekannt.

Pathomechanismus. Benigne Proliferation der Ausführungsgänge ekkriner Schweißdrüsen.

Klinik. Hidradenome bevorzugen die Unterlider und die Brusthaut. An den *Unterlidern* sieht man bis linsengroße, hautfarbene, flache Papeln. An der *Brusthaut* erscheinen die Hidradenome in disseminierter Anordnung und sind meist gering pigmentiert.

Differentialdiagnose. Die *Xanthelasmen* (S. 141) an den Unterlidern sind gelb. Die Papeln der *Urticaria pigmentosa* (S. 141) sind an der Brusthaut ähnlich, jedoch auf Reiben erektil (röten sich und werden erhabener).

Therapie. Die einzige Möglichkeit ist die Exzision, was meist nicht sinnvoll ist.

Kooperation. *D:* Bei diagnostischen Zweifeln.

5.4 Erkrankungen anderer Drüsen

5.4.1 Schleimzyste und Schleimgranulom

Ursache. Meist Bißverletzung.

Pathomechanismus. Durch Verletzung wird der Ausführungsgang verlegt. Der weiter produzierte Schleim erweitert unterhalb der Abflußbehinderung den

Ausführungsgang (Schleimzyste). Ein Durchsickern des gestauten Schleimes ruft eine granulomatöse Zellreaktion hervor (Schleimgranulom).

Klinik. Meist an der Unterlippe, gelegentlich auch an der Wangenschleimhaut sieht man eine bis erbsgroße weißlich-bläulich durchschimmernde Erhebung, die anfangs noch weich ist und eine Fluktuation aufweist, später sich durch das zelluläre Infiltrat verhärtet.

Therapie. Exzision im Gesunden.

Kooperation. *D:* Zur Exzision.

5.4.2 Morbus Paget

Ursache. Unbekannt.

Pathomechanismus. Epitheliotrope Tumorzellen (Paget-Zellen) infiltrieren die Epidermis und die Ausführungsgangepithelien der Milchdrüsen (mammärer Morbus Paget) oder der apokrinen Schweißdrüsen (extramammärer Morbus Paget). Es ist noch nicht klar, ob die Paget-Zellen anaplastische autochthone oder aber aus benachbarten Tumoren eingewanderte Tumorzellen darstellen. Beim mammären Morbus Paget findet sich gleichzeitig fast immer ein Brustdrüsenkrebs und beim perigenitalen und perianalen Morbus Paget häufig ein Genital- bzw. Analkarzinom.

Klinik. Einseitig perimamillär bzw. perigenital oder perianal scharf begrenzte, rötlich-braune, gering infiltrierte Platte mit erosiv-krustöser Oberfläche, die sich zentrifugal vergrößert.

Labor. Eine PE zur histologischen Sicherung der Diagnose ist unumgänglich.

Differentialdiagnose. Ein *Mamillenekzem* ist meist beidseitig und unscharf begrenzt.

Therapie. Bei mammärem Morbus Paget wegen der häufigen Verbindung mit Brustdrüsenkrebs radikale Mastektomie. Herde eines extramammären Morbus Paget sollen im Gesunden exzidiert werden. Das weitere Vorgehen richtet sich nach dem Ergebnis einer Tumorsuche in den benachbarten Geweben und Organen.

Kooperation. *D:* Zur histologischen Sicherung der Diagnose.
G: Zur radikalen Mastektomie, sowie bei extramammärem Morbus Paget im Anogenitalbereich bei Frauen zum Ausschluß und zur Behandlung eines Genitalkarzinoms.
U: Bei extramammärem Morbus Paget zum Ausschluß und zur Behandlung eines Urogenitalkarzinoms.
Ch: Bei extramammärem Morbus Paget zum Ausschluß und zur Behandlung eines Analkarzinoms.

5.5 Erkrankungen der Haarfollikel und Haarausfall

Infektiöse Erkrankungen der Haarfollikel (Folliculitis simplex, S. 30; Furunkel, S. 30; Tinea, S. 43) wurden andernorts erörtert. Die Beteiligung der Haarfollikel bei Erkrankungen der Haarfollikel-Talgdrüsen-Einheit wurde bei den Erkrankungen der Talgdrüsen berücksichtigt (Acne vulgaris, S. 118; Rosazea, S. 120; rosazeaartige Dermatitis, S. 121). In diesem Kapitel werden anlagebedingte Keratosen des Infundibulums (Keratosis follicularis), die Dyskeratosis follicularis (Morbus Darier) und der Haarausfall berücksichtigt.

5.5.1 Keratosis follicularis

Ursache. Anlagebedingt.

Pathomechanismus. Retentionshyperkeratose im supraseboglandulären Teil des Haarfollikels (Infundibulum).

Klinik. Follikuläre keratotische Mikropapeln, hautfarben oder blaßrot. Sie verleihen der Hautoberfläche eine reibeisenartige Beschaffenheit. Besondere Lokalisationen variieren das klinische Bild:
Ulerythema ophryogenes. Rote, keratotische Papeln in den Augenbrauen mit Atrophie der Haarfollikel und partiellem Verlust der Augenbrauen.
Keratosis follicularis rubra faciei. Dichte Aussaat flächenhaft konfluierender roter keratotischer Mikroknötchen auf beiden Wangen, unter Freilassung eines schmalen Streifens vor den Ohren.
Keratosis follicularis corporis. Meist nur wenig gerötete follikuläre keratotische Mikroknötchen vor allem an der Streckseite der Oberarme, aber auch am seitlichen Rücken, am Gesäß und im Oberschenkelbereich. Bei maximaler Ausbreitung an Stamm und Extremitäten Verdacht auf Ichthyosis follicularis, eine Minimalvariante der Ichthyosis vulgaris (S. 105).

Therapie. Die harmlosen, nicht entscheidend beeinflußbaren, anlagebedingten Erscheinungen können als Normalvariante gelten. Schäden durch „Überbehandlung" sind immer wieder zu beobachten. In vielen Fällen empfehlen sich ein klärendes Gespräch und eine therapeutische Abstinenz. Die meist vorhandene Sebostase kann mit „rückfettenden" Badezusätzen (z. B. Olatum-Badeöl, Balneum Hermal F u. a.) und mit dem Auftragen einer W/Ö-Emulsion (z. B. Eucerin cum aqua) auf die feuchte Haut gepflegt werden.

5.5.2 Dyskeratosis follicularis (Morbus Darier)

Ursache. Anlagebedingt, unregelmäßig dominant vererbt.

Pathomechanismus. Individuelle, vorzeitige, unvollendete Verhornung von Keratinozyten mit Akantholyse (intraepidermale Spaltbildung) und mit follikulärer Hyperkeratose. Neue Schübe werden des öfteren durch Licht provoziert.

Klinik. Vor allem in den seborrhoischen und in den intertriginösen Hautgebieten sieht man einzeln stehende, meist aber flächenhaft konfluierende, schmutzig-graue keratotische Papeln (Abb. 12). Beim Darüberstreichen „Reibeisengefühl".

Labor. Der Vitamin-A-Spiegel im Blut (spezialisierte Labors!) kann erniedrigt sein.

Therapie. Die Verabreichung von Vitamin A in hohen Dosen (bis 300000 E täglich) bessert die Hautveränderungen auch bei normalem Vitamin-A-Spiegel im Blutserum. Die notwendige Langzeitbehandlung scheitert allerdings an den Nebenwirkungen dieser Therapie. Erste Ergebnisse mit einem aromatischen Vitamin-A-Säurederivat (noch nicht im Handel) sind erfolgversprechend.

Kooperation. *D:* Zur Diagnose und Mitbehandlung sowie zum Ausschluß seltener, ähnlich aussehender Dermatosen (z. B. Pemphigus chronicus benignus familiaris Hailey-Hailey).

5.5.3 Haarausfall (Alopezie)

Ursache. Änderung des physiologischen Haarzyklus (hormonelle Alopezie), Schädigung der Haarmatrix (entzündliche und toxische Alopezie), Zerstörung der Haare (mykotische Alopezie), Untergang von Haarfollikeln im Narbengewebe (narbige Alopezie).

Pathomechanismus.
Hormonelle Alopezie. Normalerweise hat ein Kopfhaar eine „Lebensdauer" von etwa 6 Jahren und fällt danach aus. Das Haar durchläuft dabei 3 Phasen: Die *Anagen- oder Wachstumsphase* dauert 5–6 Jahre und ist durch ein kontinuierliches Wachstum des Haars gekennzeichnet; die *Katagen- oder Übergangsphase* dauert nur wenige Tage und ist mit der Ausbildung des Kolbenhaars abgeschlossen; die *Telogen- oder Ruhephase* erstreckt sich über 2–4 Monate und endet mit dem Ausfall des Haars. Dieser Haarwechsel des Menschen an der Kopfhaut vollzieht sich asynchron, wobei täglich jeweils etwa 70–80 Haare ausfallen. Östrogene synchronisieren die Haare in der Anagenphase und verlangsamen den Übergang in die Telogenphase. Die Folgen sind eine prozentuale Verringerung der Telogenhaare und damit eine geringere tägliche Haarausfallsrate (z. B. während der Schwangerschaft, bei Einnahme eines Östrogen- oder antiandrogenbetonten Ovulationshemmers). Fällt ein verstärkter Östrogeneinfluß weg (z. B. Entbindung, Absetzen des entsprechenden Ovulationshemmers), so treten mehr Haare als üblich in die Telogenphase über und fallen nach 2–4 Monaten aus („Entzugsalopezie"). Androgene und

androgenwirksame Gestagene dagegen fördern die Telogenisierung (androgenetische Alopezie).

Entzündliche Alopezie. Entzündliche Reize können eine verstärkte Telogenisierung sowie eine Schädigung der Haarmatrix mit Hemmung ihrer Mitoseaktivität bewirken. Dieser Pathomechanismus ist besonders typisch für die Alopecia areata.

Toxische Alopezie. Die toxischen Reize können entzündlicher (Infektionskrankheiten wie Typhus und Grippe), hormoneller (Hyperthyreose) oder chemischer (Thallium, z. B. in Rattengift, Zytostatika, Antikoagulanzien u. a.) Natur sein. Ein geringer toxischer Reiz bewirkt eine Telogenisierung mit verstärktem Haarausfall nach 2–4 Monaten (Alopezie vom Spättyp), massive toxische Reize können eine akute Matrixdegeneration verursachen mit Haarausfall innerhalb weniger Tage (Alopezie vom Frühtyp).

Mykotische Alopezie. Eine Tinea im Bereich der Kopfhaut befällt auch die Haare und zerstört diese; die Haare brechen ab (S. 43).

Narbige Alopezie. Lang anhaltender Druck auf die Kopfhaut (z. B. durch Scutula bei der Tinea capitis favosa, S. 44) führt zu einer Hautatrophie mit Untergang der Haarfollikel. Auch vernarbende Dermatosen (z. B. Lupus erythematodes chronicus discoides, Sklerodermie u. a.) oder narbig abheilende Wunden und Ulzera atrophisieren bzw. zerstören die Haarfollikel. Eine Regeneration findet nicht statt; die Alopezie ist permanent.

Klinik. Für die Beurteilung eines Haarausfalls hat sich bewährt, zunächst seine Form (herdförmiger Haarausfall oder diffuse Haarlichtung) zu beachten. Bei den herdförmigen Alopezien sind zur weiteren Abklärung 3 Kriterien wichtig: Ist die Kopfhaut im haarlosen Bezirk sonst unverändert („normal"), ist sie entzündet (Rötung und Schuppung) oder atrophisch (keine Follikelöffnungen sichtbar). Bei diffusen Alopezien kann eine gleichmäßige Haarlichtung oder ein „männliches Muster" vorliegen. Zu den herdförmigen Alopezien mit sonst normaler Kopfhaut zählen die Alopecia areata und die Alopecia areolaris specifica bei Lues im 2. Stadium (S. 50). Herdförmige Alopezie mit Rötung und Schuppung der Kopfhaut kommt praktisch nur bei der Tinea (S. 43) vor. Herdförmige Alopezien mit atrophischer Kopfhaut werden unter der Bezeichnung Pseudopelade zusammengefaßt. Die diffuse Alopezie mit gleichmäßiger Haarlichtung weist auf eine hormonelle „Entzugsalopezie" oder auf eine toxische Genese hin, während ein „männliches Muster" für eine androgene Ursache typisch ist.

Alopecia areata (Pelade). Es entstehen rundliche, ineinander übergehende haarlose Bezirke. Die Kopfhaut ist sonst weitgehend unauffällig. „Peladehaare" (Haarstummel von etwa 1 cm Länge, die von der Spitze zur Wurzel hin dünner werden = „Ausrufezeichenhaare") und „kadaverisierte Haare" (schwärzliche, komedoartige Punkte in den Follikelöffnungen) sind krankheitsspezifisch. Je höher ihre Anzahl, um so schlechter die Prognose. „Maligne

Verlaufsformen" können einen totalen Haarverlust mit Ausfall auch der Augenbrauen, der Wimpern, der Barthaare, der Achselhaare und der Genitalbehaarung herbeiführen. *Haarwurzelstatus:* Bei langsam progredienter Form meist telogenes, bei rasch progredienter Form ein gemischtes telogen-dystrophisches Muster.

Die Ursache der zugrundeliegenden lymphozytären Entzündung an der Haarwurzel ist nicht bekannt. Der Haarausfall ist reversibel, eine Spontanheilung ist möglich.

Pseudopelade. Umschriebenes Fehlen von Haaren im Bereich einer atrophischen Kopfhaut. Follikelöffnungen fehlen. Der Haarausfall ist irreversibel. Man unterscheidet eine idiopathische (Pseudopelade Brocq) und eine symptomatische Form nach atrophisierenden und vernarbenden Prozessen im Bereich der behaarten Kopfhaut.

Diffuse Alopezie mit gleichmäßiger Haarlichtung. Im allgemeinen handelt es sich um temporäre Alopezien mit Reversibilität nach Beseitigung der Ursache. Klinisch ist diese Alopezie, neben der mehr oder weniger stark ausgeprägten gleichmäßigen Haarlichtung, durch eine leichtere Ausziehbarkeit der Haare objektivierbar. *Haarwurzelstatus:* Beim Frühtyp telogen-dystrophisch, beim Spättyp telogenes Muster.

Diffuse Alopezie vom „männlichen Muster". Schwerpunkte der diffusen Alopezie sind die Stirnhaut („hohe Stirn", „Geheimratsecken") und die Kopfmitte („Tonsur"). Dieser Haarausfall ist praktisch irreversibel. Neben der Höhe des Hormonspiegels (z. B. im Klimakterium oder bei androgenproduzierenden Tumoren des Ovars oder der Nebennierenrinde) spielt vor allem die genetisch determinierte Veranlagung eine bedeutsame Rolle. *Haarwurzelstatus:* Telogenes Muster.

Labor. *Haarwurzelstatus* vor allem bei den diffusen Alopezien mit gleichmäßiger Haarlichtung zur Differentialdiagnose zwischen Früh- und Spättyp und bei der diffusen Alopezie der Frau vom „männlichen Muster", um das Ausmaß der Telogenisierung vor und während der Behandlung zu objektivieren. Bei Verdacht auf Hyperthyreose funktionelle *Schilddrüsendiagnostik.* Bei der diffusen Alopezie der Frau vom „männlichen Typ" auch *Hormonstatus.* Bei kleinfleckiger Alopezie serologische *Luesdiagnostik* (S. 51). Bei herdförmigem Haarausfall mit Rötung und Schuppung der Kopfhaut *mykologische Untersuchung* (S. 44).

Therapie. Die *mykotische* und *die luetische* Alopezie erfordern eine gezielte antimykotische (S. 44) bzw. antiluetische Therapie (S. 52).
Eine *diffuse Alopezie mit gleichmäßiger Haarlichtung* heilt nach Beseitigung der Ursache spontan ab. Die *diffuse Alopezie vom „männlichen Muster"* ist beim Mann einer sinnvollen Therapie nicht zugänglich. Bei der Frau kann eine Hormontherapie mit Östrogenen örtlich (z. B. Alpicort-F, Crinohermal fem)

oder in Form von östrogenbetonten bzw. antiandrogenwirksamen Ovulationshemmern versucht werden.
Bei der *Alopecia areata* sind vor allem zwei therapeutische Wege gangbar: eine symptomatische antiinflammatorische Therapie mit Glukokortikosteroiden und eine unspezifische Reiztherapie. Die Wirksamkeit der Steroide ist bei der Alopecia areata erwiesen; sie ist jedoch nur temporär und dosisabhängig. Werden daher höhere Erhaltungsdosen für längere Zeit gebraucht, so überwiegen die zu erwartenden Nebenwirkungen. Eine perorale Steroidtherapie ist deshalb kaum einmal vertretbar, es sei denn, die erforderliche Erhaltungsdosis nach anfänglicher Stoßtherapie liegt in der Nähe des physiologischen Bereichs. Eine örtliche Therapie mit Glukokortikosteroiden (Tinktur, Salbe unter Okklusivverband, Unterspritzung mit Kristallsuspension) erscheint besonders bei einzelnen, kleineren haarlosen Arealen sinnvoll (kleine resorptive Fläche und dadurch geringe systemische Wirkung). Wegen der Problematik der Steroidtherapie ist heute eine steigende Tendenz zugunsten einer unspezifischen örtlichen Reiztherapie zu beobachten. Hierzu kommen sehr unterschiedliche Methoden zur Anwendung. Bewährt hat sich z. B. die Pinselung der haarlosen Bezirke mit Cignolin in Chloroform bei langsam steigender Dosierung von 0,1 bis höchstens 1,0%.
Eine *narbige* Alopezie ist therapeutisch nicht beeinflußbar.
Kooperation. *D:* Zur Diagnose (Mykologie, Luesserologie, Haarwurzelstatus) und zur Mitbehandlung.
I: Zur endokrinologischen Diagnostik.
G: Zur Mitbehandlung bei systemischer Anwendung von Geschlechtshormonen bei der Frau.

5.6 Erkrankungen der Nägel

Die Nagelplatte wird von spezialisierten Keratinozyten der Nagelmatrix (Epithelbucht am proximalen Nagelende) und des Nagelbetts (Epithel unter der Nagelplatte) gebildet und wächst etwa 1 mm pro Woche. Am häufigsten wird über Störungen der Nagelbildung (Beau-Reil-Querfurche), Veränderungen der Nagelform (Uhrglasnägel, Koilonychie, Onychogrypose), Abweichungen in der Nagelqualität (Onychorrhexis und Onychoschisis) und in der Nagelfarbe (rötlich-braun, schwefelgelb, schmutziggrün, schwarz) sowie über Störungen der Nagelhaftung auf dem Nagelbett (Onycholysis semilunaris) geklagt. Eine besondere Bedeutung hat auch der „eingewachsene Nagel" (Unguis incarnatus).

5.6.1 Beau-Reil-Querfurche

Ursache. Temporäre Schädigung des Nagelwachstums im Bereich der Nagelmatrix. So kann eine eitrige Entzündung oder ein allergisches Kontaktekzem am Nagelfalz an einzelnen betroffenen Nägeln zu Furchenbildung führen. Hämatogen herangeführte Noxen (z. B. Thallium bei Vergiftung mit Rattengift oder Bakterientoxine bei schweren Infektionen) verursachen an allen Nägeln in gleicher Höhe eine Furchung der Nagelplatte.

Klinik. Querverlaufende Furche in der Nagelplatte, die mit der Nagelplatte „auswächst".

Therapie. Eine bestehende Furche kann nicht beseitigt werden. Die Beseitigung der paronychialen Schädigungsfaktoren (z. B. Ekzem, bakterielle oder mykotische Paronychie) kann Rezidive verhüten.

5.6.2 Uhrglasnägel

Ursache. Unbekannt. Sie kommen hereditär, am häufigsten aber in Zusammenhang mit chronischen Lungenerkrankungen (Tuberkulose, Empyem, Tumor, Bronchiektasien u. a.) vor.

Klinik. Die Nagelplatte ist vergrößert, rundlich und übermäßig konvex gebogen. Gleichzeitig sind die Endglieder der Finger kolbenförmig aufgetrieben (Trommelschlegelfinger).

Therapie. Nicht möglich.

Kooperation. *D:* Zum Ausschluß seltener Syndrome (z. B. Pachydermoperiostosis).
I: Bei Hinweisen auf Lungenerkrankung zur Diagnostik und Mitbehandlung.

5.6.3 Koilonychie (Löffelnägel)

Ursache. Unbekannt. Gelegentlich familiär, manchmal in Zusammenhang mit inneren Erkrankungen, vor allem mit Anämien, mit Eisenmangelzuständen und mit Polyzythämie.

Klinik. Löffelartige Einsenkung der Nagelplatte.

Therapie. Nur über Beseitigung erkannter Ursachen möglich.

Kooperation. *I:* Zum Ausschluß und gegebenenfalls zur Mitbehandlung möglicher Ursachen.

5.6.4 Onychogrypose (Krallennägel)

Ursache. Unbekannt. Neben Durchblutungsstörungen, Druck eines schlechten Schuhwerks oder Erfrierungen dürften auch Erbfaktoren eine Rolle spielen (auch im Säuglingsalter!).

Klinik. Krallenartige Verunstaltung der Nagelplatte mit Verdickung, Verlängerung und seitlich abweichender Wachstumsrichtung.
Therapie. Kontinuierliche pflegerische Maßnahmen (z. B. Abfräsen bis zur Normalform) oder Nagelextraktion mit Exstirpation der Nagelmatrix und des Nagelbetts.
Kooperation. *D:* Zur Nagelextraktion und Exzision des nagelbildenden Epithels.

5.6.5 Onychorrhexis und Onychoschisis

Ursache. Meist exogene übermäßige Entfettung (Wasser, Detergentien, Nagellackentferner u. a.).

Klinik. Einreißen, Splitterung und Spaltung rauher, „brüchiger" Nagelplatten, vor allem am freien Nagelrand.

Therapie. Einschränkung der exogenen Entfettung und Nachfetten (z. B. Kytta-Nagelsalbe).

5.6.6 Farbveränderungen der Nägel

Ursache. Subunguale und intraunguale Krankheitsprozesse bzw. Pigmente.

Klinik. Die *Psoriasis* des Nagelbetts äußert sich als rötlich-brauner „Ölfleck" (S. 103). Eine *Tinea* (S. 44) der Nägel führt zu einer schwefelgelben, eine *Candidamykose* (S. 46) zu einer schmutziggrünen Verfärbung. Schwarze Flecke unter der Nagelplatte können durch ein subunguales oder intraunguales *Hämatom,* durch einen subungualen pigmentierten *Nävuszellnävus* (S. 160) und durch ein subunguales malignes *Melanom* (S. 162) hervorgerufen werden.

Differentialdiagnose. Eine sichere Unterscheidung zwischen Onychomykose und Nagelpsoriasis gelingt in vielen Fällen nur mit Hilfe einer (evtl. wiederholten) mykologischen Untersuchung (S. 44). Die schwarze Verfärbung einer Nagelplatte ist auf zwei Wegen abklärbar: Abwartende Haltung oder Nagelextraktion in Vollnarkose. Beim *Abwarten* wird erwartet, daß ein Hämatom allmählich auswächst, ein Melanom sich eher vergrößert und ein Nävuszellnävus unverändert bleibt. Leider ist dieser Weg oft unzuverlässig und erfordert Geduld. Durch *Nagelextraktion* wird die Unterscheidung erleichtert: Bei intraungualem Hämatom ist das Nagelbett dann unauffällig und bei subungualem Hämatom sind die Blutkoagula als solche leicht zu erkennen. Schwieriger ist die Differenzierung auch nach Nagelextraktion zwischen einem Nävuszellnävus und einem malignen Melanom. In diesem Fall empfiehlt es sich, die Neubildung zu exzidieren und mit Schnellschnitt die Diagnose zu klären. Wird ein Melanom festgestellt, so ist eine Amputation der betroffenen Zehe bzw. des betroffenen Fingers erforderlich. Aus diesen Gründen soll die Nagelextraktion und die anschließend evtl. notwendige Exzision bei schwarzveränderten Nägeln nicht in Lokalanästhesie durchgeführt werden.

Therapie. Bei Onychomykose gezielte antimykotische Therapie (S. 44). Psoriatische Nägel können symptomatisch mit subungualer Applikation von Kortikoidlösungen (z. B. Betnesol-V crinale) behandelt werden. Bei schwarzen Nägeln bleibt bei unklarer Ursache letztlich nur eine Nagelextraktion in Vollnarkose übrig (s. o.).

Kooperation. *D:* Zur Diagnose und Therapie.

5.6.7 Onycholysis semilunaris

Ursache. Häufig bei Psoriasis, aber auch als Folge örtlicher Mazeration und/ oder Entfettung (Wasser, Detergentien).

Klinik. Halbmondförmige Ablösung der Nagelplatte vom freien Rand her.

Therapie. Bei Psoriasis Versuch mit subungualer Applikation von Kortikoidlösungen. Sonst Nägel kurz schneiden, nach Kontakt mit Wasser gut trocknen (Handfön!) und nachfetten (z. B. Kytta-Nagelsalbe).

5.6.8 Unguis incarnatus

Ursache. Enges Schuhwerk, Nagelanomalien (durch Abflachung vergrößerte oder seitlich eingerollte Nägel), Rundumschneiden der Zehennägel.

Klinik. Die seitlichen Nagelränder verletzen das benachbarte Paronychium. Durch Sekundärinfektion (Bakterien, Soor) entsteht häufig ein entzündliches Granulationsgewebe.

Therapie. Die *konservative* Behandlung umfaßt eine gezielte Bekämpfung identifizierter Erreger, eine Trennung der Nagelplatte vom Paronychium (Mullstreifen, Watte) und eine Regulierung der Nagelform mit Metallspange (spezialisierte Fußpfleger!). Die *chirurgische* Behandlung (leider öfter von Rezidiven gefolgt) besteht in Nagelextraktion und keilförmiger Exzision des seitlichen Paronychiums (Emmet-Operation).

Kooperation. *D:* Zur Mitbehandlung.

6 Erkrankungen des Binde- und Fettgewebes

6.1 Erkrankungen des Bindegewebes

Das Hautbindegewebe besteht im wesentlichen aus kollagenen und elastischen Fasern, aus der Grundsubstanz (polymerisierte Proteoglykane, Wasser, Salze, Serumbestandteile) und aus Zellen (Fibroblasten, Makrophagen, Lymphozyten, Mastzellen). Erkrankungen können durch Änderung der Faserarchitektonik mit Verlust der Hautdehnbarkeit (Sklerodermie, s. unten), durch Degeneration des Gewebes (Lichen sclerosus et atrophicus, S. 138; Granuloma anulare, S. 139; Necrobiosis lipoidica, S. 139), durch Vermehrung zellulärer Elemente (Dermatofibrom, S. 140; Mastozytom, S. 141) und durch Speicherung von Fremdsubstanzen durch die Makrophagen (Xanthom, S. 141; Fremdkörpergranulom, S. 142) zustande kommen.

6.1.1 Sklerodermie

Ursache. Unbekannt. Bei der Auslösung der Raynaud-Symptomatik, die häufig eine progressive Sklerodermie einleitet und begleitet, spielen Kältereize eine nicht näher definierbare Rolle.

Pathomechanismus. Ungeklärt. Diskutiert wird vor allem eine Störung der Kollagensynthese (gesteigerte Synthese, geringerer Abbau durch verminderte Kollagenaseaktivität u. a.), evtl. im Zusammenhang mit Autoimmunmechanismen (humorale Autoantikörper häufig nachweisbar). Letztlich kommt es zu einer Verdickung und Verdichtung des sonst locker angeordneten kollagenen Bindegewebes. Dadurch wird die *Dehnbarkeit* des Bindegewebes eingeschränkt.

Klinik. Es gibt 2 Extremvarianten: die zirkumskripte Sklerodermie, rein auf die Haut beschränkt, und die progressive Sklerodermie mit Befall von Haut und inneren Organen.

Zirkumskripte Sklerodermie. Vom Lebensalter weitgehend unabhängig, aber bei Bevorzugung des weiblichen Geschlechts entsteht an einer umschriebenen Hautstelle ein typischer, zentral weißverfärbter, verhärteter und von einem lilafarbenen Ring umgebener Fleck. Beim Sitz über einem Gelenk evtl. Bewegungseinschränkung durch verminderte Hautdehnbarkeit. Die Aktivitätsphase des Herdes ist beendet, wenn der lilafarbene Ring verschwindet. Die Sklerose ist im allgemeinen irreversibel.

Zu den *Varianten* der zirkumskripten Sklerodermie zählen vor allem die *oberflächliche disseminierte Form* (mehrere Herde, oft systematisiert, Sklerose kaum palpabel, die lilafarbenen Flecke heilen mit Pigmentierung und evtl. leichter Eindellung der Haut ab) und die *Sklerhypofaszie* (subkutan tastbarer harter Strang, Einziehung der Hautoberfläche, dermatogene Kontraktur durch Schrumpfung).

Progressive Sklerodermie. Man unterscheidet hierbei die extrem langsam fortschreitende Akrosklerose und die in einigen Jahren tödlich verlaufende diffuse Sklerose.

Die *Akrosklerose* beginnt mit einer durch Kältereize ausgelösten *Raynaud-Symptomatik* meist an den Händen: durch arterielle Gefäßspasmen werden die Finger weiß und steif („digitus mortuus"), durch konsekutive Zyanose schlägt die Hautfarbe in blau bis blaurot um, schließlich verfärbt sich die Haut durch arterielle Hyperämie hellrot, wobei starke Schmerzen auftreten können. Im Gefolge wiederholter Rezidive zunehmende *Sklerosierung* der Fingerhaut (hart, keine Falten abhebbar) mit dermatogener Kontraktur. *Nekrosen* an den Fingerbeeren heilen mit („rattenbißartigen") *Närbchen* ab. Eine Sklerosierung im Gesichtsbereich führt zur *Mikrostomie* mit „tabakbeutelartig" angeordneten radiären Mundfalten bei sonst auch im hohen Alter auffällig faltenloser, glatter Gesichtshaut („Maskengesicht"). Die *Sklerosierung des Zungenbändchens* ist an seiner weißlichen Verfärbung zu erkennen. Besonders die Hände (auch an den Handflächen) und das Gesicht können zunehmend *Teleangiektasien* aufweisen. In Spätstadien sind auch umschriebene *Kalkablagerungen* im Bindegewebe möglich. Das Vollbild dieser prognostisch günstigen Verlaufsform wird als CRST-Syndrom herausgestellt (C = Calcinose, R = Raynaud-Syndrom, S = Sklerodermie, T = Teleangiektasien). Eine Beteiligung innerer Organe (s. unten) ist oft nur mäßig und manifestiert sich erst Jahre bis Jahrzehnte nach Beginn der Erkrankung.

Die diffuse Sklerose befällt zusätzlich von Beginn an größere Hautareale (Extremitäten, Stamm), wobei einem initialen ödematösen Stadium (teigige Hautschwellung) rasch das sklerotische Endstadium folgt. Die nicht mehr dehnbare Haut hemmt die Bewegungen in den Gelenken und behindert die Atembewegungen des Brustkorbs. Frühzeitig treten Symptome von Seiten beteiligter innerer Organe hinzu: Polyarthralgien durch Synovialfibrose, Dysphagie durch Dilatation und Motilitätsverlust des Ösophagus mit terminaler Stenosesymptomatik, Ventilationsstörungen und pulmonale Hypertonie mit Rechtsherzinsuffizienz durch Lungensklerose, Herzrhythmusstörungen und digitalisrefraktäre Herzinsuffizienz durch Myokardfibrose, Niereninsuffizienz mit und ohne renale Hypertonie durch Nephrosklerose u. a. m.

Labor. Rheumafaktoren häufiger positiv. Sehr oft können antinukleäre und antinukleoläre Autoantikörper nachgewiesen werden. Die Hautbiopsie kann die klinische Diagnose stützen.

Differentialdiagnose. Die zirkumskripte Sklerodermie kann nur mit dem *Lichen sclerosus et atrophicus* (S. 138) verwechselt werden. Ihre Unterscheidung erfolgt am sichersten histologisch. Bei der progressiven Sklerodermie muß beachtet werden, daß ein Raynaud-Syndrom auch bei Systemerkrankungen des arteriellen Gefäßnetzes (Periarteriitis nodosa, Endangitis obliterans u. a.) und einseitig auch bei einer Halsrippe beobachtet wird. Eine isolierte Organsymptomatik ist oft vieldeutig. Hier führt die synoptische Betrachtung des Gesamtbilds zur richtigen Diagnose. Mischformen (mit Dermatomyositis, S. 81 und mit Lupus erythematodes, S. 80) können die Diagnostik komplizieren.

Therapie. Oft enttäuschend. Im aktiven Stadium der *zirkumskripten Sklerodermie* können örtlich Glukokortikosteroidsalben, evtl. unter Okklusivverband und in Kombination mit heparinoidhaltigen Salben (z. B. Hirudoid-Salbe, Lasonil-Salbe) versucht werden. Bei großflächiger Ausdehnung, besonders bei Lokalisation über Gelenken ist ein Versuch mit Penicillininfusionen angezeigt (10–14 Tage lang täglich 4–8 Mill. I. E. Penicillin).

Auch die Behandlung der *progressiven Sklerodermie* ist nur empirisch und symptomatisch. Es empfiehlt sich, zur Abklärung der Beteiligung innerer Organe und zur Einleitung der systemischen Behandlung eine stationäre Einweisung zu veranlassen. Unterschiedliche Behandlungsmethoden werden empfohlen:

– hochdosiert Penicillin als Infusion, wie bei der zirkumskripten Sklerodermie;
– Glukokortikosteroide systemisch, besonders beim Vorherrschen arthralgischer Beschwerden und bei positiver Rheumaserologie;
– Dextraninfusionen (z. B. Rheomacrodex), besonders bei der Akrosklerodermie mit Raynaud-Symptomatik;
– Langzeitbehandlung mit Progesteron bei Frauen (z. B. Primolut-Nor), vor der Menopause zyklusgerecht, in enger Zusammenarbeit mit Gynäkologen;
– d-Penicillamin (Metalcaptase), wobei unerwünschte Nebenwirkungen unterschiedlicher Art häufig eine Unterbrechung der Behandlung erforderlich machen;
– kombinierte Infusionsbehandlung mit Kortikoiden, Aldosteronantagonisten und Kalium-Magnesium-Aspartat (z. B. zu Beginn stationär täglich 2 mg Aldocorten i. v., danach 400 mg Aldactone oder Osyrol in 250 ml physiologischer Kochsalzlösung als Infusion und anschließend 10 ml Trommcardin in 500 ml physiologischer Kochsalzlösung als Infusion. Später ambulant täglich 200 mg Aldactone oder Osyrol per os und 3 × 2 Dragees Trommcardin bei reichlicher Flüssigkeitszufuhr, regelmäßiger Elektrolytkontrolle und Beachtung möglicher Nebenwirkungen der einzelnen Präparate).

Bei Raynaud-Symptomatik ist *Schutz vor Kälte* oberstes Gebot. Als örtliche Behandlung können versucht werden: hyperämisierende Maßnahmen (z. B. Akrotherm-Salbe), Massagen, Moorbäder und heparinoidhaltige Salben.

Kooperation. *D:* Zur Diagnostik und Behandlung.
I: Zur Diagnostik und Mitbehandlung bei Beteiligung innerer Organe.
G: Bei Behandlung mit Sexualhormonen.

6.1.2 Lichen sclerosus et atrophicus

Ursache. Unbekannt.

Pathomechanismus. Unbekannt. Der klinischen Symptomatik liegen zugrunde: ein mukoides Ödem im oberen Corium mit nachfolgender Sklerose des Bindegewebes, eine Verflüssigungsnekrose des Stratum basale der Epidermis mit der Möglichkeit dermoepidermaler Trennung (subepidermale Blasen) und eine Atrophie der Epidermis mit bandförmiger, follikulär betonter Hyperkeratose.

Klinik. Meist am Stamm, an den Extremitäten und perigenital, vereinzelt oder in größerer Zahl, mit Tendenz zur systematisierten Anordnung sieht man rundliche, weiße Flecke (Abb. 3). Die befallene Haut ist leicht verhärtet und ihre Oberfläche glänzend oder leicht pityriasiform schuppend. Im Flaumhaarbereich sind im Herd follikuläre Hyperkeratosen erkennbar.

Die Dehnbarkeit der sklerotischen Haut ist herabgesetzt und kann über Gelenken, besonders aber perigenital funktionell störend sein (Verengung des Orificium urethrae externum und Phimose beim Mann, Verengung des Introitus vaginae bei der Frau).

Labor. PE bei diagnostischen Zweifeln.

Differentialdiagnose. Die *zirkumskripte Sklerodermie* (S. 135) ist meist großflächiger, weist häufiger einen lilafarbenen Rand auf und zeigt keine follikulären Hyperkeratosen. Histologisch sind eine Sklerodermie und ein Lichen sclerosus et atrophicus sicher zu unterscheiden.

Therapie. Wenig erfolgversprechend. Versucht werden können heparinoidhaltige Salben (z. B. Hirudoid-Salbe, Lasonil-Salbe u. a.). Perigenital bei der Frau ist die Anwendung östrogenhaltiger Externa (z. B. Linoladiol-Emulsion) empfehlenswert. Auch eine örtliche Infiltrationsbehandlung mit Steroidkristallsuspension (1:4 mit einem Lokalanästhetikum verdünnt) kann den Befund bessern. Bei Phimose ist oft eine Zirkumzision erforderlich.

Kooperation. *D:* Zur Diagnose und Mitbehandlung.
G: Zur Mitbehandlung von Frauen bei perigenitalem Befall.
U: Bei Einengung des Orificum urethrae externum zur operativen Behandlung.

Besonders zu beachten. Der Begriff „Kraurosis vulvae" umfaßt eine Gruppe von Dermatosen unterschiedlicher Dignität. Hierzu zählen die Altersatrophie der Haut, die zirkumskripte Sklerodermie, der Lichen ruber planus, die Leukoplakie und der Morbus Bowen der Vulva. Vor allem handelt es sich aber um einen Lichen sclerosus et atrophicus. Man sollte sich mit der Diagnose „Kraurosis vulvae" nie zufrieden geben und in allen Fällen eine diagnostische Klärung der vorliegenden Dermatose anstreben.

6.1.3 Granuloma anulare

Ursache. Unbekannt.

Pathomechanismus. Ungeklärt. Die klinische Symptomatik erklärt sich durch eine umschriebene Nekrobiose des Bindegewebes mit randständigem polymorphem Zellinfiltrat.

Klinik. Typisch ist eine meist in Gelenknähe ringförmig angeordnete, harte, hautfarbene Leiste, die ein etwa münzgroßes, sonst unauffälliges Hautareal umschließt. Davon abweichend können auch Einzelknoten sowie kleinfleckige oder flächenhafte, meist leicht rötliche, flach infiltrierte Platten in Erscheinung treten (erythematöse Form).

Labor. PE bei diagnostischen Zweifeln.

Differentialdiagnose. Der *Lichen ruber anularis* (S. 168) ist nur bei Vorliegen anderer typischer Lichenbilder und histologisch sicher abzutrennen. Die *zirzinäre Sarkoidose* (S. 169) zeichnet sich durch einen rotbraunen, harten Randwall mit zentraler Atrophie aus. Die erythematösen Formen der Sarkoidose und des Granuloma anulare sind nur histologisch zu unterscheiden.

Therapie. Nur empirisch. Manchmal Rückbildung durch konsequentes Abpflastern mit Leukoplast. Symptomatisch wirksam sind Kortikoide örtlich als Salbe, evtl. unter Okklusivverband oder als Kristallsuspension streng intrakutan.

Kooperation. *D:* Zur Diagnostik und Mitbehandlung.

6.1.4 Necrobiosis lipoidica

Ursache. Unbekannt. Ein vermuteter Zusammenhang mit dem Diabetes mellitus beruht auf häufigerem gemeinsamem Auftreten. Allerdings leiden nur etwa 0,1–0,3% der Diabetiker an einer Necrobiosis lipoidica und nur ein Teil ($1/3$–$2/3$) der Patienten mit Necrobiosis lipoidica sind oder werden zuckerkrank.

Pathomechanismus. Letztlich ungeklärt. Diskutiert wird eine primäre Nekrobiose des Bindegewebes in der Umgebung insuffizienter Kutisgefäße (z. B. als

Folge einer diabetischen Angiopathie) mit sekundärer lokaler Lipoidose durch Fettimbibition.

Klinik. Meist bei Frauen, vor allem an den Streckseiten der Unterschenkel, zu Beginn oft einseitig, später bilateral, scharf begrenzte, unregelmäßig geformte sklerodermiforme, lupoide Platten: verhärtete Hautherde von gelber bis gelbbrauner Farbe, gelegentlich im Zentrum ulzerierend.

Labor. Abklärung eines Diabetes mellitus oder einer prädiabetischen Stoffwechsellage. PE zur Sicherung der klinischen Diagnose.

Differentialdiagnose. Der *Lupus vulgaris* (S. 34) und die *Sarkoidose* (S. 169) werden am sichersten durch die histologische Untersuchung eines Exzidats ausgeschlossen.

Therapie. Wenig erfolgversprechend. Bei nicht ulzerierten Herden können Okklusivverbände mit Kortikoidcremes versucht werden. Gegebenenfalls Ulkusbehandlung (S. 154).

Kooperation. ***D:*** Zur Sicherung der Diagnose und zur Mitbehandlung.

I: Zum Ausschluß eines Diabetes mellitus oder einer prädiabetischen Stoffwechsellage und gegebenenfalls zur Mitbehandlung.

6.1.5 Dermatofibrom

Ursache. Meist Spätfolge (nach Jahren) eines Insektenstiches.

Pathomechanismus. Umschrieben vermehrte Fibrosklerose mit Hämosiderinablagerung durch Umbau des Hämoglobins aus extravasalen Erythrozyten.

Klinik. Meist bis linsengroßes, hartes, wenig prominentes, hautfarbenes oder gering pigmentiertes Knötchen. Am Rande ist das Knötchen häufig durch Hämosiderin dunkelbraun pigmentiert. Nur selten zentrale Gelbfärbung durch sekundäre Xanthomatisierung. Gelegentlich bis walnußgroß („Riesenhistozytom").

Labor. Eisenfärbung des Exzidats: Dermatofibrom eisenpositiv, Nävuszellnävus eisennegativ.

Differentialdiagnose. Ein *Nävuszellnävus* (S. 160) fühlt sich nie so hart an und ist im allgemeinen mehr prominent. Tuberöse *Xanthome* (S. 141) sind multipel und lokalisieren sich in Sehnen- und Gelenknähe, während das Riesenhistiozytom solitär ist und ubiquitär vorkommt.

Therapie. Nicht erforderlich. Auf Wunsch Exzision im Gesunden in Lokalanästhesie.

Kooperation. ***D:*** Bei diagnostischen Zweifeln und zur Exzision.

6.1.6 Kutane Mastozytose

Ursache. Unbekannt.

Pathomechanismus. Umschriebene Vermehrung von Mastzellen im Bindegewebe. Keine Zellatypien.

Klinik. Zwei Erscheinungsformen sind häufiger:
Mastozytom. Fast immer bei Säuglingen und Kleinkindern, meist solitär, selten auch in großer Zahl, hellgelbe, bis walnußgroße Tumoren mit orangenschalenartiger Oberfläche. Irritierte Tumoren (Reiben, kaltes oder warmes Wasser) vergrößern sich, röten sich und können blasig werden durch das freigesetzte Histamin aus den Mastzellgranula. Spontane Rückbildung ist die Regel.
Urticaria pigmentosa adultorum. Fast immer bei Erwachsenen, disseminiert auf Stamm und Extremitäten in zunehmender Zahl bis linsengroße bräunliche Knötchen, die den Mastozytomen ähnlich irritierbar sind. Keine Rückbildung zu erwarten.

Labor. PE bei diagnostischen Zweifeln.

Differentialdiagnose. Das Mastozytom ist unverkennbar. Die Urticaria pigmentosa adultorum auf der Brusthaut ist mit disseminierten *Syringomen* (S. 125) zu verwechseln und nur histologisch sicher abzutrennen.

Therapie. Keine sinnvolle Behandlung möglich. Bei Mastozytomen spontane Rückbildung abwarten. Wichtig ist die *Aufklärung* über die Irritabilität der Knötchen und Knoten: Nicht reiben oder massieren, nicht heiß oder kalt duschen, nicht ins kalte Wasser springen u. a., da eine plötzliche Degranulation einer großen Anzahl von Mastzellen die Gefahr eines anaphylaktischen Schocks in sich birgt.

Kooperation. *D:* Bei diagnostischen Zweifeln (PE).
R: Bei multiplen Mastozytomen zum Ausschluß einer (sehr seltenen) Mitbeteiligung des Skelettsystems.
I: Bei multiplen Mastozytomen zum Ausschluß einer (sehr seltenen) Mitbeteiligung innerer Organe (vor allem Hepatosplenomegalie).

6.1.7 Xanthomatosen

Ursache. Örtliche Vermehrung von Fettsubstanzen im Bindegewebe mit oder ohne Hyperlipidämie bzw. Hypercholesterinämie.

Pathomechanismus. Speicherung der Fettsubstanzen durch Bindegewebsmakrophagen.

Klinik. Vor allem 3 klinische Manifestationsformen sind häufig:
Xanthelasmen. Flach prominente, gelbliche infiltrierte Platten an den Augenlidern. Blutfette fast immer im Normbereich.

Eruptive papulöse Xanthome. Fast immer bei diabetischer Hyperlipidämie. Schubweises Auftreten bis erbsengroßer, gelblicher Knötchen in großer Zahl, oft im Gesäßbereich. Spontanremission möglich.

Tuberöse Xanthome. Überwiegend im Gelenk- und Sehnenbereich meist multiple, in Gruppen aggregierte, bis walnußgroße gelbliche Knoten. Fast immer als kutane Manifestation einer idiopathischen oder sekundären Hypercholesterinämie.

Labor. Blutfettanalysen, Ausschluß eines Diabetes mellitus und PE.

Differentialdiagnose. Nur initiale Xanthelasmen können mit *Syringomen* (S. 125) der Unterlider verwechselt werden. Eruptive papulöse Xanthome in kleiner Zahl sind von *Xanthogranulomen* (Nävoxanthoendotheliome) zu unterscheiden. Letztere stehen mit keiner Stoffwechselstörung in Zusammenhang und können sich spontan zurückbilden.

Therapie. Störende Xanthelasmen können exzidiert werden. Eine Beeinflussung der eruptiven und tuberösen Xanthome ist nur über eine Behandlung der Fettstoffwechselstörung möglich. Persistierende Knoten können exzidiert werden.

Kooperation. *D:* Bei diagnostischen Zweifeln (PE).
I: Zur Klärung der zugrundeliegenden Fettstoffwechselstörung und zur Mitbehandlung.

6.1.8 Fremdkörpergranulom

Ursache. Fremdkörper in der Haut exogen (Stachel, Nahtmaterial, Haare, Silikate u. a.) oder endogen (z. B. Trichogranulom durch entzündlich zerstörte Haarfollikel mit Freiliegen von Keratin im Gewebe).

Pathomechanismus. Granulomatöse Abwehrreaktion. Dadurch Zellansammlung (Knötchen, Knoten) evtl. mit konsekutiver Einschmelzung und eitriger Abstoßung des Fremdkörpers.

Klinik. Meist bräunlich-roter, evtl. eitriger Knoten. Bei fehlendem anamnestischen Hinweis wird die Diagnose meist retrospektiv histologisch gestellt.

Labor. PE zum Ausschluß spezifischer Granulome.

Differentialdiagnose. Silikatgranulome zeigen histologisch häufig eine sarkoide Reaktion und sind mit einer knotigen *Sarkoidose* (S. 169) zu verwechseln. Die Silikatgranulome entstehen meist im Bereich einer alten Narbe; die Silikate lassen sich als doppelbrechende Substanzen im Gewebe histologisch nachweisen

Therapie. Sichtbaren Fremdkörper entfernen. Nach örtlicher, in Ausnahmefällen auch systemischer antibiotischer Vorbehandlung, Exzision des Restknotens mit dem eventuell verbliebenen Fremdkörper.

Kooperation. *D:* Bei diagnostischen Zweifeln (PE) und bei entsprechender Reiseanamnese zum Ausschluß seltener erregerbedingter Granulome meist tropischer Herkunft.

6.2 Erkrankungen des Fettgewebes

Das Fettgewebe besteht im wesentlichen aus den Fettzellen und den Bindegewebssepten. Eine umschriebene Vermehrung des Fettgewebes manifestiert sich als Lipom (s. unten). Traumata im Fettgewebe rufen häufig eine resorptive granulomatöse Entzündung hervor (Lipogranulom, s. unten). Eine Störung der Mitoserate kann sich als Lipatrophie (S. 144) äußern. Schließlich wird die Hautoberfläche durch ein Mißverhältnis zwischen Fettzellen und Bindegewebssepten diffus unregelmäßig gestaltet (Pannikulose, S. 145).

6.2.1 Lipom

Ursache. Unbekannt. Gelegentlich nach Traumen (z. B. ,,Insulinlipom'').

Pathomechanismus. Umschriebene irreversible Vermehrung des Fettgewebes.

Klinik. Weiche, pseudofluktuierende, gelappte, hautfarbene Tumoren, häufig an den oberen Extremitäten und im Oberbauchbereich.

Labor. PE bei diagnostischen Zweifeln.

Differentialdiagnose. *Neurofibrome* (S. 156) sind weicher und oft leicht pigmentiert.

Therapie. Nur Exzision möglich. Bei ,,Insulinlipom'' vorbeugend Injektionsstelle ständig wechseln.

Kooperation. *D:* Zur Exzision störender oder (selten) druckschmerzhafter Lipome.

6.2.2 Lipogranulom (Panniculitis nodularis)

Ursache. Umschriebene Schädigung des Fettgewebes durch mechanische, entzündliche und andere Reize (z. B. durch lipolytische Enzyme bei Pankreaserkrankungen).

Pathomechanismus. Reparative granulomatöse Zellreaktion mit nachfolgender Lipatrophie.

Klinik. Gerötete, tiefliegende, kaum prominente Knoten, häufig an der Streckseite der Oberarme und der Unterschenkel. Abheilung mit Dellenbildung (Lipatrophie). Gelegentlich disseminiert in großer Anzahl mit Fieber (Panniculitis nodularis non suppurativa febrilis et recidivans Pfeifer-Weber-Christian), bei Neugeborenen nach mechanischen Geburtstraumen (Adiponecrosis subcutanea neonatorum) und bei Diabetikern nach Insulininjektion („Insulingranulom"). Auch nach Injektion öliger Substanzen können Lipogranulome entstehen.

Labor. Eventuell Pankreasdiagnostik.

Differentialdiagnose. An den Unterschenkeln müssen vor allem das *Erythema nodosum* (S. 73) und das *Erythema induratum Bazin* (S. 91) ausgeschlossen werden.

Therapie. Symptomatisch entzündungshemmend, z. B. mit Steroidsalben unter Okklusivverband.

Kooperation. *D:* Zur Feindifferenzierung zwischen den zahlreichen lipogranulomatösen Krankheitsbildern unterschiedlicher Genese und Dignität.
I: Zur Pankreasdiagnostik und gegebenenfalls zur Mitbehandlung bei unklaren, rezidivierenden Lipogranulomen.

6.2.3 Lipatrophie

Ursache. Primär nach subkutaner (statt intradermaler, intramuskulärer oder intraartikulärer) Injektion von Steroidkristallsuspension, sekundär nach Lipogranulomen.

Pathomechanismus. Glukokortikosteroide haben einen örtlichen, die Mitoserate hemmenden Effekt. Depots im subkutanen Fettgewebe werden sehr schlecht abgeräumt und wirken so gewebemindernd. Bei Lipogranulomen ist die umschriebene Atrophie als „narbiger" Endzustand anzusehen.

Klinik. Umschriebene Eindellung der Haut. Bei Entstehung durch Steroidkristalldepot schimmern die verbliebenen Reste gelblich durch. Nach Lipogranulomen kann die eingedellte Haut noch eine entzündliche Rötung aufweisen.

Differentialdiagnose. Eine umschriebene Eindellung der Haut als Endzustand einer oberflächlich disseminierten *zirkumskripten Sklerodermie* (S. 135) findet sich meist im Rückenbereich; die eingedellte Haut ist dabei häufig leicht pigmentiert. Die anamnestischen Angaben können entscheidend sein: entzündlicher Knoten bei Lipatrophie nach Lipogranulom, kaum wahrnehmbare Verhärtung zu Beginn lilafarbener Flecken mit nachfolgender Eindellung bei der Sklerodermie.

Therapie. Keine sinnvolle Therapie möglich. Die Exzision sichtbar durchschimmernder Steroiddepots kann die sehr langsame Spontanremission beschleunigen.

Kooperation. *D:* Bei diagnostischen Zweifeln.

6.2.4 Pannikulose („Zellulitis")

Ursache. Im wesentlichen eine regionale Adipositas.

Pathomechanismus. Einseitige Zunahme des Fettzellanteils bei unverändertem Umfang und gleichbleibender Struktur der Bindegewebssepten im subkutanen Fettgewebe.

Klinik. Fast ausschließlich bei Frauen, im Glutäus- und Oberschenkelbereich, lassen sich 3 Symptome feststellen:
- Die „Orangenhaut" entspricht erweiterten, zum Teil durch Keratose und Pernio markierten Follikelöffnungen.
- Das „Matrazenphänomen" kommt durch einen Wechsel zwischen flachen Vorwölbungen und Einsenkungen des Hautoberflächenreliefs zustande, erklärbar durch die einseitige Volumenzunahme des Fettanteils zwischen den unverändert gebliebenen Bindegewebssepten.
- Das „Schweregefühl" und die Schmerzen beim Rollen, Drücken oder Kneifen der Haut sind häufig durch suggestive Werbung und „Erfahrungsaustausch" in Krankheitszeichen hochstilisierte banale Beschwerden, die zum Teil mit und ohne Adipositas empfunden werden können oder auslösbar sind.

Therapie. Reduktionsdiät, kombiniert mit Bürsten, Massagen, Gymnastik und Sport.

7 Regionäre Dermatosen

Bestimmte Hautregionen zeichnen sich durch anatomische und funktionelle Besonderheiten aus. Dadurch können regionaltypische Dermatosen entstehen. Derartige anatomisch-funktionelle Einheiten sind die Palmoplantarhaut, die intertriginösen Räume und die Unterschenkel.

7.1 Palmoplantarreaktionen

Die Palmoplantarhaut zeichnet sich anatomisch durch eine dickere Hornschicht, durch Fehlen von Talgdrüsen und durch besonderen Reichtum an ekkrinen Schweißdrüsen aus. Funktionell von Bedeutung ist, daß die Haut mechanischen und chemischen Umwelteinflüssen in erhöhtem Maß ausgesetzt ist und gesteigerte Anforderungen an ihre Dehnbarkeit durch häufige Beanspruchung in zahlreichen Gelenken bestehen. Hinzu kommt das Fehlen des Talgdrüsenfetts, so daß als Emulsionspartner für den Schweiß nur das epidermogene Fett zur Verfügung steht. Die Folge ist eine besondere Anfälligkeit gegenüber austrocknenden Maßnahmen. Kennzeichnend für die Haut an Hand- und Fußflächen ist eine Reaktionsarmut, weshalb mannigfache unterschiedliche Noxen exogener und endogener Herkunft morphologisch monoton beantwortet werden. Die akute Reaktion manifestiert sich dabei einheitlich als eine dyshidrosiforme Eruption; bei eitrigem Inhalt der Hohlräume wird von palmoplantaren Pustulosen gesprochen. Chronische Noxen rufen eine erythematokeratotische Reaktion hervor.

7.1.1 Palmoplantare dyshidrosiforme Eruption

Ursache. Am häufigsten verursachen Kontaktallergene, pathogene Pilze und eine Hyperhidrose in Verbindung mit einer Abdunstungsbehinderung dyshidrosiforme Eruptionen.

Pathomechanismus. Die obengenannten Ursachen führen auf unterschiedlichen Wegen zu einer intraepidermalen Bläschenbildung. Kontaktallergene bedingen ein spongiotisches Bläschen (S. 74), pathogene Pilze ein primär toxisches, sekundär allergisches intraepidermales Bläschen und die Hyperhidrose bei gleichzeitiger Abdunstungsbehinderung ein akrosyringiales Bläschen

(S. 124). Durch die dickere, kompakte Hornschicht haben die palmoplantaren intraepidermalen Bläschen eine wesentlich dickere und reißfestere Bläschendecke als die der übrigen Haut; bei der Inspektion und Palpation hat man den Eindruck, es liege ein Knötchen vor. Der Bläscheninhalt ist oft nicht gut zu erkennen und schimmert matt, „sagokornartig" durch.

Klinik. Dyshidrosiforme *Bläschen*, gruppiert oder disseminiert, auf den Handflächen und den seitlichen Fingerflächen und/oder an den Fußflächen und den Fußrändern, meist auf entzündlich *geröteter Haut* und von *Juckreiz* begleitet. Als Komplikation wird häufig eine Impetiginisation beobachtet (palmoplantare Pustulosen, s. unten).

Labor. Bei allen dyshidrosiformen Eruptionen müssen grundsätzlich *Epikutantestungen* mit in Frage kommenden Kontaktallergenen und *mykologische Untersuchungen* durchgeführt werden.

Differentialdiagnose. Klinische Einzelheiten können Hinweise auf die Genese der dyshidrosiformen Eruption liefern. So spricht ein einseitiger Befall mit gruppierten Bläschen für eine *Tinea* (S. 43), ein Mitbefall der Streckseiten sowie der Hand- und Fußgelenke für ein *allergisches Kontaktekzem* (S. 74), während die symmetrische disseminierte Verteilung der Bläschen, beschränkt auf die Palmoplantarflächen und auf die seitlichen Finger-, Hand- und Fußflächen im Sinne einer *genuinen Dyshidrose* (S. 123) gewertet werden kann. Diese Unterscheidung ist unsicher, da z. B. eine genuine Dyshidrose oder eine dyshidrosiforme Tinea sekundär ekzematisiert sein können.

Therapie. Die symptomatische Behandlung einer dyshidrosiformen Eruption wurde bei der genuinen Dyshidrose (S. 123) geschildert. Die gezielte Therapie richtet sich nach der Genese und wurde bei den entsprechenden Krankheitsbildern (allergisches Kontaktekzem, S. 74; Tinea, S. 43) dargestellt.

Kooperation. *D:* Zur Differentialdiagnose und zur Mitbehandlung.

7.1.2 Palmoplantare Pustulosen

Ursache. Unbekannt bei der primären Pustulose, die weitgehend einer palmoplantaren Manifestation der Psoriasis pustulosa (S. 103) entspricht. Bei der sekundären Pustulose handelt es sich um eine exogene Superinfektion einer dyshidrosiformen Eruption (S. 146) mit pyogenen Keimen.

Pathomechanismus. Bei der primären Pustulose handelt es sich um eine Einwanderung von Leukozyten in die Epidermis mit subkornealer Abszeßbildung. Die sekundäre Pustulose kommt als Umwandlung des serösen Bläschens einer dyshidrosiformen Eruption in eine Pustel mit eitrigem Inhalt durch Impetiginisation zustande.

Klinik. Eine *primäre Pustulose* zeigt *nur Pusteln* an den Handflächen und/oder Fußsohlen, meist mit Gruppierungstendenz. Der Pustelinhalt ist steril. Daher ist auch keine Lymphangitis und Lymphadenitis vorhanden. Die *sekundäre Pustulose* dagegen zeichnet sich durch das Nebeneinander von *Bläschen und Pusteln* aus. Im Pustelinhalt sind Bakterien nachweisbar. Lymphangitis und Lymphadenitis sind dabei häufige Komplikationen.

Labor. Bakteriologische Untersuchung des Pustelinhalts.

Therapie. Bei der *primären Pustulose* wird nach den Regeln der Psoriasisbehandlung vorgegangen (S. 104), wobei im akuten Stadium von Kortikoidlösungen (z. B. Betnesol-V crinale, Dermoxinale) ein guter Zeitraffungseffekt zu erwarten ist. Bei *sekundären Pustulosen* müssen in der Behandlung die bakterielle Superinfektion und die Ursache der ursprünglich vorhandenen dyshidrosiformen Eruption berücksichtigt werden. In diesem Fall sind zu Beginn der Behandlung Kombinationspräparate von Vorteil (z. B. Terracortril-Creme bei impetiginisiertem Ekzem, Baycuten-SD-Creme bei impetiginisierter Tinea). Die Pusteln sollten nach Möglichkeit entleert und die Pusteldecke abgetragen werden. Feuchte Umschläge (z. B. mit Chinosol 1:1000) über der aufgetragenen Creme sind von Vorteil. Bei Lymphangitis und Lymphadenitis ist zusätzlich eine systemische Antibiotikatherapie erforderlich.

Kooperation. *D:* Zur Diagnostik und zur Mitbehandlung.

7.1.3 Palmoplantare erythematokeratotische Reaktionen

Ursache. Unterschiedliche Noxen, die eine verstärkte Mitoserate der Keratinozyten induzieren. Hierzu zählen vor allem mechanische Irritationen, die Entfettung, der entzündliche Reiz (allergisch, mykotisch u. a.) und die psoriatische Proliferationsbereitschaft.

Pathomechanismus. Die *Keratose* ist Folge der verstärkten Mitoserate der Keratinozyten. Bei der Psoriasis vulgaris kommt als zweiter Faktor die beschleunigte Umwandlung der Keratinozyten hinzu (S. 103). Das *Erythem* ist naturgemäß bei allen entzündlichen mitogenen Noxen von Anfang an nachweisbar. Bei mechanischer Belastung oder übermäßiger Entfettung der Hautoberfläche gesellt sich die Rötung zu der Keratose erst später, meist im Zusammenhang mit dem Auftreten von Rhagaden, und ist wahrscheinlich irritativ-reaktiver Natur. Die *Rhagaden* sind Folge der verminderten Dehnbarkeit einer an Wasser verarmten Hornschicht.

Klinik. Herdförmige oder diffuse Rötung mit Keratose und Rhagaden an Handflächen und/oder Fußsohlen (Abb. 30).

Labor. Es ist unerläßlich, bei allen palmoplantaren erythematokeratotischen Reaktionen, die nicht sicher einer bestimmten Dermatose (Psoriasis, Lichen ruber, Lues u. a.) zugeordnet werden können, grundsätzlich eine Untersuchung auf pathogene *Pilze* zu veranlassen und eine *Epikutantestung* durchzuführen.

Differentialdiagnose. Die *Anamnese* kann darüber Auskunft geben, ob zu Beginn Bläschen oder Pusteln bestanden haben, oder ob von Anfang an die Keratose in Erscheinung trat. Letzteres spricht für eine mechanische oder chemische Genese der erythematokeratotischen Reaktion.
Der *Lokalbefund* kann in zweifacher Hinsicht aufschlußreich sein: durch den Nachweis gleichzeitig vorhandener Bläschen oder Pusteln und durch die Beachtung von Größe und Verteilung der erythematokeratotischen Erscheinungen. Der Nachweis primärer (steriler) Pusteln beweist die psoriatische Natur der erythematokeratotischen Reaktion, während dyshidrosiforme Bläschen mehr für die Entstehung über rezidivierende *dyshidrosiforme Eruptionen* (S. 146) sprechen. Kleinfleckig disseminierte erythematokeratotische Palmoplantarreaktionen finden sich bei der *Lues* im 2. Stadium (S. 50) und bei der Psoriasis (S. 103), während alle anderen Ursachen im allgemeinen zu einer großflächigen Veränderung führen. Ein einseitiger Befall weist auf die mykotische Genese (S. 43) der Reaktion hin.
Des weiteren erfordern alle palmoplantaren erythematokeratotischen Reaktionen eine genaue *Inspektion der gesamten Haut und der sichtbaren Schleimhäute,* da eine Reihe von Dermatosen an den Handflächen und Fußsohlen monoton als Rötung, Keratose und Rhagaden in Erscheinung treten und erst an der übrigen Haut bzw. an den Schleimhäuten durch krankheitstypische Veränderungen erkennbar sind, wie die Psoriasis vulgaris (S. 102) oder der Lichen ruber planus (S. 167).

Therapie. Leicht und effektiv ist die Behandlung, wenn Erreger als Ursache erkannt worden sind (Tinea, Lues). In den meisten anderen Fällen stehen nur symptomatische Maßnahmen zur Verfügung, die von der Genese unabhängig die gleichen bleiben, nämlich Hemmung der Entzündung und der Proliferation mit Kortikoidsalben (evtl. unter Okklusivverband) oder mit Teerpräparaten (z. B. Ungt. sulfuratum Wilkinsoni), das Erweichen (z. B. mit einer 10%igen Salizylsalbe oder mit Calmurid-Salbe) und das Abtragen der keratotischen Massen sowie das Nachfetten (z. B. mit pH-5-Eucerin).

Kooperation. *D:* Zur Differentialdiagnose und zur Mitbehandlung.

7.2 Intertriginöse Dermatosen

Als intertriginöse Räume werden Hautstellen bezeichnet, in deren Bereich die Abdunstung physiologischer (Schweiß) und pathologischer (z. B. entzündliches Exsudat) Sekrete behindert wird. Dies kann *anatomisch* bedingt sein in allen Bereichen, wo Haut an Haut zeitweise oder dauernd unmittelbar anliegt, wie submammär bei Hängebrüsten, axillär, in der Leistengegend, perianal, in den Bauchfalten, umbilikal, in den Finger- und Zehenzwischenräumen und bei Säuglingen auch in den Halsfalten. Ein intertriginöser Bereich kann allerdings auch *künstlich* geschaffen werden durch Abdecken der Hautoberfläche mit wasserundurchlässigen Stoffen, wie schlecht emulgierbaren Fetten (z. B. Vaseline), Wäsche aus synthetischen Fasern, Gummi- und Plastikstoffen.

Die wichtigsten *Folgen der Abdunstungsbehinderung* sind:
- *Örtliche Hyperthermie* durch fehlende Verdunstungskälte, dadurch Anreiz für weitere Schweißsekretion;
- *Sekretstauung* auf der Hautoberfläche, dadurch Sekretdurchtränkung der oberflächlichen Epidermisschichten mit Zellquellung und Lockerung der Zellkohäsion (Mazeration);
- *Alkalisierung* der Hautoberfläche durch anhaltende Schweißsekretion.

Drei Gruppen von *Dermatosen* können *mit den intertriginösen Räumen in näheren Zusammenhang* gebracht werden:
- Dermatosen, die *auch* in den intertriginösen Räumen in Erscheinung treten können und hier eine morphologische Umwandlung erfahren. So zeigt die intertriginöse *Psoriasis* (S. 103) häufig nur ein scharf begrenztes Erythem ohne sichtbare Schuppung; die *Lues*papeln (S. 50) erscheinen hier erosivnässend, und beim akuten intertriginösen *Ekzem* (S. 151) stehen erythematoerosive Veränderungen im Vordergrund des klinischen Bilds.
- Dermatosen, die *überwiegend* intertriginös anzutreffen sind. Hierzu zählen in erster Linie das *Erythrasma* (S. 36), die *Candidamykose* (S. 45) und die *Tinea* (S. 43).
- Dermatosen, die *ausschließlich* in den intertriginösen Räumen lokalisiert sind. Diese werden unter der Sammelbezeichnung „Intertrigo" zusammengefaßt. Neben der unkomplizierten Intertrigo haben die perigenitale und die perianale Intertrigo durch ihre Häufigkeit eine besondere Bedeutung und werden gesondert dargestellt.

7.2.1 Unkomplizierte Intertrigo

Ursache. Schweißstauung durch Behinderung der Abdunstung.

Pathomechanismus. Die permanente örtliche Hyperthermie erweitert die Hautgefäße (Erythem). Durch Zellquellung verfärbt sich die Hautoberfläche weißlich. Ein Reiben von Haut auf Haut, wie es in vielen intertriginösen Räumen bei Körperbewegungen gegeben ist, begünstigt ein Abstreifen der lockeren, schweißdurchtränkten Epidermis (Erosion).

Klinik. Scharf auf die Anliegestellen linear begrenzte Rötung (erythematöse Intertrigo), mit oder ohne Mazeration und Erosion der aufeinanderliegenden Hautflächen. Durch Dehnung der mazerierten Haut (z. B. interdigital) entstehen leicht Rhagaden. Die Mazeration, die Erosion und die Rhagaden erleichtern die Kontaktsensibilisierung (allergisches Kontaktekzem, S. 74) und stellen in Zusammenhang mit der Alkalisierung der Hautoberfläche und mit der feuchten Wärme einen günstigen Nährboden für primär oder bedingt pathogene Keime dar (Tinea, S. 43; Erysipel, S. 33; Candidamykose, S. 45; Erythrasma, S. 36).

Labor. Nur selten ist das klinische Bild einer Intertrigo so klar, daß die alleinige Inspektion die endgültige Diagnose entscheiden kann. Deswegen empfiehlt es sich grundsätzlich, in allen Fällen *mykologische Untersuchungen* und *Epikutantestungen* durchzuführen.

Differentialdiagnose. Ebenfalls scharf und lineär begrenzt ist die intertriginöse *Psoriasis* (S. 102). Ihre sichere Unterscheidung gelingt nur durch den Nachweis typischer Psoriasisbilder anderswo. Eine unscharfe Begrenzung mit Überschreitung der Anliegeflächen spricht für ein kontaktallergisches *Ekzem* (S. 74). Polyzyklisch konfigurierte, scharf begrenzte erosive Flächen lassen intertriginös an eine *Candidamykose* (S. 45) oder an einen *Herpes simplex* (S. 38) denken. Randbetonte Flächen mit Schuppung und/oder mit follikulären Papeln und Papulopusteln sind auf *Tinea* (S. 43) verdächtig.

Therapie. In allen Fällen ist eine Trennung der aufeinanderliegenden Hautflächen durch Mull erforderlich. Eine erythematöse Intertrigo kann durch alleinige Puderbehandlung beseitigt werden (z. B. Lotio alba DRF oder ein Pflegepuder folgender Zusammensetzung: Ac. salicylici und Ac. tannici $\overline{aa}$ 1,0; Zinci oxydati und Talci veneti $\overline{aa}$ ad 100,0). Wichtig ist das *dünne* Auftragen des Puders, um eine Krümelbildung zu verhindern. Bei erosiv-mazerativer Intertrigo ist die Anwendung von feuchten Umschlägen (z. B. Chinosol 1:1000) oder von wäßrigen bzw. alkoholischen Lösungen von Vorteil (z. B. 0,5%ige wäßrige Pyoktaninlösung, Sol. Castellani DRF u. a.). Nur selten ist bei einer unkomplizierten Intertrigo die kurzfristige örtliche Anwendung von Kortikoiden notwendig. Gegebenenfalls eignen sich entsprechende Cremes oder Pasten, nicht aber Salben, da letztere durch ihre Wasserundurchlässigkeit bzw. schlechtere Emulgierbarkeit die Schweißretention verstärken und durch Wärmestauung die Entzündung fördern.

Kooperation. D: Bei diagnostischen Zweifeln, vor allem zum Ausschluß einer intertriginösen Psoriasis, zur Epikutantestung und zur mykologischen Untersuchung.

7.2.1 Perigenitale Intertrigo

Der perigenitale intertriginöse Raum wird *bei der Frau* insbesondere durch den Introitus vaginae kompliziert. Einerseits können physiologische und pathologische Vaginalsekrete (Fluor) die Feuchtigkeit der Hautflächen erhöhen, andererseits wird durch Dehnung beim Geschlechtsverkehr eine perigenitale Intertrigo bei der Frau leichter rhagadiform. Sorgfältiges Abtrocknen der Genital-

gegend nach dem Waschen und die Mitbehandlung eines eventuell bestehenden Fluors sind wichtige Voraussetzungen für die Heilung.
Beim Mann neigt insbesondere die Glans penis unter der Vorhaut zu intertriginösen Dermatosen. Nach dem Waschen ist auch hier sorgfältiges Abtrocknen erforderlich. Bei Diabetikern kann eine häufige Benetzung der Umgebung des Orificium urethrae externum durch die Polyurie mazerativ wirken und die Entstehung einer erosiv-mazerativen Balanoposthitis begünstigen.

7.2.3 Perianale Intertrigo

Beim Erwachsenen erhöhen Hämorrhoiden und Stuhlreste im Perianalbereich die Gefahr einer Intertrigo. Die *Hämorrhoiden* können einen dichten und vollständigen Verschluß der Analöffnung verhindern und ermöglichen so das Durchsickern von Darmsaft in den Perianalbereich. Dadurch wird die Mazeration in diesem intertriginösen Raum erleichtert. Erst eine Mitbehandlung (Verödung oder operative Entfernung) der Hämorrhoiden ermöglicht das definitive Abheilen einer perianalen Intertrigo. *Stuhlreste* bleiben perianal besonders dann zurück, wenn Hämorrhoiden, Mariskan oder Haare das zu reinigende Oberflächenrelief unregelmäßig gestalten. In diesen Fällen ist eine alleinige Reinigung mit Papier nicht ausreichend. Durch Zersetzung der Stuhlreste im intertriginösen Milieu entstehen leicht entzündliche, juckende Dermatitiden. Eine entscheidende Befundbesserung kann oft durch eine gründliche Reinigung nach Stuhlgang erreicht werden, wobei nach Entfernung der Stuhlreste mit Papier der Perianalbereich mit Wasser gewaschen und gründlich abgetrocknet wird.

Bei Säuglingen schaffen die Gummi- oder Plastikhöschen einen künstlichen intertriginösen Raum. Neben einer unkomplizierten Intertrigo ist insbesondere eine Candidabesiedlung im feuchtwarmen Milieu häufig anzutreffen (S. 45). Aber auch die ersten Schübe einer Neurodermitis diffusa (S. 76) manifestieren sich bevorzugt in diesem Bereich.

7.3 Variköser Symptomenkomplex

Ursache. Chronische venöse Insuffizienz durch Insuffizienz der Klappen (meist auch der Muskelpumpe) bei primärer oder (postthrombotisch bzw. postthrombophlebitisch) sekundärer Varikose.

Pathomechanismus. Eine kompensierte, chronische venöse Insuffizienz kann vor allem durch 3 Faktoren dekompensiert werden. Diese sind: die Stauung, die Verletzung und die örtliche Behandlung.

Die Stauung. Ein ungenügender Abtransport des venösen Bluts infolge einer Klappeninsuffizienz, besonders in Verbindung mit einer Insuffizienz auch der Muskelpumpe, schafft die Voraussetzungen zur Entstehung der Ulzera. Als stauungsbedingt sind anzusehen: die Dermatosklerose, die Stauungsdermatitis, die ockergelbe Purpura und die Capillaritis alba.

Die Dermatosklerose stellt den Endzustand fibrosklerotischer Veränderungen im Bindegewebe dar. Ein zu Beginn „weiches Ödem" mit eiweißreichem Transsudat im Bindegewebe fördert nämlich die Fibroblastenproliferation und die konsekutive Sklerose mit zusätzlicher Behinderung des Lymphabflusses; durch die Fibrosklerose entwickelt sich so allmählich ein „hartes Ödem".

Die Stauungsdermatitis ist ein bis jetzt unverstandenes Phänomen. Sie äußert sich als flächenhafte Rötung, häufig mit großlamellöser Schuppung („psoriasiformes Unterschenkelekzem") und verursacht Juckreiz. Dem Wesen nach handelt es sich ursprünglich nicht um ein allergisches Kontaktekzem, oft tritt jedoch durch örtliche Behandlung eine sekundäre Ekzematisierung ein.

Die ockergelbe Purpura kommt durch eine Anhäufung von Hämosiderin (aus extravasalem Hämoglobin) im Gewebe zustande.

Die Capillaritis alba kann als eine vikariierende, entzündliche Kapillarerweiterung mit sekundärer Obliteration des Kapillarlumens aufgefaßt werden. Sie wird bei der Stauung beobachtet, allerdings ohne Kenntnis des genauen kausalen Zusammenhangs.

Die Verletzung. Sie steht am Anfang einer Ulkusentwicklung. Die entstandene „Wunde" hat nämlich durch die chronische venöse Insuffizienz eine schlechte Heilungstendenz („Ulkus"). Das auslösende „Trauma" ist vielseitig und umfaßt nicht nur Gewebsverletzungen durch scharfe oder stumpfe Gegenstände, sondern auch die Kratzspuren bei einer Stauungsdermatitis oder bei einem allergischen Kontaktekzem (z. B. entstanden durch Auftragen von sogenannten „Venensalben"), den Durchbruch einer Phlegmone oder einer eitrigen Thrombophlebitis nach außen und auch die Gewebsdefekte nach bullösen oder vor allem nekrotisierenden Dermatosen (Erysipel, Vasculitis allergica u. a.).

Die örtliche Behandlung. Durch sekundäre Ekzematisierung kann sie eine Dekompensation der chronischen venösen Insuffizienz begünstigen und die Heilung verzögern. Als Ursache eines allergischen Kontaktekzems am Unterschenkel werden nicht selten örtlich angewandte „Venenmittel" (gegen „müde Beine", in der Hoffnung auf Beeinflussung der Stauung, als Behandlung einer Thrombophlebitis u. a.) identifiziert. Ihre fragliche Wirksamkeit steht oft in Gegensatz zu ihrer Sensibilisierungspotenz. Ein so entstandenes allergisches Kontaktekzem verstärkt die Schwellung, kann vesikulös oder bullös werden und verursacht Juckreiz; oft entstehen auf diese Weise die ersten Gewebsdefekte, aus denen sich das spätere Ulkus entwickelt.

Ulzera erleichtern andererseits die Antigenpenetration und so die Sensibilisierung. Zur Ulkusbehandlung verwendete Externa können so eine Ekzemreaktion der Ulkusumgebung auslösen und aufrechterhalten. Eine verzögerte Abheilung, durch Kratzen herbeigeführte neue Ulzera und Streureaktionen am übrigen Integument sind die Folgen.

Klinik. Eine *kompensierte* chronische venöse Insuffizienz zeichnet sich durch *Phlebektasien* (besenreiserartige Erweiterungen oberflächlich liegender Venolen), durch eine mehr oder weniger ausgeprägte *Varikose* und durch ein zeitweiliges (tagsüber zunehmendes, über Nacht oder bei Hochlagerung abnehmendes) weiches *Ödem* aus. Sogar eine *ockergelbe Purpura* (fleckige, flächenhaft konfluierende braune Pigmentierung) und eine *Capillaritis alba* (meist im Knöchelbereich, zuerst punktförmige Rötung, dann weißlich-gräuliche Atrophie, zu Flecken konfluierend) können noch kompensiert werden.

Als Zeichen der *Dekompensation* gelten die *Stauungsdermatitis*, die *Dermatosklerose* (Verhärtung der Haut mit manschettenartiger Einschnürung des unteren Unterschenkeldrittels), das *Ulcus cruris varicosum* (meist im unteren Unterschenkeldrittel, nicht schmerzhaft, mit relativ guter Heilungstendenz) und die *ulzerierte Capillaritis alba* (meist im Knöchelbereich, schmerzhaft, mit sehr schlechter Heilungstendenz).

Die häufigste, meist durch die örtliche Behandlung induzierte *Komplikation* einer kompensierten und einer dekompensierten chronischen venösen Insuffizienz ist das kontaktallergische *Unterschenkelekzem*. Ein Ulkus ist häufig Ausgangspunkt eines *Erysipels* (S. 33).

Labor. Eine Prüfung der *Durchgängigkeit tieferer Beinvenen* (Perthes- oder Trendelenburg-Versuch, Phlebographie u. a.) ist vor Verödung oder operativer Entfernung von Varizen unerläßlich. Eine regelmäßige *bakteriologische und mykologische* (Candida!) *Kontrolle* des Ulkus orientiert über Besiedlung und Resistenzentwicklung. *Epikutantestungen* sind während einer Ulkusbehandlung obligat. Eine *PE* ist bei therapieresistenten, langjährig bestehenden Ulzera zum Ausschluß einer karzinomatösen Umwandlung angezeigt.

Therapie. Vor allem 4 Maßnahmen sind in der Lage, ein Unterschenkelgeschwür bei variköser Symptomenkomplex zur (narbigen) Abheilung zu bringen: die Behebung oder Besserung der venösen Insuffizienz, die Förderung der Granulation und der Epithelisierung, die Beseitigung einer Keimbesiedlung und die Bekämpfung des Begleitekzems.

Die venöse Insuffizienz erfordert eine Beseitigung der Varikose und eine Aktivierung der Muskelpumpe. Die Varizen können operativ entfernt oder verödet werden, wenn die tiefen Venen durchgängig sind. Konservativ ist eine konsequente Kompressionsbehandlung mit elastischen Binden oder mit Gummistrümpfen möglich. Der Patient ist anzuhalten, die Kompression vor dem Aufstehen anzulegen und dann möglichst viel zu laufen.

Die Ulkusbehandlung umfaßt die *Säuberung* des Ulkusgrunds (z. B. fermentativ mit Fibrolan-Salbe oder Trypure Novo stabilisiert Streupuder), die Förderung der *Granulation* (z. B. mit feuchten Chinosol-Umschlägen 1:1000 oder mit Pudern wie Debrisorb), die Begünstigung der *Epithelisierung* (z. B. mit Unguentolan-Salbe) und durch *Ätzung* einer überschießenden Granulation mit

Silbernitratstift und den *Schutz des Ulkusrands* (z. B. durch Abdecken mit Zinköl oder Zinkpaste).
Die Infektprophylaxe und die Infektbekämpfung im Ulkus kann z. b. durch Pinselung des Ulkusgrunds mit Mercurochrom-Lösung und durch die Anwendung antibiotisch wirksamer Salben oder Puder geschehen (z. B. Aureomycin-Salbe, Refobacin-Puder). Als entsprechende Maßnahme für die Ulkusumgebung eignen sich eine 0,5%ige wäßrige Pyoktaninlösung oder Vioform (z. B. 0,5%ig in Zinköl oder Zinkpaste). Eine Candidabesiedlung des Ulkus wird verhindert oder beseitigt durch Pinselung auch des Ulkusgrunds mit einer 0,5%igen wäßrigen Pyoktaninlösung.
Die Behandlung des meist vorhandenen Kontaktekzems in der Ulkusumgebung erfolgt zu Beginn am sichersten mit Kortikoidexterna, wobei eine Mitbehandlung des Ulkus selbst mit Kortikoiden zu meiden ist (S. 176). Nach Abklingen der akuten Erscheinungen genügen oft kortikoidfreie indifferente Externa, wie Zinköl, weiche Zinkpaste oder 0,5%ige wäßrige Pyoktaninlösung. Prophylaktisch sind in der Ulkusbehandlung nur Externa mit fehlender oder geringer Sensibilisierungspotenz zu verwenden und die Verträglichkeit der Externa häufiger durch Epikutantestungen zu überprüfen.
Bei großen und/oder therapieresistenten Ulzera ist eine stationäre Behandlung zur Ausnutzzng zusätzlicher Möglichkeiten einer Therapie empfehlenswert.

Kooperation. *D:* Zur Epikutantestung, zur Varizenverödung und zur Mitbehandlung.

An, Ch: Zur Diagnostik und zur operativen Behandlung einer Varikose.

8 Nävi

Als Nävi werden Fehlbildungen der Haut bezeichnet, die meist bei der Geburt vorhanden sind oder bald nach der Geburt in Erscheinung treten. Aber auch Spätmanifestationen werden häufiger beobachtet, insbesondere bei den Nävuszellnävi. Ein Nävus kann entweder durch die umschriebene Vermehrung oder das umschriebene Fehlen normaler Hautgewebebestandteile (organoide Nävi) oder aber durch die umschriebene Ansammlung in die Haut eingewanderter Zellen entstehen (Zellnävi). Ursache und Pathomechanismus der Nävi sind unbekannt. Zur Diagnostik und zur Ausnützung eventueller therapeutischer Möglichkeiten ist eine *enge Kooperation mit dem Dermatologen* empfehlenswert.

8.1 Organoide Nävi

Die Manifestationsform organoider Nävi wird weitgehend von der beteiligten Hautstruktur geprägt. Die häufigsten sind im Folgenden angeführt.

8.1.1 Naevus verrucosus

Meist in systematisierter Anordnung sieht man strich- und bandförmige verruköse Hyperkeratosen, entsprechend einer akanthotisch-verrukösen Verdikkung epidermaler Strukturen. Nur eine Exzision im Gesunden läßt eine Rezidivfreiheit erhoffen.

8.1.2 Naevus spilus

Durch umschriebene Vermehrung von Melanin in den Keratinozyten entsteht ein hell- bis dunkelbraun pigmentierter, scharf begrenzter Fleck. Vereinzelte Naevi spili sind harmlos und bedürfen keiner Therapie.
Eine Häufung von Naevi spili (mehr als 5) weist auf einen *Morbus Recklinghausen* hin und begleitet dort andere Symptome, vor allem multiple *Neurofibrome* (weiche, hautfarbene bis leicht pigmentierte, manchmal bläuliche Tumoren), *Wammenbildung* (lappenartige weiche Wucherungen), *Skelettanomalien* (vor allem Kyphoskoliose) und multiple andere Fehlbildungen z. B. am

Auge und am Zentralnervensystem. Eine sarkomatöse Umwandlung einzelner Neurofibrome ist möglich. Therapeutisch kommt nur die Exzision besonders störender oder schnell wachsender Tumoren in Frage.

8.1.3 Naevus sebaceus

Häufig im Bereich der behaarten Kopfhaut, gelegentlich im Gesicht und anderswo, meist strich- oder bandförmig über dem Hautniveau erhabene, gelblich durchschimmernde, gefurchte Platten. Es handelt sich um die umschriebene Vermehrung reifer bis fast reifer Talgdrüsenlappen. Da im Bereich des Naevus sebaceus sehr häufig nach Jahrzehnten Basaliome entstehen, ist seine vorsorgliche Exzision im Gesunden angezeigt.

8.1.4 Adenoma sebaceum (Pringle)

Im Gesichtsbereich, mit Betonung der Nasolabialfalten, sind zahlreiche, einzeln stehende, halbkugelig prominente Papeln vorhanden (Abb. 16). Sie können hautfarben, gelblich oder rötlich sein, je nachdem ob eine umschriebene Vermehrung des Bindegewebes, der Talgdrüsen oder erweiterter Kapillaren im Vordergrund steht. Häufig assoziierte Symptome sind: unregelmäßige Gingivahyperplasie, flächenhafte Bindegewebsnävi (Ansammlung hautfarbener bis leicht pigmentierter, flach prominenter Knoten) im Kreuzbeinbereich und paraunguale, längliche fibromatöse Neubildungen (Koenen-Tumoren). Eine zerebrale Symptomatik, insbesondere epileptiforme Anfälle, weisen auf eine Kombination mit tuberöser Hirnsklerose (Morbus Bourneville) hin.
Therapeutisch kann durch Hautschleifen im Gesichtsbereich der ästhetische Gesamteindruck zumindest zeitweilig verbessert werden.

8.1.5 Naevus flammeus

Es handelt sich um das dichte Nebeneinanderliegen dauererweiterter Kapillaren, wodurch der optische Eindruck einer einheitlichen hell- bis dunkelroten, manchmal auch rotvioletten Fleckbildung entsteht. Bevorzugte Lokalisationen sind der Nacken- und Trigeminusbereich sowie die unteren Extremitäten. Die Naevi flammei können isoliert, oder in Kombination mit anderen Störungen in Erscheinung treten. Besonders 3 Varianten werden häufiger beobachtet:
- Ein meist kleinfleckiger Naevus flammeus in der Nackenmitte („Storchenbiß").
- Ein einseitiger Naevus flammeus im Ausbreitungsgebiet eines Trigeminusasts. Die (nicht obligate) Kombination mit Buphthalmus und mit zerebralen Symptomen (epileptiforme Krämpfe, Hemiplegie u. a.) ist auf angiomatöse Veränderungen am Auge und an den Hirnhäuten zurückzuführen und wird als Sturge-Weber-Krabbe-Syndrom herausgestellt.

– Ein meist einseitiger Befall einer ganzen Extremität, häufiger an den unteren Extremitäten, fast immer mit einer Varikose und mit einer Weichteil- und Knochenhypertrophie („partieller Riesenwuchs") kombiniert (Klippel-Trenaunay-Parkes-Weber-Syndrom).

Die häufigste *Komplikation* von Naevi flammei ist die allmähliche Ausbildung über dem Hautniveau erhabener planotuberöser Hämangiome in ihrem Bereich.

Die einzige sinnvolle *Therapie* ist die kosmetische Abdeckung an den unbedeckten Hautpartien mit Make-up (z. B. Covermark). Sekundäre planotuberöse Hämangiome können exzidiert, oder mit der Diathermieschlinge abgetragen werden. Eine örtliche Behandlung mit ionisierenden Strahlen (Röntgen, Radium, Thorium X) ist wegen der relativen Ineffektivität und vor allem wegen der Spätfolgen (Röntgenoderm mit der Möglichkeit der Entstehung spinozellulärer Karzinome) heute verlassen worden. Plastische Operationen bringen nur selten einen befriedigenden Erfolg.

8.1.6 Naevus araneus

Von einem etwa glasstecknadelkopfgroßen zentralen Angiom ziehen spinnenbeinartig Teleangiektasien in die Umgebung. Vereinzelt häufig bei Kindern im Gesichtsbereich. Bei Erwachsenen werden sie in großer Anzahl auch am Stamm im Zusammenhang mit einem chronischen Leberparenchymschaden beobachtet.

Therapie. Koagulation des angiomatösen Zentralgefäßes mit der Diathermienadel.

8.1.7 Hämangiome

Aus praktischen Gründen sind kavernöse Hämangiome des Kindesalters und eruptive Angiome der Erwachsenen zu unterscheiden.

Kavernöse Hämangiome. Sie sind bei der Geburt vorhanden oder treten kurz danach in Erscheinung, wachsen eine Zeitlang mit dem Kind mit und bilden sich oft in Jahren allmählich spontan zurück. Kutane kavernöse Hämangiome sind an ihrer hellroten Farbe, subkutane kavernöse Hämangiome am bläulichen Durchschimmern erkennbar. Eine Kombination von kutanen und subkutanen Anteilen ist des öfteren feststellbar. Die beginnende Rückbildung macht sich durch eine weißlich-gräuliche Verfärbung der Oberfläche bemerkbar (Abb. 23). Die spontane Rückbildungstendenz ist bei kutanen Hämangiomen wesentlich größer als bei der subkutanen Variante.

Eine aktive *Therapie* bei kutanen Hämangiomen ist nur zu befürworten, wenn das Hämangiom wesentlich über das Maß der Kindesentwicklung wächst, oder aber durch seine Lage (z. B. am Auge) wichtige Funktionen gefährdet. In diesen Fällen ist eine „Röntgenstoppbestrahlung" zu erwägen, um das Wachstum zu verlangsamen bzw. die spontane Rückbildung anzuregen. Hierbei werden fraktioniert Einzeldosen von 150–300 R in mehrwöchigen Abständen verabreicht. Oft genügen schon 2–3 Einzeldosen im Abstand von jeweils 6–8 Wochen, um eine Rückbildung erkennen zu lassen; auf eine Fortsetzung der Bestrahlung sollte dann verzichtet werden. Die Gesamtdosis von maximal 1500 R sollte nicht überschritten werden. Subkutane Hämangiome sprechen auf eine Röntgenbestrahlung in den geschilderten Dosen wenig oder gar nicht an. Hier ist bei fehlender Rückbildung die operative Versorgung vorzuziehen.

Eruptive Angiome. Sie erscheinen fast immer im Erwachsenenalter und nehmen im allgemeinen mit den Jahren an Zahl zu. Eine Ausnahme bildet der *Morbus Osler,* charkateristiert durch Heredität, multiple Angiome auch im Kindesalter und häufige Spontanblutung aus den Körperöffnungen. Zahlreiche eruptive Angiome beherrschen auch das klinische Bild des seltenen *Angiokeratoma corporis diffusum Fabry.*

Eruptive Angiome auf der Haut sind glasstecknadelkopf- bis linsengroß und haben eine hellrote Farbe. An den Lippen erscheint ein meist solitäres größeres Angiom dagegen eher dunkelblau bis schwarz.

Eine *Therapie* der eruptiven Angiome der Haut ist aus medizinischen Gründen nicht erforderlich. Auf Wunsch können diese mit der Diathermiekugel verschorft oder exzidiert werden. Die Exzision der Lippenangiome ist dagegen zu empfehlen, da ihre leichtere Verletzlichkeit zu Blutugen Anlaß geben kann.

Komplikationen eines eruptiven Angioms (Superinfektion, Thrombosierung) können ihre Entferung auch beim Sitz auf der Haut nötig machen. Die *Superinfektion* eines verletzten Angioms mit pyogenen Keimen hat häufig das pilzartige Herausquellen von Granulationsgewebe zur Folge (Granuloma pyogenicum). Nach örtlicher antibiotischer Therapie (z. B. mit 1%igem Achromycin-Spiritus) kann der Knoten mit der Diathermieschlinge abgetragen oder im Gesunden exzidiert werden. Ein *thrombosiertes Angiom* wird hart, schwarz und schmerzhaft. Häufig ist dann ein schmaler hämorrhagischer Hof zu beobachten (Abb. 24). Klinisch besteht Ähnlichkeit mit einem initialen knotigen malignen Melanom, was in Zweifelsfällen eine Exzision in Vollnarkose mit Schnellschnittdiagnostik erfordert (S. 163).

8.1.8 Lymphangiome

Das kutane Lymphangioma circumscriptum cysticum manifestiert sich in Form gruppierter „Bläschen" entsprechend der mikrozystischen Erweiterung oberflächlich liegender Lymphgefäße. Ihr Inhalt kann zum Teil auch hämorrhagisch sein (Hämatolymphangiom). Betroffen werden kann die Mundschleimhaut (besonders Zunge), aber auch die Haut. Die Anamnese („seit Geburt oder früher Kindheit") verhütet die Fehldiagnose „Herpes" oder „Zoster".

Therapie. Versuch der „Verödung" der Hohlräume mit der Diathermienadel. *Das subkutane Lymphangiom* verursacht eine umschriebene, unregelmäßige, weich-elastische Vorwölbung der betroffenen Haut- und Schleimhautpartie. Nur eine operative *Therapie* ist erfolgversprechend.

8.2 Zellnävi und malignes Melanom

Von der Neuralleiste wandern Nävuszellen und Melanozyten in die Haut ein. Eine umschriebene Ansammlung der Nävuszellen bedingt den Nävuszellnävus (s. unten) und den Spindelzellnävus (S. 161). Melanozyten, die das Stratum basale „nicht erreichen", sondern im Bindegewebe liegen bleiben, verursachen den Mongolenfleck (S. 161) und den Naevus coeruleus (S. 161). Ein Nävuszellnävus kann zu einem malignen Melanom (S. 162) entarten.

8.2.1 Nävuszellnävi

Praktisch jeder Mensch hat in unterschiedlicher Anzahl, Erscheinungsform und Größe Nävuszellnävi. Es sind hautfarbene, hell- bis dunkelbraun oder auch schwarz pigmentierte Knötchen und Knoten mit oder ohne Haare. Sie sind im allgemeinen bei der Geburt noch nicht vorhanden und treten erst in der Kindheit in Erscheinung. Pubertät und Schwangerschaften sind häufig Anlässe zum Auftreten neuer oder zur „Aktivierung" bereits vorhandener Nävi. Die sogenannte *„Grenzflächenaktivität"* ist an der Ausbildung eines hell pigmentierten Hofs um einen Nävuszellnävus zu erkennen, gilt aber nicht als Zeichen einer malignen Umwandlung. Als weitere unbedenkliche klinische Variante ist der *Naevus Sutton* (Nävuszellnävus mit depigmentiertem Hof) zu nennen. Prognostisch ungünstig einzuschätzen ist dagegen die *neurokutane Melanoblastose*, wobei großflächige, bei der Geburt vorhandene, meist schwarz verfärbte und behaarte Nävuszellnävi, auch mit Nävuszellanhäufungen in den Hirnhäuten kombiniert (zerebrale Symptomatik!), beobachtet werden. Eine maligne Entartung dieser Hautnävi ist häufiger und auch vor der Pubertät möglich.
Da auch gewöhnliche Nävuszellnävi – allerdings außerordentlich selten – Ausgangspunkt für die Entwicklung eines malignen Melanoms sein können, erheben sich angesichts ihrer Häufigkeit und Banalität vor allem 2 Fragen: Gibt es Nävuszellnävi, die häufiger entarten, und gibt es Zeichen, die auf eine initiale oder erfolgte Entartung hindeuten? Alle Kriterien, die zur Beantwortung dieser Fragen herangezogen werden, haben allerdings nur einen relativen Wert.
Generell gilt die Meinung, daß ein gewöhnlicher Nävuszellnävus vor der Pubertät nicht entartet. Eine *größere Entartungsgefahr* (die immer noch sehr gering ist!) wird angenommen bei dunkel pigmentierten, nicht behaarten Nävi mit Sitz an Hautstellen, die mechanischen oder chemischen Irritationen ausge-

setzt sind (z. B. Gürtelbereich, Fußsohle, Zehenzwischenräume). Diese sollten genauer beobachtet oder vorsorglich im Gesunden exzidiert werden. Als *Zeichen einer beginnenden oder erfolgten Entartung* gilt, wenn ein Nävuszellnävus wächst, seine Farbe ändert, spontan blutet und/oder einen entzündlichen Hof aufweist. Obwohl alle diese Veränderungen auch durch andere Ursachen hervorgerufen werden können, ist ein Patient mit entsprechender Anamnese bzw. Befund unbedingt einem Dermatologen vorzustellen. Kann auch der Dermatologe den klinischen Verdacht nicht ausräumen, so ist eine Exzision in Vollnarkose mit Schnellschnittdiagnostik (S. 163) angezeigt.

8.2.2 Spindelzellnävus (juveniles, benignes Melanom Spitz)

Es handelt sich um eine besondere Variante des Nävuszellnävus, wobei ein klinisch harmloser Befund durch ein pseudomalignes histologisches Bild Verwirrung stiften kann. Entscheidend für die Diagnose ist die synoptische Betrachtung von Klinik und Histologie. Der Spindelzellnävus findet sich meist bei Kindern als rotbraunes Knötchen, mit glatter Oberfläche, ohne besondere Wachstumstendenz. Histologisch beunruhigend ist vor allem eine deutliche Zellpolymorphie mit vereinzelt mitotischen Figuren und mit einem entzündlichen Infiltrat. Die Beachtung des klinischen Befunds und spezieller histologischer Kriterien erlaubt dem Erfahrenen die richtige Deutung. Die Exzision im Gesunden, welche durch die histologische Untersuchung veranlaßt wurde, war auch gleichzeitig die adäquate und ausreichende Therapie.

8.2.3 Mongolenfleck

Durch diffus im Corium verteilte pigmentbeladene Melanozyten wird gelegentlich auch bei weißrassigen Kindern im Kreuzbeinbereich ein bläulich durchschimmernder Fleck beobachtet, der sich spontan zurückbilden kann und keine Therapie erfordert.

8.2.4 Blauer Nävus

Eine Anhäufung pigmentbeladener Melanozyten an umschriebener Stelle im Corium führt zur Entstehung eines hell- bis dunkelblau verfärbten Knötchens oder Knotens, meist mit glatter Oberfläche. Die Möglichkeit einer malignen Entartung wird heute allgemein angezweifelt. Eine Exzision im Gesunden in Lokalanästhesie ist möglich. Besonders dunkle, im Erwachsenenalter entstehende blaue Nävi können einem malignen Melanom sehr ähneln. In diesem Fall ist eine Exzision in Vollnarkose mit Schnellschnittdiagnostik (S. 163) angezeigt.

8.2.5 Malignes Melanom

Klinik. Ein malignes Melanom kann auf dem Boden einer Melanosis praecancerosa Dubreuilh (S. 113) entstehen, sich aus einem präexistenten Nävuszellnävus entwickeln oder auf einer vorher nicht veränderten Haut in Erscheinung treten. Die Einteilung in *klinische Typen* ist besonders zur Beurteilung der Prognose wichtig. Die Einteilung in *Verlaufsstadien* mit Berücksichtigung der Tiefenausdehnung im Stadium I dient ebenfalls der prognostischen Beurteilung, aber auch der Wahl therapeutischer Mittel.
Klinisch werden *3 Melanomtypen* unterschieden.
Malignes Melanom auf dem Boden einer Melanosis praecancerosa Dubreuilh. (S. 113). Dieser Melanomtyp ist prognostisch am günstigsten einzuschätzen.
Oberflächlich spreitendes malignes Melanom. Eine meist nur wenig über dem Hautniveau erhabene infiltrierte Platte dehnt sich sehr langsam (in Jahren) zentrifugal aus. Der Herd ist scharf begrenzt, häufig bogig konfiguriert und unterschiedlich gefärbt. Der Farbenwechsel innerhalb des Herds mit hellbraunen, gräulichen und schwarzen Anteilen ist sehr bezeichnend. Erst spät treten stärker infiltrierte, flache oder halbkugelige Knoten innerhalb des Herds hinzu (oberflächlich spreitendes, sekundär knotiges malignes Melanom; s. Abb. 22). Die Herdoberfläche ist oft glatt, gelegentlich vermehrt schuppend. Die spontane Blutungsneigung ist gering. Eine entzündliche Reaktion in der Umgebung (erythematöser Hof) ist selten. Die Prognose ist schlechter als beim Melanom auf Grundlage einer Melanosis praecancerosa, aber weitaus günstiger als beim primär knotigen Melanom.
Primär knotiges malignes Melanom. Relativ schnell wachsend entsteht entweder eine deutlich über dem Hautniveau erhabene infiltrierte Platte oder ein halbkugeliger Knoten. Die Farbe der Neubildung wechselt zwischen rot und schwarz (Abb. 13); selten (vor allem subungual) kann der Knoten fleischfarben sein (amelanotisches Melanom). Die Oberfläche der Neubildung ist meist glatt, gespannt, mit Neigung zu Spontanblutungen. Häufig ist eine entzündliche Umgebungsreaktion zu beobachten. Die Prognose ist bei diesem Melanomtyp am schlechtesten.
Das maligne Melanom wird in *3 Stadien* eingeteilt:
Stadium 1. Melanomgewebe nur im Herdbereich. Histologisch wird die Tiefenausdehnung der Melanomzellen im Hautgewebe in Millimetern (gemessen von der Tumoroberfläche) oder in Beziehung zu den vorgegebenen Hautstrukturen (nur in der Epidermis, nur bis zu den Talgdrüsenausführungsgängen . . .) ausgedrückt. Es werden 5 Tiefen festgelegt, wobei sich ab Tiefe 4 die Prognose erheblich verschlechtert.
Stadium 2. Auch kleine Satellitenmetastasen in der Herdumgebung, regionäre Lymphknotenmetastasen oder Rezidiv in loco nach Entfernung des Primärherds. Die Prognose im II. Stadium ist meist sehr ernst.
Stadium 3. Auch Organmetastasen. Die Prognose ist infaust.

Labor. Eine PE ist bei Melanomverdacht nicht zulässig. Bei begründetem Verdacht ist in *Vollnarkose* eine Exzision zunächst knapp im Gesunden mit sofortiger Verarbeitung des Gewebes in Kryostat möglich (Schnellschnitt). Wird so der Verdacht ausgeräumt, bleibt es bei der knappen Exzision. Bleibt der Melanomverdacht auch nach Untersuchung des Gefrierschnitts bestehen, wird die Operation wie beim Melanom beendet.

Differentialdiagnose. Das Melanom auf Grundlage einer Melanosis praecancerosa Dubreuilh (S. 113) ist unverkennbar. Ein oberflächlich spreitendes malignes Melanom bereitet nur zu Beginn diagnostische Schwierigkeiten und kann dann nur histologisch (in Vollnarkose mit Schnellschnittdiagnostik!) von einem *Nävuszellnävus* (S. 160) unterschieden werden. Die Möglichkeit zur klinischen Fehldiagnose ist beim primär knotigen Melanom am größten. Von den schwarzgefärbten Neubildungen können vor allem dunkelpigmentierte *seborrhoische Warzen* (S. 106), irritierte *Nävuszellnävi* (S. 160), ein pigmentiertes *Basaliom* (S. 107), ein thrombosiertes *Angiom* (S. 159) und subungual ein *Hämatom* für ein Melanom gehalten werden. In der Mundschleimhaut kann eine *Amalgamablagerung* im Gewebe nach Zahnfüllung ein Melanom vortäuschen; bei genügend Amalgam im Gewebe ist ein röntgenologischer Nachweis möglich. Schließlich kann im Augenlidbereich ein schwarzes *Hidrokystom* (durch Blutung in das Lumen) an ein Melanom denken lassen. In Zweifelsfällen ist nur eine Exzision in Vollnarkose mit Schnellschnittdiagnostik in der Lage, die Diagnose zu klären. Fast unmöglich ist die klinische Erkennung eines amelanotischen malignen Melanoms, es sei denn, am Rand sind noch pigmentierte Anteile vorhanden. Die meisten amelanotischen Melanome werden klinisch für ein *Granuloma pyogenicum* (S. 159), für ein *Bowen-Karzinom* (S. 111) und subungual für eine *Caro luxurians* gehalten. Bei der geringsten Unsicherheit in der Diagnose sollte auch hier die Schnellschnittdiagnostik in Vollnarkose zur Klärung herangezogen werden.

Therapie. Gesichert ist einzig und allein die Notwendigkeit, ein oberflächlich spreitendes oder ein primär knotiges malignes Melanom in Vollnarkose weit im Gesunden (allseits bis zu 5 cm vom Tumorrand und in der Tiefe bis zu den Muskelfaszien) operativ zu entfernen. Alle anderen Maßnahmen sind im Hinblick auf ihre Fähigkeit, die Prognose sicher zu verbessern, umstritten und werden sehr unterschiedlich gehandhabt. Zu diesen Maßnahmen zählen unter anderem:
- eine Vereisung des Melanoms vor der operativen Entfernung;
- eine hochdosierte Röntgenbestrahlung des Melanoms 1–2 h vor der operativen Entfernung;
- die korbartige Umschneidung des Melanoms mit dem Diathermiemesser und erst danach die Exzision mit dem Skalpell weit im Gesunden;
- die Mitentfernung regionärer Lymphknoten auch bei klinisch unauffälligem

Tastbefund; die Notwendigkeit der Entfernung tastbarer Lymphknoten ist allerdings unumstritten;
- eine zytostatische (z. B. mit Dacarbacine) oder immunstimulierende (z. B. mit BCG-Vaccine) Nachbehandlung nach operativer Entfernung des Melanoms.

Zur Zeit sind mehrere Langzeitstudien im Gang mit dem Ziel, den Sinn der obengenannten (und anderer) Maßnahmen zu bestätigen bzw. zu widerlegen.

Kooperation. *D:* Zur Diagnostik und zur Behandlung nicht nur bei erkanntem Melanom, sondern auch beim geringsten Melanomverdacht!

9 Andere Dermatosen

Einige, bis jetzt nicht besprochene Dermatosen unbekannter Pathogenese sollen wegen ihrer relativen Häufigkeit in diesem Kapitel Erwähnung finden (Pityriasis rosea, s. unten; Morbus Brocq, S. 166; Pityriasis lichenoides chronica, S. 166; Lichen ruber planus, S. 167). Zwei seltene Dermatosen (Sarkoidose, S. 169; Lymphome, S. 170) werden wegen der Wichtigkeit ihrer frühzeitigen Erkennung hier dargestellt.

9.1 Pityriasis rosea

Ursache. Unbekannt. Diskutiert wird vor allem eine infektallergische Reaktion, des öfteren nach Angina.

Klinik. Meist bei Jugendlichen und bei jungen Erwachsenen tritt zunächst am Stamm ein größerer, rosafarbener Fleck mit randständiger halskrausenartiger pityriasiformer Schuppung in Erscheinung („Primärplaque"). Erst Tage danach folgen multiple, kleinere, ovaläre Herde ähnlicher Prägung, die am Stamm entsprechend den Spaltlinien der Haut angeordnet sind (Abb. 25). Der Juckreiz ist meist nur mäßig.
Gelegentlich fehlt die Primärplaque und die kleinen Flecke befallen auch die Extremitäten („pityriasiformes Seborrhoid").

Labor. Bei diagnostischen Zweifeln mykologische Untersuchung zum Ausschluß einer oberflächlichen, aphlegmasischen Tinea (S. 43).

Differentialdiagnose. Einige wenige, meist größere erythematöse Herde mit halskrausenartiger pityriasiformer Schuppung sind für das seltene *Erythema anulare centrifugum* typisch. Die *Roseola syphilitica* (S. 50) geht auch mit blaßroten Flecken am Stamm einher, jedoch ohne halskrausenartige Schuppung.

Therapie. Spontane Rückbildung in 3–4 Wochen häufig. Diese kann durch das Auftragen von Lotio alba, evtl. über eine Steroidcreme, beschleunigt werden.

Kooperation. D: Zum Ausschluß seltener anderer Dermatosen mit ähnlichen Erscheinungsbildern (vor allem Erythema anulare centrifugum und dieses Krankheitsbild nachahmende Formen der Psoriasis pustulosa, des Lupus erythematodes superficialis u. a.).

9.2 Morbus Brocq („Parapsoriasis en plaques")

Ursache. Unbekannt.

Klinik. Fast ausschließlich im mittleren und hohen Alter erscheinen vorzugsweise auf den Innenseiten der Oberarme und der Oberschenkel sowie der seitlichen Brusthaut bizarr konfigurierte erythematosquamöse Flecke mit pityriasiformer Schuppung (Abb. 26). Die Hautoberfläche ist im Herdbereich oft feingefältelt („pseudoatrophisch"). Im Hinblick auf die Prognose werden 2 klinische Extremvarianten abgegrenzt:
- Viele kleine Herde ohne tastbares Infiltrat, von einheitlich blaßroter bis leicht bräunlicher Farbe. Auch nach jahrzehntelangem Verlauf findet keine Umwandlung in ein Lymphom (S. 170) statt.
- Wenige handflächengroße und größere Herde mit angedeutetem oder bereits deutlich tastbarem Infiltrat, von hellroter bis bunter (poikilodermatischer) Farbe. Hier ist der Übergang in ein Lymphom häufig. Die Umwandlung ist klinisch an der Zunahme des Infiltrats in Form infiltrierter Platten oder Knotenbildung erkennbar.

Labor. PE bei tastbarem Infiltrat zum Ausschluß eines initialen Lymphoms.

Differentialdiagnose. Die kleinfleckige Form erinnert an disseminierte *Exsikkationsekzematide* (S. 116), wobei letztere durch oberflächliche Hornhautrisse erkennbar sind. Die großflächige Form kann mit einem nummulären *Psoriasisherd* (S. 102) verwechselt werden; gelegentlich nur histologische Unterscheidung möglich.

Therapie. In allen Formen gut wirksam ist eine UV-Ganzkörperbestrahlung. Unterstützend genügen bei der kleinfleckigen Variante fettende Maßnahmen (z. B. Linola-Fett-Emulsion), während bei der großfleckigen Variante zusätzlich örtlich Kortikoide vorteilhaft sind (z. B. Linola-H-Fett, Anemul-Salbeforte u. a.).

Kooperation. *D:* Zur Diagnostik und Mitbehandlung.

9.3 Pityriasis lichenoides chronica (Parapsoriasis guttata)

Ursache. Unbekannt. Besonders bei Kindern wird eine postanginöse infektallergische Genese diskutiert.

Klinik. Vorzugsweise auf der Innenseite der Oberarme werden disseminiert in buntem Nebeneinander vier unterschiedliche Effloreszenzen beobachtet: bis linsengroße, rundliche, leicht bräunliche *Flecke* mit und ohne Schuppung sowie ebenso große, flach prominente, rotbräunliche *Papeln* mit und ohne Schuppung. Die hierbei beobachtete Schuppung bedeckt „deckelartig" als zusammenhängende Hornlamelle die Flecke und Papeln. Heftigere Reaktionen manifestieren sich als hämorrhagische Papeln, gelegentlich mit zentraler Nekrose („Pityriasis lichenoides et varioliformis acuta").

Labor. Bei diagnostischen Zweifeln Luesserologie (S. 51) und PE.

Differentialdiagnose. Andere papulöse und papulosquamöse Exantheme können sehr ähnlich sein. Ausgeschlossen werden müssen vor allem die *Urticaria pigmentosa adultorum* (S. 141), das papulöse *Syphilid* (S. 50), der *Lichen ruber exanthematicus* (S. 168) und die *Psoriasis exanthematica* (S. 103). Bei papulonekrotischen Erscheinungsformen ist an die Möglichkeit einer *Vasculitis allergica vom papulonekrotischen Typ* (S. 65) zu denken.

Therapie. Besonders bei Kindern kann eine perorale Penicillintherapie (2–3 Wochen lang täglich 1–2 Mill I. E.) versucht werden. Bei der papulonekrotischen Variante ist zu Beginn eine systemische Stoßtherapie mit Kortikoiden in rasch absteigender Dosierung empfehlenswert (z. B. Urbason-Tabletten, zu Beginn 40 mg, dann jeden 2. Tag 8 mg weniger). Bei allen Formen ist eine UV-Ganzkörperbestrahlung wirksam.

Kooperation. *D:* Zur Diagnostik und Mitbehandlung.
HNO: Zur „Fokussuche".

9.4 Lichen ruber planus

Ursache. Unbekannt. Eine Therapie mit Schwermetallen (vor allem mit Gold) provoziert gelegentlich einen Krankheitsschub. Die klinische Symptomatik wird durch ein dichtes, bandförmiges lymphohistiozytäres Infiltrat an der dermoepidermalen Grenze mit Schädigung der Basalzellschicht der Epidermis, durch eine unregelmäßige Verdickung des Stratum granulosum (Wickham-Phänomen) und durch eine bandförmige Orthohyperkeratose (eine Verdickung der sonst unveränderten Hornschicht) geprägt.

Klinik. Auf der Haut sind kennzeichnend gruppierte rote, flache, polygonale Papeln mit Bevorzugung der Beugseite der Handgelenke. Wird die Hornschicht durch Auftragen von Xylol durchsichtiger gemacht, so wird eine weißlich-gräuliche netzartige Zeichnung auf der Papeloberfläche sichtbar (Wickham-Phänomen). Auf den hautnahen Schleimhäuten (besonders Mund- und Genitalschleimhaut) manifestiert sich die Dermatose nur in Form dieser netzartigen weißlich-gräulichen Zeichnung, wobei hier zusätzlich durch die Zerstörung der Basalzellschicht subepidermale Blasen entstehen können, die als postbullöse erosive Flächen erkennbar sind (Lichen ruber pemphigoides).
Die Hautveränderungen verursachen häufig Juckreiz. In den Kratzspuren können neue Papeln aufschießen (Köbner-Phänomen = isomorpher Reizeffekt).

Die Rückbildung der Papeln erfolgt häufig unter Hinterlassung einer bräunlichen Pigmentierung.
Mehrere *klinische Varianten* können das Krankheitsbild zusätzlich prägen.
Lichen ruber exanthematicus. Disseminiertes Exanthem am Stamm und an den Extremitäten, bestehend aus mehr oder weniger typischen Lichenpapeln.
Lichen ruber anularis. Gelegentlich auf der Haut, besonders häufig aber an der Genitalschleimhaut erscheinen ringförmige, rote papulöse Leisten, die eine sonst unveränderte Haut bzw. Schleimhaut umschließen.
Lichen ruber verrucosus. Besonders an der Streckseite der Unterschenkel entsteht durch Konfluieren der Papeln ein größerer, unscharf begrenzter, roter, infiltrierter Herd mit verruköser Oberfläche. Am Herdrand können einzelne typische Lichenpapeln die Diagnose erleichtern.

Labor. PE zur Sicherung der klinischen Diagnose.

Differentialdiagnose. Abgrenzungsschwierigkeiten bereiten nur die Schleimhautveränderungen und die klinischen Varianten. Der Lichen ruber mucosae erhält die streifig-netzige Zeichnung durch die unregelmäßige Verdickung des Stratum granulosum und ist daher, im Gegensatz zur *Candidamykose* (S. 45) nicht abstreifbar. Eine glatte *Leukoplakie* (S. 110) und die *Plaques opalines* (S. 50) kommen nur dann in Frage, wenn der Lichen ruber mucosae, besonders an der Zunge, durchgehend weißlich-gräuliche Flecken bildet. Typische netzartige Bilder anderswo bzw. die Auflösung des Herds in netzig-streifige Strukturen am Rand erleichtern die Diagnose. Der erosive Lichen ruber mucosae ist nur dann nicht als solcher erkennbar, wenn am Rand der erosiven Flächen keine netzig-streifigen Strukturen zu sehen sind. In diesem Fall müssen alle blasenbildenden Dermatosen der Mundschleimhaut, vor allem der *Pemphigus vulgaris* (S. 82) und das *fixe Arzneiexanthem* (S. 69) mit in Betracht gezogen werden.
Der Lichen ruber exanthematicus kann mit anderen papulösen Exanthemen verwechselt werden, vor allem mit der lichenoiden *Sarkoidose* (S. 169), mit der *Urticaria pigmentosa adultorum* (S. 141), mit dem papulösen *Syphilid* (S. 50) und mit der *Pityriasis lichenoides chronica* (S. 166).
Der Lichen ruber anularis weist Ähnlichkeiten mit anderen anulär-papulösen Dermatosen auf, so vor allem mit dem *Granuloma anulare* (S. 139) und mit der zirzinären *Sarkoidose* (S. 169). In Zweifelsfällen muß eine histologische Untersuchung über die zutreffende Diagnose entscheiden.
Der Lichen ruber verrucosus muß von dem *Lichen simplex chronicus* (S. 84) und von einem chronisch lichenifizierten *Ekzem* (S. 74) abgegrenzt werden. Der Nachweis typischer Erscheinungsbilder anderswo erleichtert die sonst schwierige Entscheidung.

Therapie. Langwierig und oft enttäuschend. Morbostatisch wirksam sind Kortikoide. Sie können bei ausgedehnten Erscheinungen als systemische Stoßtherapie mit langsamer Dosisreduktion (z. B. Urbason-Tabletten, zu Beginn 40 mg täglich, dann alle 4 Tage 4 mg weniger), sonst örtlich als Salbe, evtl. unter Okklusivverband angewendet werden. Besonders in der Mundschleimhaut wird die Unterspritzung der Herde mit Steroidkristallsuspension (1:4 mit einem Lokalanästhetikum verdünnt) erfolgreich praktiziert. Gelegentlich hilft eine mehrwöchige systemische Therapie mit Isoniazid (z. B. Neoteben, 6–8 mg/kg Körpergewicht). In der Mundschleimhaut ist Vitamin-A-Säure örtlich wirksam (z. B. Epi-Aberel oder Airol Roche als Lösung zum Pinseln oder als Tupfer). Gute Erfolge zeichnen sich mit einem aromatischen Vitamin-A-Säurederivat (zur Zeit noch in klinischer Erprobung) in systemischer Verabreichung ab.

Kooperation. *D:* Zur Diagnostik und Mitbehandlung.

9.5 Sarkoidose der Haut

Ursache. Unbekannt. Die klinische Symptomatik erklärt ein tuberkuloides Infiltrat in der Kutis, gelegentlich auch in der Subkutis.

Klinik. Je nach Bedeutung und Lokalisation des Infiltrats in den Hautschichten entstehen unterschiedliche klinische Manifestationsformen.
Erythematöse Form. Herdförmige, kaum über dem Hautniveau erhabene, hell- bis dunkelrote Erytheme. Das Infiltrat in der Kutis ist nur gering und deshalb nicht sicher tastbar.
Papulöse Form. Disseminierte oder gruppierte rotbraune Knötchen unterschiedlicher Größe mit lupoidem Infiltrat auf Glasspateldruck durch umschriebene Infiltrate in der Kutis. Seltener bilden die Infiltrate eine rundliche, braunrote, feste Leiste über dem Hautniveau, die eine *atrophische* Haut umschließt (zirzinäre Sarkoidose; s. Abb. 17). Diese Form führt im Bereich der behaarten Kopfhaut zu einer narbigen Alopezie (S. 129).
Knotige Form. Hautfarbene, kaum über dem Hautniveau erhabene, tiefliegende harte Knoten durch ein bedeutenderes umschriebenes Infiltrat in der Kutis und vor allem in der Subkutis.

Labor. PE zur Sicherung der Diagnose; Intrakutantest mit Tuberkulin zur Abgrenzung von Lupus vulgaris; Röntgenuntersuchungen (besonders Hände und Thorax) zum Ausschluß systemischer Manifestationen; Luesserologie zur sicheren Abgrenzung besonders bei papulösen (Lues im Sekundärstadium) und zirzinären Formen (Lues im Tertiärstadium).

Differentialdiagnose. Die Zuordnung der erythematösen Form zur Sarkoidose ist ohne zusätzliche Manifestationen in anderer Form an der Haut oder systemisch selbst histologisch sehr schwierig, da auch die erythematöse Form des *Granuloma anulare* (S. 139) sehr ähnlich aussehen kann.

Die papulösen Formen können je nach Größe und Verteilung einen *Lichen ruber exanthematicus* (S. 168), eine *Urticaria pigmentosa adultorum* (S. 141), ein *papulöses Syphilid* (S. 50) und einen *Lupus vulgaris* (S. 34) nachahmen. Die zirzinäre Form ist neben dem Lupus vulgaris auch vom *Lichen ruber anularis* (S. 168) und vom *tuberoserpiginösen Syphilid* (S. 50) abzugrenzen. Im Bereich der behaarten Kopfhaut ist auch an andere Ursachen einer *narbigen Alopezie* (S. 129) zu denken.
Die sichere Unterscheidung von einer *sarkoiden Fremdkörperreaktion* (S. 142), vor allem in Narben, geschieht histologisch mit Hilfe der Polarisationsmikroskopie.
Knotige Formen werden fast immer histologisch diagnostiziert. An den Unterschenkeln erinnern sie vor allem an das *Erythema nodosum* (S. 73).

Therapie. Eine systemische Kombinationsbehandlung mit Isoniazid (z. B. Neoteben) und mit Kortikoiden ist nur bei systemischem Befall, in Abhängigkeit von der Funktionsstörung, erforderlich. Auf die Haut beschränkte Formen sprechen auf eine örtliche Behandlung mit Kortikoiden an. Die Form ihrer Anwendung (Salbe, Okklusivverband, Unterspritzung mit Steroidkristallsuspension) hängt von der Tiefe und Bedeutung des Infiltrats ab.

Kooperation. *D:* Zur Diagnostik und Mitbehandlung bei allen Hautformen.
I: Zum Ausschluß einer systemischen Beteiligung (z. B. Ostitis cystoides multiplex Jüngling an den Handknochen, Lungen- und Hilusbeteiligung, Leberinfiltrate u. a.) und gegebenenfalls zur Mitbehandlung.

9.6 Lymphome der Haut

Ursache. Irreversible, multizentrische maligne Proliferation mehr oder weniger (lymphoid oder histiozytoid) differenzierter Stammzellelemente in der Haut.

Klinik. Je nach Bedeutung und Verteilung des Zellinfiltrats in den Hautschichten entstehen unterschiedliche Manifestationsformen. Die häufigsten sind:
Die erythrodermatische Form. Universelle Rötung und Schuppung der Haut mit oder ohne tastbares Infiltrat. Die Diagnose erleichtern können bizarr konfigurierte erscheinungsfreie Hautinseln und eine generalisierte Lymphknotenschwellung. Dringen die Infiltratzellen auch in die Epidermis ein, so handelt es sich um lymphoidzellig differenzierte Lymphome (T-Zell-Lymphome), die klinisch das Krankheitsbild eines Sézary-Syndroms oder einer Mycosis fungoides verwirklichen können. Die Diagnose des meist nur erythrodermatischen *Sézary-Syndroms* ist an den Nachweis von „Sézary-Zellen" im Hautinfiltrat und im Blut geknüpft (große lymphoide Zellen mit einem dunklen, zerebriformen Kern und mit PAS-positiven Granula im Zytoplasma). Die *Mycosis fungoides* kann als Erythrodermie in Erscheinung treten. Häufiger entwickeln sich zu-

sätzlich oder unabhängig von einer Erythrodermie infiltrierte Platten sowie große rotviolette Knoten mit zentraler Zerfallsneigung.

Die knotige Form. Disseminiert entstehen unterschiedlich große, meist rotbraune bis blau-zyanotische, gelegentlich auch hämorrhagische Knoten. Die Zerfallsneigung ist geringer als bei der Mycosis fungoides, wird aber besonders bei der großknotigen Form (sogenannte Retikulosarkomatose Typ Gottron) beobachtet.

Die psoriasisähnliche Form. Bizarr konfigurierte *infiltrierte* Platten mit psoriasiformer Schuppung.

Die lichenifizierte Form. Generalisierte Lichenifikation mit Kratzeffekten und Pigmentverschiebungen, verbunden mit einem quälenden Juckreiz. Diese Variante ist fast ausschließlich Begleiterscheinung eines *Morbus Hodgkin,* wobei in der Haut histologisch ein unspezifisches entzündliches Infiltrat vorherrscht und nur selten ein spezifisches Infiltrat nachweisbar ist. Gleichzeitig tastbare Lymphknotenvergrößerungen können die Diagnose erleichtern.

Labor. PE zur Sicherung der Diagnose und zur Zelldifferenzierung; Blutbild und Knochenmarkspunktat zum Ausschluß leukämischer Formen und zum Nachweis von Sézary-Zellen; histologische Untersuchung eines exzidierten Lymphknotens, vor allem zur Diagnose eines Morbus Hodgkin.

Differentialdiagnose. Die erythrodermatische Form verlangt den Ausschluß aller Dermatosen, die sekundär erythrodermatisch werden können, so vor allem einer *Psoriasis vulgaris* (S. 103) und eines *allergischen Kontaktekzems* (S. 74).

Knotige Formen können vor allem mit einem knotigen *luetischen Exanthem* (S. 50), mit einem knotigen *Arzneiexanthem* (S. 73) und gelegentlich mit *Hautmetastasen* eines malignen Tumors der Haut oder anderer Organe verwechselt werden.

Eine vermeintliche, therapieresistente, stärker infiltrierte „*Psoriasis vulgaris*" erfordert den histologischen Ausschluß eines psoriasiformen Lymphoms.

Eine generalisierte Lichenifikation wird auch bei der *Pediculosis vestimentorum* (S. 57) und bei der *Neurodermitis diffusa* (S. 76) beobachtet.

Therapie. In allen Fällen ist eine stationäre Einweisung zur Abklärung und Einleitung der Behandlung erforderlich. Ist das Lymphom allein auf die Haut beschränkt, so wird zunächst versucht, durch örtliche Maßnahmen eine Regression zu erzielen. Hierzu zählen in der Reihenfolge ihrer Wirkungsstärke Glukokortikosteroide als Salbe, evtl. unter Okklusivverband, die Photochemotherapie (PUVA), örtlich anwendbare Zytostatika (z. B. Stickstofflost) und die Röntgentherapie. Bei systemischem Befall und nach Versagen der örtlichen Behandlung ist häufig eine hochdosierte systemische Kortikoidtherapie noch wirksam. Als letzte Möglichkeit bleibt dann eine zytostatische Polychemotherapie.

Da sich gegenüber allen Therapieformen jeweils eine allmähliche „Resistenz" der Infiltratzellen ausbildet, ist es empfehlenswert, zunächst die Wirkung der erstgenannten Maßnahmen in der Reihenfolge ihrer Wirkungsstärke auszunützen und erst zum Schluß die mit erheblich mehr Nebenwirkungen behafteten, zuletzt genannten Maßnahmen zu ergreifen.

Kooperation. *D:* Zur Diagnostik und Mitbehandlung.

I: Zum Ausschluß einer systemischen Beteiligung und gegebenenfalls zur Mitbehandlung.

10 Grundlagen der externen Dermatotherapie

Externa bestehen im wesentlichen aus Vehikeln (Trägerstoffen) und aus differenten Substanzen. Beide Bestandteile haben bei Beachtung einiger wichtiger Kriterien eine Heilwirkung.

10.1 Kriterien der Vehikelauswahl

Als Vehikel werden am häufigsten Puder, Schüttelmixtur, alkoholische und wäßrige Lösungen, feuchte Umschläge, Pasten, Milch, Cremes, Salben und Öle verwendet. Die Wahl des adäquaten Vehikels wird im wesentlichen von 4 Kriterien bestimmt: der erwünschten Tiefenwirkung, dem Grad der Entzündung, dem Hauttyp des Patienten und der Lokalisation der Dermatose.

Die erwünschte Tiefenwirkung. Eine differente Substanz dringt umso tiefer in die Haut ein, je besser das Vehikel die Abdunstung physiologischer (Schweiß) oder pathologischer (Exsudat) Sekrete von der Hautoberfläche behindert. Nur oberflächlich wirksam sind in diesem Sinn Puder, Schüttelmixturen, alkoholische und wäßrige Lösungen sowie feuchte Umschläge. Eine Mittelstellung nehmen Pasten, Cremes, Milch und Öle ein. Am stärksten tiefenwirksam sind Salben (W/Ö-Emulsionen). Die Tiefenwirkung der Salben kann durch Bedecken und luftdichten Abschluß der mit Salbe bestrichenen Haut mit einer Plastikfolie (Okklusivverband) zusätzlich erhöht werden.

Grad der Entzündung. Bei akuten Dermatitiden stehen häufig die Gefäßerweiterung und die Exoserose (Transsudat oder Exsudat) im Vordergrund. Die Haut ist im allgemeinen nur mäßig verdickt und das pathologische Substrat liegt meist oberflächlich. Hierbei ist eine Abdunstungsförderung erwünscht und wird durch Puder, Schüttelmixturen, Lösungen und feuchte Umschläge gewährleistet. Dabei ist es günstiger, eine sonst trockene Hautoberfläche (z. B. Rötung, Schwellung, intakte Bläschen oder Blasen) mit Puder oder Schüttelmixtur, dagegen eine feuchte Hautoberfläche (z. B. erosive Flächen nach Platzen von Bläschen und Blasen) mit wäßrigen oder alkoholischen Lösungen bzw. mit feuchten Umschlägen anzugehen.
Bei chronischen Dermatitiden steht häufig die Erhöhung der Zellteilungsrate und das zelluläre Infiltrat im Vordergrund. Die Haut ist im allgemeinen verdickt und das pathologische Substrat auch tiefer in der Haut vorhanden. Sollen

hier differente Substanzen ihr Ziel erreichen, muß ein Vehikel mit großer Tiefenwirkung gewählt werden. Deshalb eignen sich hierfür Salben und Okklusivverbände. Auch in dieser Hinsicht nehmen Pasten, Cremes, Milch und Öle eine Mittelstellung ein.

Der Hauttyp. Eine extrem seborrhoische Haut verlangt unabhängig von der Art der zu behandelnden Dermatose nach einer gewissen austrocknenden Wirkung des Vehikels. Bei extremer Sebostase ist dagegen eine „nachfettende" Wirkung des Vehikels erwünscht. So ist es günstiger, eine akute Dermatitis des Sebostatikers (statt Puder, Schüttelmixtur, Lösung oder feuchten Umschlägen) und eine chronische Dermatitis des Seborrhoikers (statt Salben oder Okklusivverbänden) mit Pasten, Cremes, Milch oder Ölen zu behandeln.

Die Lokalisation der Dermatose. In 3 Hautbezirken ist die Vehikelauswahl eingeschränkt: an unbedeckten Hautstellen (besonders Gesicht), in Hautgebieten mit Terminalhaaren (Kopfhaut, Achseln, Genital- und Analgegend) und in den intertriginösen Räumen.

An *freigetragenen Hautstellen* wird man in der ambulanten Behandlung schon aus kosmetischen Gründen auf Puder, Schüttelmixtur, Farbstofflösungen, Pasten und Öle verzichten. Für die Behandlung akuter Dermatitiden blieben dann praktisch nur farblose alkoholische Lösungen und feuchte Umschläge übrig. Hier ist man häufiger geneigt, einen Kompromiß einzugehen und eine Creme als Vehikel zu wählen. Diese kann abends evtl. mit feuchten Umschlägen kombiniert werden (Creme auftragen und darüber feuchte Umschläge machen).

In *Hautgebieten mit Terminalhaaren* ist meist die Behandlung der Haut bei Aussparung der Haare selbst erwünscht. Ist dies nicht möglich, so muß das Vehikel aus den Haaren gut auswaschbar sein. Aus diesen Gründen sollten bei akuten Entzündungen nach Möglichkeit farblose Lösungen oder Cremes, bei chronischen Entzündungen gut emulgierbare Salbengrundlagen (z. B. Lygal-Salbengrundlage) angewendet werden.

In den *intertriginösen Räumen* sind Salben wegen der natürlichen Okklusivwirkung der aufeinanderliegenden Hautstellen nur bei deutlicher Verdickung einer chronisch entzündeten Haut zu empfehlen. Gut geeignet in diesen Bezirken sind im allgemeinen Puder (hauchdünn aufgetragen), Lösungen und feuchte Umschläge bei akuter, sowie Pasten, Cremes oder Öle bei chronischer Entzündung. Eine weitere Einschränkung in der Vehikelauswahl gilt für behaarte intertriginöse Räume, wo auch die Anwendung von Pasten problematisch ist. In allen Räumen ist es empfehlenswert, die aufeinanderliegenden Hautflächen durch Verbandmull zu trennen.

10.2 Kriterien zur Auswahl differenter Substanzen

Selbstverständlich muß eine differente Substanz wirksam sein. Diesbezüglich sind bedeutende Fortschritte erzielt worden, so daß man sich in der örtlichen Behandlung zunehmend auf einige erwiesen wirksame differente Substanzen stützen kann. Daneben werden von einer differenten Substanz eine fehlende resorptive Toxizität und eine geringe sensibilisierende Potenz verlangt. Schließlich muß die erwartete Wirkung mit den voraussehbaren Nebenwirkungen der Substanz in einem vernünftigen Verhältnis stehen.

Die resorptive Toxizität. Unerwünschte Nebenwirkungen *auch bei therapeutisch üblichen Konzentrationen* sind insbesondere bei der Borsäure, der Salizylsäure und den Glukokortikosteroiden zu erwarten. Resorbierte Borsäure und Salizylsäure sind nämlich organtoxisch, vermehrt resorbierte Glukokortikosteroide können Nebenwirkungen wie bei systemischer Anwendung herbeiführen. Hierbei sind die Ausdehnung der Resorptionsfläche, die Resorptionsbereitschaft der Haut und die Tiefenwirkung des gewählten Vehikels zu beachten: Säuglinge und Kleinkinder verfügen über eine relativ große resorptive Hautfläche, eine erosive Hautfläche erleichtert allgemein die Resorption und eine schlecht emulgierbare Salbe oder Okklusivbedingungen erhöhen die Tiefenwirkung. Daraus folgen einige Regeln:
- Bei Säuglingen und Kleinkindern sollte Borsäure überhaupt nicht, Salizylsäure und Glukokortikosteroide nur niedrig konzentriert auf begrenzten Hautflächen und möglichst nur kurzzeitig angewendet werden.
- Ist eine Hautfläche erosiv, muß die Dosis verringert und die jeweils zu behandelnde Fläche kleiner gewählt werden.
- Besondere Vorsicht ist mit Okklusivverbänden, und in den intertriginösen Räumen mit resorptiv toxisch wirksamen differenten Substanzen geboten (z. B. keine Langzeitbehandlung mit potenten Kortikoiden in der Inguinalfalte, größte Zurückhaltung mit Kortikoiden im Windelbereich u. a.).

Die sensibilisierende Potenz. In Externa können sowohl Vehikelbestandteile (Fettsubstanz, Emulgator, Stabilisator, Geruchskorrigenzien u. a.) als auch differente Substanzen sensibilisierend wirken und somit zur Entstehung eines allergischen Kontaktekzems Anlaß geben. Grundsätzlich muß an eine Allergie gegenüber Bestandteilen eines Externums gedacht werden, wenn sich eine Dermatose trotz richtiger Diagnose und adäquater Behandlung ausbreitet und wenn Juckreiz auftritt oder ein bestehender Juckreiz stärker wird. In diesem Fall sind Epikutantestungen mit dem verdächtigen Präparat bzw. mit seinen Einzelbestandteilen angezeigt. Das immer wieder vorgebrachte Argument, daß ein bestimmtes Präparat seit langem angewendet und reaktionslos vertragen wurde und deshalb nicht die Ursache der sekundären Ekzematisierung sein kann, ist nicht zutreffend. Gerade bei einer Langzeitanwendung kann nämlich leichter eine Sensibilisierung erfolgen.

Wirkung und Nebenwirkung. In der externen Dermatotherapie muß das Prinzip des kalkulierten Risikos heute insbesondere in Zusammenhang mit der Anwendung von Glukokortikosteroiden beachtet werden. Dank ihres Einsatzes kann bei zahlreichen Dermatosen die Behandlung wesentlich verkürzt, bei vielen auch eine endgültige Abheilung erzielt werden. Die kritiklose Anwendung der Kortikoide führt allerdings auch zu unerwünschten Nebenwirkungen, die ein wertvolles Medikament in Mißkredit bringen können. Die Problematik soll in Kürze dargestellt werden.

In der externen Dermatotherapie wird meist die symptomatisch entzündungshemmende und antiproliferative Wirkung der Glukokortikosteroide genutzt. Die *Entzündungshemmung* erfolgt über eine gefäßverengende und antiinfiltrative Wirkung und mildert gleichzeitig den Juckreiz. So sind Kortikoide bei fast allen Dermatosen mit aktiver Hyperämie toxischer und allergischer Genese (Beispiele: Dermatitis solaris, allergisches Kontaktekzem, Neurodermitis diffusa u. a.) sowie bei Dermatosen mit lymphohistiozytären Hautinfiltraten (Beispiele: Lichen ruber planus, Alopecia areata u. a.) indiziert. Sie sind *nicht* indiziert bei erregerbedingten entzündlichen Dermatosen, da sie die örtliche Infektresistenz der Haut mindern und so die Ausbreitung der Dermatose begünstigen können. Das Trügerische dabei ist, daß auch eine erregerbedingte Dermatitis durch die Kortikoide dank ihrer symptomatischen Entzündungshemmung scheinbar besser wird; nach Absetzen der Behandlung ist jedoch mit Rezidiven in einem meist größeren Hautareal zu rechnen.

Die *antiproliferative Wirkung* der Kortikoide erlaubt ihre Anwendung zur *symptomatischen* Behandlung von Dermatosen mit gesteigerter Mitoserate (Beispiel: Psoriasis vulgaris). Sogar Lymphome der Haut können zeitweilig und symptomatisch durch Kortikoidexterna günstig beeinflußt werden. *Nicht* indiziert ist jedoch ihr Einsatz bei gutartigen und halbgutartigen (Beispiele: Warzen, Basaliom) sowie bei metastasefähigen bösartigen Tumoren und ihren Vorstufen, wie Morbus Bowen, Morbus Paget oder spinozelluläres Karzinom.

Bereits die erwähnten erwünschten Kortikoidwirkungen bergen *Gefahren* in sich, besonders die Gefahr von *Nekrosen* durch Gefäßverengung bei bereits bestehender Durchblutungsstörung oder Gefäßschädigung (Beispiele: Ulcus cruris, Vasculitis allergica u. a.), die Gefahr von *Atrophie* durch Proliferationshemmung (Beispiele: dünne, feingerunzelte „senile" Haut, Lipatrophie, Striae u. a.) und die Gefahr einer *Purpura* durch erhöhte Verletzlichkeit der atrophischen Haut. Darüber hinaus sind eine Reihe von *unerwünschten Nebenwirkungen* der Kortikoide an der Haut bekannt, wie Poikilodermie (Abb. 34), Akne, Hypertrichose, rosazeaartige Dermatitis u. a.

Wie bei allen Medikamenten, müssen auch bei den Glukokortikosteroiden einige *Regeln* beachtet werden. Die wichtigsten sind:

— Keine Kortikoide aus nichtigen Anlässen.

— Nach Möglichkeit keine kontinuierliche Langzeitbehandlung. Sollte dies jedoch aus Krankheitsgründen notwendig sein (z. B. bei Neurodermitis dif-

fusa), so soll die Kortikoiddosis in den Externa dem jeweiligen Hautzustand angepaßt variiert werden (Schübe mit kurzzeitiger Anwendung höher konzentrierter Externa abfangen, danach die minimal erforderliche Dosis durch Verdünnungsreihen suchen).
- Keine Kortikoide bei erregerbedingten Dermatosen. Ausnahmsweise kann eine Initialbehandlung einer stark entzündlichen, erregerbedingten Dermatose zur symptomatischen Milderung der Entzündung und der damit verbundenen subjetiven Beschwerden auch mit einem Kortikoidzusatz geführt werden. Nach einigen Tagen ist dann ein Übergang auf die spezifische Therapie ohne Kortikoide erforderlich.

Sachverzeichnis

Kursiv gedruckte Zahlen: Wichtige Aussage oder ausführlichere Besprechung des Stichwortes
Fettgedruckte Zahlen: Abbildung zum Stichwort

Abwehrschwäche 45, 108
Acne
- apocrinica 31, *119*
- conglobata 119
- venenata 12, *119*, 176
- vulgaris 14, **14**, 117, *118*, 120, 127
Acrocyanosis crurum 7
Acrodermatitis chronica atrophicans 7, **28**, 28, *58*, 91
Adenoma sebaceum Pringle **15**, 157
Adiponecrosis subcutanea neonatorum 144
Agranulozytose 5
Akrosklerose 136
Akrozyanose 7, 59, *90*
Aktinomykose, zervikofaziale Form 35
Alopecia
- areata 88, *129*, 176
- areolaris *50*, 129
Alopezie 127, *128*
Amalgamablagerung 163
Angiokeratoma corporis diffusum Fabry 159
Angiom, eruptives **18**, 18, 158, *159*, 163
Angina specifica 50
Aphthen 54
Albinismus 8, 102
Arsenkeratose 112
Arsenmelanose 9, 102
Artefakte 19, 20, 21, *99*
Arzneiexanthem
- fixes **10**, 12, 39, *69*, 71, 168
- hämorrhagisches 5
- knotiges 171
- morbilliformes 4, *67*
- photoallergisches **2**, 4, *78*, 93, 97
- rubeoliformes 4, *67*
- skarlatiniformes 4, *67*
Asthma bronchiale, allergisches 76, 77, 78
Atherom 118
Atrophie 1, *27*

Balanitis plasmocellularis Zoon 111
Balanoposthitis 152
Basaliom 16, **17**, 26, 93, 101, *107*, 122, 157, 163, 176
Beau-Reil-Querfurche 131
Berloque-Dermatitis 93, *95*

Berufsstigmata 84
Bindegewebsnävus 157
Bläschen 1, *10*
- eitriges 10, *12*, 20, 21
- hämorrhagisches 10, 21
- seröses 10, 12, 20, 21
Blase 1, 10, *12*
- eitrige **11**, *12*, 20
- hämorrhagische **11**, *12*, 21
- impetiginisierte 13
- seröse *12*, 20
Bromoderma tuberosum 119
Bronzediabetes, s. Hämochromatose

Candidamykose 12, 20, 27, 39, *45*, 70, 104, 110, 133, 150, 151, 152, 154, 155, 168
Capillaritis alba 8, 26, *153*, 154
Caro luxurians 163
Chilblain-Lupus 91
Chloasma 7
- extrauterinum, s. Melasma
- uterinum 102
Condylomata
- acuminata 15, *37*, 38
- lata 50
Cornu cutaneum 108, *109*
Coryza syphilitica 51
CRST-Syndrom 136
Cutis
- marmorata, s. Livedo reticularis
- rhomboidalis nuchae 95
- vagantium 57

Dekubitus 26, 29, 84, *88*
Dermatitis
- herpetiformis Duhring 11, *83*, 87
- phototoxische 21, 79, 93, *94*, 176
Dermatofibrom 16, 135, *140*
Dermatomyositis 4, 9, *81*, 137
Dermatosen
- blasenbildende 12
- photoallergische 78
Dermatosklerose *153*, 154
Dermatostomatitis Baader 70
Dermatotherapie, externe 173
Dermographismus, weißer 76
Desquamatio 101

179

Dyshidrosiforme Eruption, s. Palmoplantarreaktion, dyshidrosiforme
Dyshidrose, genuine 122, *123*, 147
Dyshidrosis lamellosa sicca 124
Dyskeratosis follicularis, s. Morbus Darier
Dysplasie, ektodermale 122

Ectodermosis erosiva pluriorificialis Fiesinger-Rendu 70
Eczema
- canalé 116
- craquelé 116
- herpeticatum 13, *39*, 42, 78
- in ichthyotico 106
- vaccinatum 13, 40, *42*, 78
Ekzem
- kontaktallergisches 4, 11, 15, 25, **25**, 27, 34, 39, *74*, 77, 85, 87, 126, 132, 146, 147, 150, 151, 153, 155, 168, 171, 175, 176
- photoallergisches **25**, *78*, 93, 97
- seborrhoisches 23, 104, *115*, 121
Ekzematid, seborrhoisches, s. Ekzem, seborrhoisches
Elastose, aktinische 93, *94*
Elephantiasis 34
Endangitis obliterans 137
Epheliden 7, 102
Epidermodysplasia verruciformis 38
Epizoophobie 87
Erfrierung 26, 29, *89*
Erosion 1, *19*
Erysipel 4, 12, 26, 29, *33*, 67, 75, 151, 153, 154
Erysipelas carcinomatosum 34
Erythem 3, *4*
Erythema
- anulare centrifugum 4, 58, *165*
- chronicum migrans 4, *58*, 67
- e pudore 4
- exsudativum multiforme 12, *70*, 71, 91
- induratum Bazin 74, 90, *91*, 144
- nodosum *73*, 91, 144, 170
Erythematokeratotische Reaktion, s. Palmoplantarreaktion, erythematokeratotische
Erythrasma 23, *36*, 150, 151
Erythrocyanosis crurum 90, 91
Erythrodermie 4
- ichthyosiforme 23, 106
- lymphomatöse 170
- psoriatische 103, 104
Erythroplasie Queyrat *111*, 112
Erythrosis interfollicularis colli 93, *94*
Exfoliatio manuum seu pedum areata, s. Dyshidrosis lamellosa sicca
Exsikkationsekzematid 27, 106, *116*, 166

Fistel, odontogene 35
Fleck 1, *2*
- roter 3
- blauer 6
- brauner 7
- weißer 7
- andersfarbener 8
- bunter 9
Folliculitis simplex 12, *30*, 127
Fremdkörpergranulom 135, *142*, 170
Frostbeulen, s. Perniones
Furunkel *30*, 127

Gangrän 29
Geschwür 1, *25*
Glottisödem 62, 63
Gonorrhö 46, *48*
Granuloma
- anulare 15, 135, *139*, 168, 169
- pyogenicum 18, *159*, 163
Gumma, syphilitische 26, *51*

Haarausfall, s. Alopezie
Hämangiom 158
- kavernöses, kutanes 6, 18, **18**, *158*
- kavernöses, subkutanes 6, 18, *158*
- planotuberöses 158
Hämatom, subunguales 133, 163
Hämochromatose 9
Hämophilie 5
Hämorrhoiden 152
Herpes 11
- gestationis 12, 83
- simplex 11, *38*, 46, 70, 94, 151, 159
- zoster 11, **29**, 29, 34, 38, *40*, 159
Hidradenitis suppurativa 31
Hidradenom, s. Syringom
Hidrokystom, schwarzes 163
Hitzemelanose Buschke **2**, 7, 89, *93*
Hutchinson-Trias 51
Hyperhidrosis 76, 122, *123*, 146
Hypertrichosis 96, 121, 176

Ichthyosis 116
- congenita 106
- vulgaris 22, 101, *105*, 127
Ictus insectorum *57*, 62
Impetiginisation 30, 72, 78, 84, 147
Impetigo contagiosa 13, *32*, 33, 55, 72
Insuffizienz
- arterielle 26, 29
- venöse, chronische, s. variköser Symptomenkomplex
Insulingranulom 144
Insulinlipom 143
Intertrigo
- perianale 152

180

- perigenitale 151
- unkomplizierte 4, 20, 27, 33, 34, 44, 46, 104, *150,* 152

Jarisch-Herxheimer-Reaktion 53

Karzinom, spinozelluläres 16, **17,** 24, 26, 101, 108, 111, *112,* 158, 176
Keratoakanthom 16, **17,** 24, 101, *108,* 112
Keratose 1, 21, *23*
- aktinische, s. Verruca actinica
Keratosis follicularis 14, 23, 90, 125, *127*
- rubra faciei 14, *127*
Klavus 23, 84, 101
Klippel-Trenaunay-Parkes-Weber-Syndrom 158
Knötchen 1, *13*
- follikulär 13, **13,** *14*
- nichtfollikulär 13, *15*
Knoten 1, 13, **13,** *16*
Koenen-Tumoren 157
Koilonychie 131, *132*
Kontaktdermatitis, toxische 4, 34, 75
Kontaktekzem, s. Ekzem, kontaktallergisches
Kratzeffekte 19, 20, 21
Kraurosis vulvae 139
Kruste 1, *20*

Leishmaniasis cutanea 33, *59*
Lentigo senilis 102, 109, *112,* 114
Leukämie 5
Leukoplakie 46, 93, *110,* 112, 139, 168
Leukomelanodermie 9
Lichenifikation 1, *24,* 171
Lichen
- ruber planus 7, 15, 46, 85, 110, 139, 148, 149, 165, *167,* 170, 176
- sclerosus et atrophicus **2,** 8, 135, 137, *138*
- simplex chronicus Vidal 25, 75, *84,* 168
Lichtdermatose
- erythematodesartige 79
- polymorphe 79, 93, *96*
Lipatrophie 27, 28, 143, *144,* 176
Lipogranulom, s. Panniculitis nodularis
Lipom 17, *143*
Livedo
- calorica, s. Hitzemelanose Buschke
- racemosa 91
- reticularis 7, *90*
Löfgren-Syndrom 73
Lues *49,* 149, 169, 171
- connata 51
- latens seropositiva 51
Lupoides Infiltrat 13, 34, 35, 120, 169
Lupus erythematodes 79, *80,* 94, 97, 137
- acutus **3,** 4, *80*
- chronicus discoides 23, **24,** *80,* 129
- superficialis 165
Lupus vulgaris 14, 15, **16,** 23, *34,* 140, 169, 170
Lyell-Syndrom
- allergisches 12, 33, *71*
- staphylogenes 12, 32, *33,* 72
Lymphadenosis cutis benigna, s. Pseudolymphom
Lymphangiom 6, 18, *159*
Lymphogranuloma inguinale 54
Lymphome 17, 23, 26, 41, 45, 55, 58, 104, 165, 166, *170,* 176
Lymphopathia venerea, s. Lymphogranuloma inguinale
Lymphozytom, s. Pseudolymphom

Mandrinphänomen 34, 35
Mastozytom 16, 135, *141*
Mastozytose, kutane 141
Melanoblastose, neurokutane 160
Melanom
- juveniles, benignes Spitz, s. Spindelzellnävus
- malignes **13,** 16, **17,** 102, 107, 108, 114, 133, 159, 160, 161, *162*
Melanosis praecancerosa Dubreuilh 7, 93, 102, 109, *113,* 162, 163
Melasma 102
Miliaria
- cristallina 122, *125*
- rubra 15, 122, *125*
Milien 19, 96, *106*
Mollusca contagiosa 15, *38,* 78
Mongolenfleck 6, 160, *161*
Morbus
- Addison 7
- Bourneville 157
- Bowen 19, 20, 21, 24, 101, *111,* 112, 139, 163, 176
- Brocq **22,** 23, 28, 165, *166*
- Darier **13,** 14, 23, 97, *127*
- hämorrhagicus neonatorum 5
- Hodgkin 171
- maculosus Werlhof 5
- Möller-Barlow 5
- Osler 159
- Paget 19, 20, 21, 122, *126,* 176
- Pfeiffer-Weber-Christian 28, *143*
- Raynaud 7, 89, 91, *136,* 137, 138
- Recklinghausen 156
Mumifikation 29
Mykosis fungoides 170

Nävoxanthoendotheliom, s. Xanthogranulom
Naevus
- anaemicus 8
- araneus 6, *158*

181

Naevus coeruleus 160, *161*
- flammeus 6, *157*
- sebaceus 157
- spilus 7, *156*
- Sutton 160
- verrucosus 24, *156*
Nävuszellnävus 16, 107, 118, 133, 140, *160*, 162, 163
Necrobiosis lipoidica 135, *139*
Nekrose 1, 20, *29*
Neurodermitis circumscripta, s. Lichen simplex chronicus Vidal
Neurodermitis diffusa 25, 27, 38, 39, 42, 75, *76*, 87, 116, 152, 171, 176
Neurofibrom 143, 156
Nikolski-Phänomen 72, 82

Onychogrypose 131, *132*
Onycholysis semilunaris 131, *134*
Onychorrhexis 131, *133*
Onychoschisis 131, *133*
Orientbeule, s. Leishmaniasis cutanea
Ostitis cystoides multiplex Jüngling 35, 170

Pachydermoperiostosis 132
Palmoplantarreaktion
- dyshidrosiforme 11, 44, 75, 104, 124, *146*, 147, 149
- erythematokeratotische 23, **24,** 27, 75, 84, 116, 146, *148*
- pustulöse 11, 146, *147*
Panniculitis nodularis 74, *143,* 144
- non suppurativa febrilis et recidivans, s. Morbus Pfeiffer-Weber-Christian
Pannikulose 145
Paralyse, progressive 50
Paraphimose 63
Parapsoriasis
- en plaques, s. Morbus Brocq
- guttata, s. Pityriasis lichenoides chronica
Paronychie 46, 132
Pediculosis
- capitis 56
- pubis 56
- vestimentorum *57,* 87, 171
Pemphigoid, bullöses **11,** 12, *82*
Pemphigus
- chronicus benignus familiaris Hailey-Hailey 128
- syphiliticus 51
- vulgaris 12, 69, 71, *82,* 168
Periarteriitis nodosa 5, 65, 137
Pernio follicularis 7, *90*
Perniones *90,* 91
Perniose 7, 59, 89, *90*
Phimose 63
Phlebektasien 154

Phlegmone 153
Photodynamische Reaktion 79, 93
Pigmente 9
Pityriasis
- lichenoides chronica 23, 165, *166,* 168
- lichenoides et varioliformis acuta 167
- rosea **22,** 23, *165*
- simplex 8, 22, 23, 101, *102,* 116
- versicolor 8, 23, *44*
Plaques
- lisses 50
- muqueuses 50
- opalines 46, *50,* 110, 168
Pneumonia alba 51
Pocken, s. Variola vera
Poikilodermie 9, **28,** *176*
Porphyria cutanea tarda 12, 93, *96,* 106
Porphyrie, protoporphyrinämische 79, 96, 97
Primäraffekt, luetischer 26, 33, 39, *50,* 54
Prurigo 84, *85*
- gestationis 85
- hepatica 85
- nodularis 86
- simplex acuta, s. Strophulus
- simplex subacuta, s. Urticaria papulosa chronica
- uraemica 85
Pseudoleucoderma angiospasticum 8
Pseudolymphom 16, *58*
Pseudopelade 129, *130*
Psoriasis 4, 15, **22,** 23, 44, 46, 52, 101, *102,* 115, 133, 134, 147, 148, 149, 150, 151, 165, 166, 167, 171, 176
Pulpitis sicca 76
Purpura 3, *5*
- chronica progressiva 5, *68*
- ockergelbe 5, *153,* 154
- rheumatica Schoenlein-Henoch, s. Vasculitis allergica
- senilis 84, *88*
- thrombopenische **3,** 5, *64,* 65
Pusteln 10
- folliculäre 11
- nichtfolliculäre 11
Pustulosis
- palmoplantaris, s. Palmoplantarreaktion, pustulöse
- subcornealis 32
Pyoderma gangraenosum, s. Vasculitis allergica
Pyodermie 27, *32,* 55

Quaddel 1, *10*
Quincke-Ödem 10, 58, *63*

Raynaud-Syndrom, s. Morbus Raynaud
Retikulosarkomatose Typ Gottron 171
Rhagade 1, *27,* 33

Rhinitis allergica 76, 77, 78
Rhinophym 120
Röntgendermatitis 21, 26, 29, 94, *97*
Röntgenkeratose 109, 112
Röntgenoderm 9, 26, 28, 94, 97, *98,* 158
Rosazea 6, 14, 119, *120,* 121, 127
Rosazeaartige Dermatitis 6, 14, **14,** 119, 120, *121,* 127, 176
Roseola syphilitica 4, *50,* 165
Sarkoidose 14, 15, **16,** 16, 35, 73, 91, 139, 140, 142, 165, 168, *169*
Scheueralopezie 84
Schleimgranulom 125
Schleimzyste 19, *125*
Schock, anaphylaktischer 58
Schürfwunden 19, 20, 21
Schuppe 1, *21*
Schweißdrüsenabszeß, s. Hidradenitis suppurativa
Schwiele, s. Klavus
Sebozystomatose 117
Seborrhoea oleosa capitis 114
Seborrhoid, pityriasiformes 165
Serumkrankheit 66
Sézary-Syndrom 170
Silikatgranulom 142
Sinusthrombose 31, 34
Skabies 33, *55*
Sklerhypofaszie 136
Sklerodermie 135
– progressive 136
– zirkumskripte 8, 129, *135,* 138, 139, 144
Sommersprossen, s. Epheliden
Sondenphänomen 14, 50
Sonnenbrand, s. Dermatitis, phototoxische
Spindelzellnävus 16, 160, *161*
Spritzenabszeß 67
Stauungsdermatitis *153,* 154
Stauungsödem 153, 154
Steroid
– akne, s. Acne venenata
– haut 9, 28, 121, 176
– purpura 88, 176
– rosazea 121, 176
Stevens-Johnson-Syndrom 70
Striae distensae 176
Strophulus 40, *86*
Sturge-Weber-Krabbe-Syndrom 157
Syndroma mucocutaneum oculare Fuchs 70
Syphilid 14, *50*
– papulöses 15, 27, *50,* 104, 150, 167, 168, 170
– psoriasiformes **22,** 23, *50*
– tuberoserpiginöses 35, *50,* 170
Syphilis, s. Lues
Syringom 122, *125,* 141, 142

Tabes dorsalis 50
Tätowierung 8
Talgdrüsenhyperplasie, papulöse 108, *122*
Talgzyste 19, *117*
Teleangiektatische Rötung **2,** 3, *6,* 120
Thrombophlebitis, eitrige 153
Tinea 14, 20, 27, 36, *43,* 88, 102, 104, 127, 129, 133, 134, 146, 147, 149, 150, 151, 165
– capitis favosa 44, 129
– versicolor, s. Pityriasis versicolor
Toxizität, resorptive 99, *175*
Trichoepitheliom 107
Trichogranulom 142
Trichomonadenkolpitis 46
Trichotillomanie 84, *87*
Trombikulose 56
Trommelschlegelfinger 132
Tuberculosis cutis colliquativa 35
Tumor 1, 13, **13,** *16*
– maligner 35, 41, 81
Tzanck-Zellen 82

Uhrglasnägel 131, *132*
Ulcus
– cruris 26, 33, 100, 153, *154,* 176
– durum, s. Primäraffekt, luetischer
– molle *53,* 54
Ulerythema ophryogenes 14, *127*
Ulkusbehandlung 154, 155
Unguis incarnatus 131, *134*
Unterschenkelekzem 153, 154, 155
Urethritis, unspezifische 49
Urticaria 10, 58, *61,* 84, 93
– papulosa chronica 86
– pigmentosa adultorum 15, 125, *141,* 167, 168, 170

Vaccinia generalisata 42
Variköser Symptomenkomplex 152
Varikose 152, 154, 155, 158
Variola vera 13, *41*
Varizellen **10,** 11, 33, *40,* 86
Vasculitis allergica 5, 12, 26, **29,** 29, 34, *64,* 153, 167, 176
Verätzung 20, 21, 26, 29, *99*
Verbrennung 20, 21, 26, 29, 89, *91*
Verbrühung 20, 21, 26, 29, 89, *91*
Verruca 36
– actinica (senilis) 24, 93, 101, 107, *109,* 111, 112
– filiformis 37
– plana juvenilis 15, 23, *37*
– plantaris 37
– seborrhoica 16, 101, *106,* 109, 113, 163
– vulgaris 15, 23, *36,* 37, 78, 109, 176
Vitiligo **2,** 8, 101

Warze, s. Verruca
Wickham-Phänomen 167
Wiesengräserdermatitis 93, *95*
Windpocken, s. Varizellen
Wood-Licht 36

Xanthelasma 125, *141*
Xanthogranulom 142

Xanthom 17, 117, 135, 140, *141*
Xeroderma pigmentosum 109, 110

Zellulitis, s. Pannikulose
Zyanose 6, 7, *90*
Zylindrom 118
Zyste 1, *18*
– epidermale, s. Milium

D. Fanta
Akne
Klinische und experimentelle Grundlagen zur Hormontherapie
1978. 25 Abbildungen, 21 Tabellen.
VI, 95 Seiten
DM 34,-
Wien-New York: Springer-Verlag
ISBN 3-221-81480-9

A. Greither
Dermatologie und Venerologie
Eine Propädeutik und Systematik
Basistext Medizin
3., verbesserte und erweiterte Auflage.
1978. 82 Abbildungen nach Skizzen des Verfassers. XVIII, 234 Seiten
(Heidelberger Tb. 113)
DM 16,80
ISBN 3-540-08586-6

B. Luban-Plozza, W. Pöldinger
Der psychosomatisch Kranke in der Praxis
Erkenntnisse und Erfahrungen
Unter Mitarbeit von F. Kröger
Mit einem Beitrag von E. Streich-Schlossmacher
Mit einem Geleitwort von M. Balint
4. neu bearbeitete und erweiterte Auflage.
1980. 18 Abbildungen, 32 Tabellen.
XVI, 267 Seiten
DM 48,-
ISBN 3-540-10030-X

A. Luger
Cytostatica in der Dermatologie
Indikation – Kontraindikation – Nebenwirkungen
Mit einem Geleitwort von T. Nasemann
1977. 29 Abbildungen, 10 Tabellen.
XII, 194 Seiten (Kliniktaschenbücher)
DM 26,-
ISBN 3-540-08040-6

S. Marghescu, H. H. Wolff
Untersuchungsverfahren in Dermatologie und Venerologie
Geleitwort von O. Braun-Falco
2., verbesserte Auflage. 1977. 105 Abbildungen, davon 75 farbig, 8 Tabellen.
XII, 170 Seiten
DM 24,-
München: J. F. Bergmann Verlag
ISBN 3-8070-0299-5

W. Perret
Was der Arzt von der privaten Unfallversicherung wissen muß
3., überarbeitete und erweiterte Auflage.
1980. 2 Tabellen. VII, 54 Seiten
DM 16,-
ISBN 3-540-09897-6

W. Raab
Mykosebehandlung mit Imidazolderivaten
1978. 41 Abbildungen, 19 Tabellen.
XVI, 195 Seiten
(Kliniktaschenbücher)
DM 22,-
ISBN 3-540-08806-7

Springer-Verlag
Berlin
Heidelberg
New York

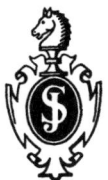

Taschenbücher Allgemeinmedizin

Herausgeber: N. Zöllner, S. Häussler, P. Brandlmeier, I. Korfmacher

Die Allgemeinpraxis

Organisationsstruktur – Gesundheitsdienste – Soziale Einrichtungen
Bandherausgeber: P. Brandlmeier
Unter Mitarbeit zahlreicher Fachwissenschaftler
1974. 31 Abbildungen. X, 134 Seiten
DM 22,–
ISBN 3-540-06700-0

Augenheilkunde. Neurologie

Von W. Leydhecker, A. Kollmannsberger
1978. 56 Abbildungen, 6 Tabellen.
XII, 178 Seiten
Gebunden DM 29,80
ISBN 3-540-08514-9

Gastroenterologie

Bandherausgeber: P. H. Clodi
Unter Mitarbeit zahlreicher Fachwissenschaftler
1976. 9 Abbildungen, 78 Tabellen.
XX, 203 Seiten
DM 29,80
ISBN 3-540-07820-7

Geriatrie. Psychiatrie

Von H. Franke, H. Hippius
Unter Mitarbeit von W. Chowanetz, A. Schramm
1979. 21 Abbildungen, 5 Tabellen.
VIII, 146 Seiten
DM 28,–
ISBN 3-540-09476-8

Hämatologie

Von R. Burkhardt
1978. 8 Abbildungen. VIII, 138 Seiten
DM 26,–
ISBN 3-540-08901-2

Hals-Nasen-Ohrenheilkunde für den Allgemeinarzt

Von H.-G. Boenninghaus
2., überarbeitete Auflage. 1980. 28 Abbildungen. XII, 103 Seiten
DM 24,–
ISBN 3-540-09786-4

Infektions- und Tropenkrankheiten, Schutzimpfungen

Von H. Blaha, W. D. Germer,
V. Hochstein-Mintzel, H. C. Huber,
H. Stickl, G. T. Werner
Bandherausgeber: W. D. Germer
H. Stickl
1978. 29 Abbildungen, 11 Tabellen, 36 Nachschlagtafeln. XII, 222 Seiten
DM 28,–
ISBN 3-540-08513-0

Kardiologie. Hypertonie

Bandherausgeber: D. Klaus
Unter Mitarbeit zahlreicher Fachwissenschaftler
2., neubearbeitete Auflage. 1979. 42 Abbildungen, 11 Tabellen. XXV, 297 Seiten
DM 29,50
ISBN 3-540-09236-6

Die kassenärztliche Tätigkeit

Von S. Häussler, R. Liebold, H. Narr
Bandherausgeber: S. Häussler
1980. 29 Abbildungen, 23 Tabellen.
XXI, 299 Seiten
DM 34,–
ISBN 3-540-09926-3

Springer-Verlag
Berlin
Heidelberg
New York

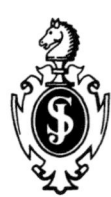

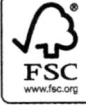

MIX
Papier aus verantwortungsvollen Quellen
Paper from responsible sources
FSC® C105338

If you have any concerns about our products,
you can contact us on
ProductSafety@springernature.com
In case Publisher is established outside the EU,
the EU authorized representative is:
**Springer Nature Customer Service Center GmbH
Europaplatz 3, 69115 Heidelberg, Germany**

Printed by Libri Plureos GmbH
in Hamburg, Germany